JN188598

ER·ICU
100のピットフォール

●編著
志馬伸朗
広島大学大学院医歯薬保健学研究科
救急集中治療医学教授

中外医学社

● 執筆者 （執筆順）

志馬伸朗　広島大学大学院医歯薬保健学研究科救急集中治療医学教授

石井潤貴　広島大学大学院医歯薬保健学研究科救急集中治療医学

舩越　拓　東京ベイ・浦安市川医療センター救急集中治療科（救急外来部門）部長, IVR 科部長

志賀　隆　国際医療福祉大学医学部救急科准教授

鶴和幹浩　（株）指導医.com 代表取締役

林　　実　福井県立病院救命救急センター医長

則末泰博　東京ベイ・浦安市川医療センター救急集中治療科（集中治療部門）部長

細川康二　広島大学大学院医歯薬保健学研究科救急集中治療医学講師

京　道人　広島大学大学院医歯薬保健学研究科救急集中治療医学

大下慎一郎　広島大学大学院医歯薬保健学研究科救急集中治療医学准教授

竹下　淳　大阪母子医療センター集中治療科医長

畑　啓昭　京都医療センター外科・感染制御部

岡田はるか　京都医療センター外科

後藤健太郎　京都医療センター外科

大倉啓輔　京都医療センター外科

片岡　惇　東京ベイ・浦安市川医療センター救急集中治療科（集中治療部門）

佐藤仁信　国立循環器病研究センター病院麻酔科

三反田拓志　東京ベイ・浦安市川医療センター救急集中治療科（集中治療部門）

松本　敬　中頭病院集中治療科

軽米寿之　亀田総合病院集中治療科医長

石井賢二　東京ベイ・浦安市川医療センター救急集中治療科（集中治療部門）

大木伸吾　広島大学大学院医歯薬保健学研究科救急集中治療医学

木田佳子	広島大学大学院医歯薬保健学研究科救急集中治療医学
吉田拓生	東京慈恵会医科大学麻酔科集中治療部講師
村上博基	京都医療センター救命救急科
西山　慶	京都医療センター救命救急科科長
鈴木秀鷹	武蔵野赤十字病院救命救急センター
安田英人	亀田総合病院集中治療科
河口拓哉	武蔵野赤十字病院救命救急センター
大山裕太郎	武蔵野赤十字病院救命救急センター
伊藤健太	あいち小児保健医療総合センター総合診療科医長
樋口　徹	あいち小児保健医療総合センター総合診療科
伊藤雄介	兵庫県立こども病院感染症内科
伊藤秀和	岡崎市民病院麻酔科
矢田部智昭	高知大学医学部麻酔科学・集中治療医学講師
山賀聡之	広島大学大学院医歯薬保健学研究科救急集中治療医学
勝又祥文	高知大学医学部麻酔科学・集中治療医学
山本良平	亀田総合病院集中治療科
山本浩大郎	武蔵野赤十字病院救命救急センター
江木盛時	神戸大学大学院医学研究科外科系講座麻酔科学分野准教授
太田浩平	広島大学大学院医歯薬保健学研究科救急集中治療医学
吉本　昭	箕面市立病院救急科部長
吉川　博	広島大学病院薬剤部
對東俊介	広島大学病院診療支援部リハビリテーション部門

穴を埋めること

　診療は難しい．いくら頑張ろうとも，下せない診断がある，治せない病態がある．限界を感じながらも，また明日頑張る．それが医療であり，医師の仕事であろう．

　限界だけではない．日々の診療には，"落とし穴（ピットフォール）"がある．誰もが陥りがちな穴もあれば，経験や知識不足の人が陥りがちな穴もある．そもそも穴だらけと言っても過言でない複雑系を我々は生きている．

　一方で，穴にはまっていることに気づかない場合すらある．穴の中から見る景色を当然として，山の向こうや地平線の存在に気づかないことは，意外とあるのではないか．狭い視野は，よい診療の障害となる．

　本書は，ピットフォールに焦点を当てた．臨床医が比較的頻回に遭遇しそうなもの，あるいは，認識できにくいものなどを中心に，達人達の知恵をもとに，穴に落ちないためのコツ，穴を埋めるコツを指南頂いた．

　医療は派手なものでなくてよい．地道な努力により，穴のない，隙間のない，切れ目のない診療を目指し，しっかりと守りきること．そしてその結果として，質の高い診療をつねに担保すること．これは救急集中治療医に求められる最重要課題であり，侍ジャパンのスモールベースボールにも通じる，勝利の方程式といえよう．

　　　　2019 年 1 月

　　　　　　　　　　　北山しぐれが近づく，三条大橋の袂にて

　　　　　　　　　　　　　　　志 馬 伸 朗

目　次

I 診察

1. 診察時の言葉・服装 ………………………………〈石井潤貴〉　1
2. 患者ニーズへの対応：意見が医療者と家族で異なるとき
   ………………………………〈舩越 拓　志賀 隆〉　3
3. 専門医・上級医へのコンサルテーション ……………〈鶴和幹浩〉　7
4. 適切な exposure：不必要に長時間裸にしてはいけない
   ………………………………〈林 実　志賀 隆〉　10
5. 本邦のみで保険診療上認められている治療法を日本で
   行う意義と判断基準 ………………………………〈則末泰博〉　13
6. 集中治療における DNAR 指示：それって安易な終末期医療？
   ………………………………〈細川康二〉　16
7. 後医は名医か，適切な返書作成 ………………………〈京 道人〉　18
8. 重症患者を他院へ転送することは後ろめたくない
   ………………………………〈大下慎一郎〉　20

II 処置・手技

1. 末梢ライン挿入の基本的作法と手技：A, V ………〈竹下 淳〉　22
2. 超音波ガイド下中心静脈カテーテル挿入の落とし穴
   ………………………………〈竹下 淳〉　27
3. 縫合の基本：糸の太さや材質について知っておくべきこと
   ………………………………〈畑 啓昭　岡田はるか〉　32
4. 留置ドレーン・管類の管理：早期抜去に向け考えるべきこと
   ………………………………〈畑 啓昭　後藤健太郎〉　34
5. 胃管挿入の基本 ………………………………〈畑 啓昭　大倉啓輔〉　36
6. 血液検査のルーチンオーダーの功罪 …………………〈片岡 惇〉　38
7. 血液ガス：定時検査の必要性は？ ……………………〈佐藤仁信〉　40

目　次　　i

8. 動脈血/静脈血ガス分析でわかること，わからないこと
　　　……………………………………………〈佐藤仁信〉 43
9. 胸部X線写真はICUで毎日必要か？
　　　……………………………………〈三反田拓志　則末泰博〉 46
10. 造影CTの目的を明確にしよう……………………〈松本 敬〉 50
11. 救急エコー（FAST/RUSH/BLUE）の正しい使い方……〈松本 敬〉 52

III　気道・呼吸

1. 気管挿管前の準備……………………………………〈志馬伸朗〉 55
2. 気管挿管デバイスの差異を知る：ビデオ喉頭鏡を使おう
　　　……………………………………………〈佐藤仁信〉 58
3. 緊急患者の気管挿管時の注意点……………………〈軽米寿之〉 61
4. 呼吸音の正しい聞き方と表現………………………〈大下慎一郎〉 63
5. 喘鳴＝喘息ではない………………………………〈大下慎一郎〉 66
6. バイタルサインの適切な評価：頻呼吸評価と対応
　　　……………………………………………〈軽米寿之〉 67
7. カプノグラフィの活用：気管挿管時，人工呼吸時
　　　……………………………………………〈軽米寿之〉 69
8. 非挿管呼吸管理（NPPV/HFNC）の注意点……………〈京 道人〉 72
9. COPD患者の急性呼吸不全に酸素投与を躊躇しない
　　　……………………………………………〈大下慎一郎〉 75
10. 両側びまん性肺病変におけるARDSと非ARDSの鑑別
　　　……………………………………………〈大下慎一郎〉 78
11. 救急・集中治療医のための間質性肺炎の正しい理解
　　　……………………………………〈石井賢二　則末泰博〉 81
12. 結核を見逃さない：疑診例の隔離方策も含める
　　　……………………………………………〈大下慎一郎〉 86
13. SpO_2＝100％は正常でも目標でもない
　　　……………………………………〈大木伸吾　志馬伸朗〉 89
14. 理想体重を知ろう……………………………………〈木田佳子〉 91
15. 人工呼吸管理において常に正常血液ガス値を目指さない
　　　……………………………………………〈京 道人〉 93

16. 人工呼吸管理の落とし穴: 強い自発呼吸，非同調の認識と回避
　　……………………………………………………〈京　道人〉 96
17. SBT を正しく使う: 適応患者の選別，過度のウィーニング回避
　　…………………………………………………〈石井潤貴〉 99
18. 気管切開のタイミング: なんでも早期気管切開？
　　………………………………………………〈細川康二〉101

IV　意識・神経

1. 不穏＝せん妄と決めつけない……………………〈軽米寿之〉103
2. 人工呼吸中の鎮静中断: とにかく日々の鎮静中断？
　　………………………………………………〈細川康二〉106
3. 小児の軽症頭部外傷に対する頭部 CT 検査:
　　見逃しも医療被曝も減らすには……………〈大木伸吾　志馬伸朗〉108
4. くも膜下出血後の triple H 療法は本当に有益か？
　　スパズム期はあるのか？…………………………〈軽米寿之〉110
5. 高浸透圧製剤の功罪……………………………〈軽米寿之〉113

V　循環

1. 頻脈の適切な評価と対応…………………………〈吉田拓生〉115
2. 頻脈に対する抗不整脈薬の落とし穴………〈村上博基　西山　慶〉118
3. ショックの早期評価，血圧以外に評価すべきこと
　　………………………………………………〈吉田拓生〉121
4. 心不全の評価: 心収縮が良好な心不全（HFpEF）の評価
　　………………………………………………〈吉田拓生〉124
5. 心不全への介入: クリニカルシナリオとその注意点
　　………………………………………………〈吉田拓生〉126
6. 急性心原性肺水腫の患者に，安易にモルヒネを使用しない
　　………………………………………………〈吉田拓生〉128
7. 急性心筋梗塞を見逃さないために…………〈村上博基　西山　慶〉130
8. non-STEMI を見逃さないために……………〈村上博基　西山　慶〉133
9. 後壁梗塞を見逃さないために………………〈村上博基　西山　慶〉135
10. 冠動脈ステント留置前の出血検索…………〈村上博基　西山　慶〉137

目　次　　iii

11. カテコラミンルートの管理: そのローカルルールは OK か？

······〈細川康二〉138

12. ICU でのドパミン: とかく悪者にされがちですが…？

······〈細川康二〉140

13. SGC・IABP の功罪······〈木田佳子〉142

VI　感染

1. 感染防御策を遵守しよう: 破綻しないコツ？！

······〈鈴木秀鷹　安田英人〉144

2. 末梢動/静脈ライン確保時の注意:
   感染防御策，皮膚消毒，部位など······〈河口拓哉　安田英人〉147

3. 皮膚消毒薬: ポビドンヨードの問題点

······〈大山裕太郎　安田英人〉150

4. 耐性菌リスクとは何か？······〈志馬伸朗〉153

5. ICU 入室患者における fever workup······〈志馬伸朗〉156

6. グラム染色の適正使用: 微生物検査室との
   コミュニケーション······〈伊藤健太〉159

7. 培養検査結果を一歩先まで読めるようにする:
   MIC？　ブレイクポイント？······〈樋口 徹　伊藤健太〉162

8. 正しい血液培養採取法······〈京 道人〉165

9. 抗菌薬はビールではない:「とりあえず○○」はやめよう

······〈伊藤健太〉168

10. 抗菌薬を de-escalation した患者が再び発熱したとき，
    抗菌薬を元に戻してはいけない······〈伊藤雄介〉170

11. 広域抗菌薬は強力でも安心でも安全でもない:
    カルバペネム薬の出番とは？······〈伊藤雄介〉173

12. de-escalation のお作法······〈志馬伸朗〉176

VII　腎臓

1. 尿量低下を腎前性腎不全と決めつけない:
   輸液負荷の罪······〈石井潤貴〉178

iv　目 次

2. 尿量低下あるいは腎機能低下＝フロセミドでいいのか？
　　‥‥‥‥‥‥‥‥‥‥‥‥‥‥‥‥‥‥‥‥〈大木伸吾　志馬伸朗〉181

3. 大量輸液と利尿薬（入れて出す）の投与は腎機能を
　　良くしない‥‥‥‥‥‥‥‥‥‥‥‥‥‥‥‥‥‥‥‥‥〈伊藤秀和〉183

4. 持続腎代替療法＝CHDF ではない‥‥‥‥‥‥‥‥‥‥〈伊藤秀和〉186

5. 持続腎代替療法：目的（適応）を整理し，
　　限界を知る‥‥‥‥‥‥‥‥‥‥‥‥‥‥‥‥‥‥‥‥‥〈伊藤秀和〉189

6. 腎障害をきたす薬剤に注意‥‥‥‥‥‥‥‥‥‥‥‥‥‥〈伊藤秀和〉191

7. サイトカインは除去するもの？‥‥‥‥‥‥‥‥‥‥‥‥〈伊藤秀和〉194

8. 造影剤腎症はあり得るか‥‥‥‥‥‥‥‥‥‥‥‥‥‥‥〈木田佳子〉196

VIII 体液・電解質

1. 体液量評価：in-out バランス or 体重測定‥‥‥‥‥‥〈矢田部智昭〉198

2. IVC 虚脱の意味を知る（＝血管内容量不足ではない）
　　‥‥‥‥‥‥‥‥‥‥‥‥‥‥‥‥‥‥‥‥‥‥‥‥‥‥‥〈松本　敬〉200

3. 脱水とハイポボレミア：用語の適切な使い分け
　　‥‥‥‥‥‥‥‥‥‥‥‥‥‥‥‥‥‥‥‥‥‥‥‥‥〈矢田部智昭〉202

4. 侵襲患者への低張液‥‥‥‥‥‥‥‥‥‥‥‥‥‥‥‥‥〈山賀聡之〉204

5. 熱傷患者への Baxter 公式適応は本当に正しいのか？
　　‥‥‥‥‥‥‥‥‥‥‥‥‥‥‥‥‥‥‥‥‥‥‥‥‥‥〈木田佳子〉207

6. とりあえず生食，の害：高 Cl‥‥‥‥‥‥‥‥‥‥‥‥‥〈山賀聡之〉209

7. リフィリング期はあるのか？‥‥‥‥‥‥〈勝又祥文　矢田部智昭〉211

8. アルブミンの適正使用：低アルブミン血症，ショック
　　‥‥‥‥‥‥‥‥‥‥‥‥‥‥‥‥‥‥‥‥‥‥‥‥‥‥〈山本良平〉213

9. EGDT を見直す：血清乳酸値は循環の指標となりうるか？
　　‥‥‥‥‥‥‥‥‥‥‥‥‥‥‥‥‥‥‥‥‥‥‥‥‥‥〈山本良平〉216

10. 過剰輸液の弊害‥‥‥‥‥‥‥‥‥‥‥‥‥‥‥‥‥‥‥〈矢田部智昭〉219

IX 栄養・血糖

1. 侵襲期早期の過剰栄養回避‥‥‥‥‥‥‥‥〈山本浩大郎　安田英人〉221

2. 早期経腸栄養を妨げる因子：いかに除去するか
　　‥‥‥‥‥‥‥‥‥‥‥‥‥‥‥‥‥‥‥‥‥‥‥‥‥〈矢田部智昭〉224

3. 急性膵炎患者の経腸栄養開始を遅らせない

　　　　　　　　　　　　　　　　　　　〈山本浩大郎　安田英人〉227

4. 低栄養患者への栄養療法の注意点：

　　リフィーディング症候群と低リン血症‥‥‥‥‥‥‥‥〈石井潤貴〉230

5. 抗潰瘍薬は本当に必要か？

　　必要であるとして，使い分けは？‥‥‥‥‥‥‥‥‥‥〈山本良平〉233

X　血液凝固

1. FDP と D-dimer を同時に測る意義は？‥‥‥‥‥‥‥‥〈片岡　惇〉237

2. 各種 DIC 基準の違いと問題点を知る‥‥‥‥‥‥‥‥‥〈江木盛時〉239

3. DVT 予防策：適応と使い分け‥‥‥‥‥‥‥‥‥‥‥‥〈太田浩平〉241

4. 急性出血病態と慢性抗凝固薬中断：

　　中断の問題点，拮抗薬の適応‥‥‥‥‥‥‥‥‥‥‥‥〈太田浩平〉244

XI　外傷

1. 外傷患者では内因性疾患を検索しよう

　　　　　　　　　　　　　　　　　　　〈大木伸吾　志馬伸朗〉247

2. 不穏で暴れる患者への対応‥‥‥‥‥‥‥‥‥〈吉本　昭　志賀　隆〉249

XII　小児

1. 子どもは小さな大人である‥‥‥‥‥‥‥‥‥‥‥‥‥〈伊藤雄介〉252

2. 子どもは小さな大人とは違う‥‥‥‥‥‥‥‥‥‥‥‥〈伊藤雄介〉255

3. Not doing well の見分け方‥‥‥‥‥‥‥‥‥‥‥‥‥〈伊藤健太〉258

4. 小児の輸液：輸液路確保の問題‥‥‥‥‥‥‥‥‥‥‥〈竹下　淳〉261

5. 児童虐待の可能性を忘れない‥‥‥‥‥‥‥‥‥‥‥‥〈木田佳子〉264

6. 小児の血液培養をちゃんと採る‥‥‥‥‥‥‥‥‥‥‥〈伊藤健太〉267

XIII　体温

1. 体温管理療法：目的と適応，管理上の問題，

　　体温以外の注意点‥‥‥‥‥‥‥‥‥‥‥‥‥‥‥‥‥〈京　道人〉270

2. 発熱＝氷クーリングはやめよう‥‥‥‥‥‥‥‥‥‥‥〈江木盛時〉273

3. 解熱鎮痛薬の罪：
　　周術期オピオイドの有効な使い方を含めて………〈江木盛時〉275

XIV　その他

1. ステロイドの適正使用：AERD の考慮，選択肢と用量
　　……………………………………………………〈石井潤貴〉278
2. ステロイドパルス療法は存在するか………………〈片岡　惇〉280
3. 持続インスリン療法：血糖以外の観察を忘れない
　　……………………………………………………〈江木盛時〉283
4. 隠れた内分泌救急を見逃さない……………………〈山賀聡之〉285
5. アナフィラキシー：ステロイドではなく
　　アドレナリン投与が優先…………………………〈山賀聡之〉288
6. 過呼吸の評価と対応：精神的要因だけではない
　　……………………………………………………〈山賀聡之〉290
7. よくある処方間違い…………………………〈太田浩平　吉川　博〉292
8. 応時指示（発熱時，不穏時など），
　　ドクターコール基準，の問題点…………………〈太田浩平〉294
9. 何でもかんでも早期離床でいいの？………………〈對東俊介〉297
10. 人工呼吸患者は歩かせたらいいの？：
　　その真の意義を知る………………………………〈對東俊介〉299
11. 体位療法は有効なのか：
　　肺炎予防，脳浮腫予防，脊髄損傷…………………〈對東俊介〉301

索引……………………………………………………………………… 303

I．診察

1 診察時の言葉・服装

　ER・ICU での患者および家族-医療者関係の構築は，最も難しい課題の1つである．ER・ICU で働く私達は，病態急変に伴い刻一刻と状況が変化するためにうろたえ混乱する患者や家族と，あまり猶予もないなかで接し，対話をする必要がある．そして，良好な関係性を構築し，プロフェッショナリズムを遂行するために努力しなければならない．

　日本の ICU において，ICU を訪れる家族を対象に医師の服装と医療ケアの受け止められ方の関連を調べた研究がある[1]．この研究において，223 の回答のうち医師の服装や見た目が患者のケアに関する評価に影響しないと答えたものは，わずか8％しかなかった．また，医師は名札をつけるべきだと答えたものが91％，患者は名字で呼ばれるべきだと答えたものは73％に上った．高齢者が多い ER・ICU において，患者を「おじいちゃん，おばあちゃん」などと呼ぶことに警鐘を鳴らす指摘は多い[2]．

　白衣についても指摘がある．日本の外来での研究では白衣の有無は満足度には影響しなかったが，70 歳以上の高齢者は私服よりも白衣をより好んだ[3]．上記の文献[1]では医師は白衣を着るべきとするものが59％であった．海外のICU，外来でも，医療者が白衣を着ることに好意的な意見が多い．ただし，患者満足度は白衣以外の因子（例えば患者の年齢，医師の診療科など）の影響も多いとされる[4,5]．

　言葉遣いについても注意すべきである．敬語を用いない，高齢者に赤ちゃん言葉で話しかける，耳元で高い大声で話しかける，などはときに関係性を損ないかねない[6]．私が初期研修医1年目の頃，指導医となった先生は，患者家族や多職種の信頼が非常に厚いことで有名であった．「白衣を着る，名札をつける，挨拶と自己紹介を自分からする．まず人間同士の関係性を作っていただく努力

をしろ」と何度も指導された.

　私達が担当する患者は，大勢の一部ではなく，1 人の尊敬すべき人なのである.

■文献
1）Lefor AK. J Crit Care. 2018: 288-293. PMID: 28965038.
2）寺沢秀一. In: 研修医当直御法度. 第 5 版; 2013. p.289-90.
3）Ikusaka M. Intern Med. 1999: 533-6. PMID: 10435357.
4）Au S. JAMA Intern Med. 2013: 465-7. PMID: 23420343.
5）Petrilli CM. BMJ Open. 2018: e021239. PMID: 29844101
6）児玉知之. In: 戦略としての医療面接術; 2015. p.136-8.

〈石井潤貴〉

I. 診察

2 患者ニーズへの対応：意見が医療者と家族で異なるとき

　ER・ICUにおいて医師と家族が治療方針を巡って対立することはしばしば起こる．医療者と家族の意見対立は患者満足度に影響し，看護師など医療者にとって大きなストレスとなる[1,2]．対立を避けるための工夫は必要不可欠である．しかしながら同時に対立が起きてしまった際にどう対処するのがよいのかを知っておくことも重要である．

　そこで本項では，
- 対立を避けるための意思決定プロセス
- 対立が起こってしまったときの対処法

に大別して述べる．

A. 対立を避けるための意思決定プロセス

　2001年に米国医学研究所から発表された"Crossing the Quality Chasm: A New Health System for the 21st Century"では医療の原則となる6つの核が提示されており，その1つに患者中心の原則がある．その説明として「個々の患者の好み，ニーズ，および価値観に敬意を表し，それに応じたケアを提供すること．ヘルスケア提供者のすべての臨床判断が患者の価値観から導かれること」とされている．また，米国救急医学会もそれを追認する形で「患者中心の医療は，医療を提供する上で家族の役割を認識し，患者，家族，および医療従事者の間の協力を奨励する健康管理へのアプローチである．個人および家族の強み，文化，伝統，専門知識を尊重すること」と述べ[3]，「患者の尊厳，快適さ，自律性を尊重し，患者と家族を患者の医療における主要な意思決定者として認識する」という見解も発表している．

　患者中心の医療を実践しようとすれば，自ずと医療者と家族の対立は最低限に抑えられるはずであるが，救急外来では，
- 混雑しており説明のための十分な時間がとれない
- 事前の方針が定まっていないもしくは不明なこともある

●経過がわかりづらく，今後の予測も立てにくい

などの要素から最適と思われる方向性を見出しにくい．そうした不確実性を内包しながら意思決定を進めるために重要といわれているのが shared decision making（SDM）である．

SDM は「臨床医が特定の戦略をサポートするための最良の利用可能な証拠を議論し，各選択肢の賛否両論を議論し，患者は選択肢を検討する際に支援され，情報に基づく意思決定を達成することができる患者ケアモデル」と定義され，医師が主導で治療方針を説明する色合いの強いインフォームド・コンセントとは患者の意思決定への参加と決定権の保持という点で異なる[4]．

米国での研究ではたとえ症状が重篤な局面であっても意思決定に関わりたいと考えている患者が多く，患者の希望を尊重することがよりよい方向性を見出すために重要とされ[5, 6]，SDM によってよりよい方向性に意思決定がなされるとした報告も多い[7, 8]．

B. 対立が起こってしまったときの対処法

そのうえで意見が対立した場合の対応はどうしたらいいのだろうか

1） 家族の拒否なのか患者の拒否なのかを明確にする

患者の意思が明確なのにもかかわらず家族が必要な治療を拒否することはあまり考えられない．問題が生じるときは患者の意思が不明確なときであろう．患者の意思決定能力が失われている際には，家族やキーパーソンが代理意思決定者として意思決定に関わらざるを得ない．よくある誤解は「代理意思決定者の価値観で意思決定してよい」というものである．実際には，代理意思決定者は「患者本人の価値観」を推察して意思決定に臨まなければならないのである．そのため，決して「代理意思決定者の価値観」で意思決定をしてはいけないことを明確にする．もし代理意思決定者の価値観に基づいて意見の対立が生じているのであれば患者の価値観に基づいて意思決定がなされるように医療者が適切に誘導しなければならない．

2） 医師が必要だと思う処置に対して拒否を示す場合

まずは患者が正常な意思決定能力を保持しているのかを検討する必要がある．正常な意思決定能力を保持していないと考えられた際は医療者側が患者の価値観を推定しよりよいと思われる方針を決定する努力が必要となる．正常な判断能力を保持しながら治療を拒否する場合は止むなく離院を許可することに

なるがその際に必要な手続きとして"AIMED"（assess, investigate, mitigate, explain, and document）を覚えておく[9]．すなわち，患者の判断能力を評価し（assess），なぜそういうのか調べ（investigate），不安などが背景にあるならそれを和らげ（mitigate），丁寧に説明する（explain）．そして最終的に拒否するなら（拒否しなくてもだが），過程を記録する（document）という過程をとる．また，離院の際には具合が悪くなったときや治療を受けたいと考え直した際はいつでも来院可能な旨を伝える．

3）医師が不必要だと考える処置に対して患者の希望が強い場合

不必要である介入に対して患者の希望が強い場合，不必要と思われる介入のレベルに応じた対応が必要となる．

a）検査や治療に害が伴う場合

軽症頭部外傷に対する CT のように施行することにより被曝などの害が生じる可能性がある処置を希望する場合は，その不必要性と害を念入りに説明すると納得が得られることが多い．にもかかわらず，患者や家族の解釈モデルが強くこちらの説明に応じてくれない場合は，

- トラブルになることで他の患者に不利益が生じないか
- 患者や家族の希望に理解できる理由がないか

などを検討し施行するか，毅然とした態度で介入を断るかを決定する．医療機関へのアクセスが自由な本邦では一見納得していても他の医療機関で希望する処置をしてもらうという無意味なことが起きうるので，患者家族の心情に敏感になろう．

b）不利益も乏しいが効果も乏しいと思われる治療

経験のある医師は SDM の過程でも患者の経過をある程度正確に見通しよい方向に誘導できるが，救急外来に来院したり集中治療室に入室した直後は治療の効果や患者の経過を正確に見通すことが容易でない．この場合は無理に治療しない方向に誘導するよりも時間限定的な治療（time limited trial）を設定し，治療反応性によって今後の方向性を決めることが有効なことがある[10, 11]．

■文献

1) Johansen ML. J Emerg Nurs. 2014: 13-9. PMID: 22841013.
2) Johansen ML. Nurs Manag. 2016: 211-8. PMID: 25846993.
3) Garcia TC, NCHS Data Brief. 2010: 1-8. PMID: 20487622.
4) Saidinejad M. Adv Pediatr. 2018: 105-20. PMID: 30053919.
5) Schoenfeld EM. Acad Emerg Med. 2018: 716-27. PMID: 29577490.
6) Schoenfeld EM. Acad Emerg Med. 2018: 1118-28. PMID: 29897639.
7) Ouchi K. J Am Geriatr Soc. 2018: 1377-81. PMID: 29542117.
8) Probst MA. Can J Cardiol. 2018: 117-24. PMID: 29313173.
9) Clark MA. Acad Emerg Med. 2014: 1050-7. PMID: 25269588.
10) Bruce CR. Crit Care Med. 2015: 2535-43. PMID: 26465223.
11) Vink EE. Intensive Care Med. 2018: 1369-77. PMID: 30136140.

〈舩越 拓　志賀 隆〉

Ⅰ. 診察

3 専門医・上級医へのコンサルテーション

　院内各科と密接に連携する ER 診療はコンサルテーション抜きには成り立たない．適切なコンサルテーションが患者の disposition（処遇）決定，ひいては患者転帰にも影響する．**コンサルテーションは訓練によって習熟，上達できるテクニックであり，procedure（手技）である．またコンサルテーションという行為そのものが臨床修練における絶好の学習の機会**であり，まさに ER での ER（Educational Resource 教育資源）といえる．

A. いつ？

　まず大原則として忙しい ER からコンサルトを受ける専門医や上級医も同じく忙しいということを覚えておく[1]．かといって，上級医を呼び出すことを遠慮して重症患者の診断・治療が遅れたり，何かしらの訴えをもつ患者を長時間放置するようなことがあってはならない．診療に対して不安や疑問が生じた場合，初期治療に反応しないときや診断がつかない場合は，上級医や専門医への相談は早期から行う．

B. だれに？

　救急医療体制が施設毎に異なり，疾患別でコンサルトする先も異なる．例えば，肺塞栓は循環器？　肺炎を契機とした心不全は呼吸器？　これらは施設毎に醸成されたローカルルールが優先されるので，日頃からの申し合わせや明文化されたマニュアルを構築する[2]．

C. どのように？

　忙しい ER でフォーマルな症例報告のように年齢，性別，主訴，現病歴，既往歴…と提示すると，忙しい上級医・専門医はすでにあなたの話に興味を示さなくなるだろう．まず単刀直入に依頼内容を述べ「あなた（上級医・専門医）を呼んだ理由はこれです！」と伝える．それから必要に応じて情報を追加する

のが効率的だ．本題に入る前に挨拶，自己紹介，相手へのねぎらいも忘れない．

　例「こんばんわ，救急科の鶴和です．夜分遅くすみません，診ていただきたい患者がいまして…」．

　コンサルテーションの質が重要である．それには自分のコンサルテーション能力がどのように成長していくのかを理解する．RIME モデル[3] は，学習者（医学生や研修医）の成長を段階的に記述，評価するための概念であり，学習者が成長するにつれ，Reporter（報告者）として「ただ単に情報を報告する人」から，Interpreter（解釈者）として「得た情報を解釈・判断する人」へ，さらに Manager（実践・管理者）として「判断に基づいて行動する≒現場のリーダー」へと成長し，最終的には Educator（教育者）となる段階を表す．Reporter（報告者）は闇雲に集めた情報を羅列しても意味がない．「聞かれて答えられなかったら…」という恐怖からよく考えずに片っ端からケンサをするなどはもってのほか愚の骨頂だ．まずは病歴と身体所見をもとに適切に集めた情報を取捨選択，分類し，優先順位をつけることで Interpreter（解釈者）に昇格する．Interpreter（解釈者）の到達目標は，現時点での病態の予測や把握，診断仮説を立てられることである．この段階で「何がわかっていて何がわかっていないのか？」が区別され，診断のための情報群を整理できていることが条件だ．上級医や専門医とのディスカッションや協働から改善点や疑問点がわかり，自信を持って Manager（実践・管理者）になれることを目指そう．また上級医や専門医の指導を体験することで，自身が Educator（教育者）となるためのロールモデルにしよう．常に自分のコンサルテーションを客観視し RIME のどの段階にいるのかを意識する．**コンサルテーションがうまくなることは現場での対応力が上がることを意味し，それは医師としての成長，臨床能力そのものが上がることと同義**である．

コラム ER あるある

コンサルテーションにまつわる「あるある」.
「わからないことがあったらいつでも聞いてくれよ…」と優しい先輩.
次々と押し寄せる患者のマネージメントについて積極的に質問すると？
「いちいち聞かずにもうちょっと自分で考えろ…」と厳しいお言葉.
「えっ！聞けって言ったじゃん！」と喉まで出かかったセリフをグッと堪え.
「よーし，次こそは完璧に！」と気持ちを切り替える.
多少時間はかかったが自分なりの診断・治療方針を立て先輩に報告.
「バカヤロー，なんでもっと早く言わないんだ！」
「えっ！自分で考えろって言ったじゃん！」
あああ〜あるある，これも永遠のテーマ.

■文献

1）鶴和幹浩. In：症候と疾患から迫る ER の感染症診療. 2012. p.36-43.
2）林 寛之. Dr. 林の当直裏御法度― ER 問題解決の極上 Tips 70. 2006. p.164-9.
3）Pangaro L. Acad Med. 1999: 1203-7. PMID: 10587681.

〈鶴和幹浩〉

I. 診察

4 適切な exposure：
不必要に長時間裸にしてはいけない

　脱衣状態で体温が維持可能な室温は無風状態で27℃である[1]．低い室温のERで不必要に長時間裸にされると，寒冷刺激が視床下部へ伝わり，体温を保つために筋肉でシバリングが起きる．シバリングは通常の5倍も熱産生を起こし，酸素消費量は6倍にも増え酸素欠乏による急速な組織死を起こす．また，シバリングは不快であり，プライバシーの保護されにくいERでは羞恥心も重なり，きわめて不快な思いをする患者が多いだろう．特に高齢者，乳幼児，精神疾患，飲酒，薬物中毒，基礎疾患（甲状腺機能低下症，低栄養や神経因性食指不振症，糖尿病，Parkinson病，脳卒中，脊髄損傷），内服薬（抗精神病薬，麻薬や鎮静薬）といった低体温の危険因子がある患者を診察する際には長時間の診察で低体温になりやすい[2]．

　全身評価の必要があり脱衣による体温低下が問題になるのは特に外傷である．外傷ではABCDの安定化が優先され，E（Exposure & Environmental Control：脱衣と体温管理）がおざなりになりやすい．外傷による入院のたった38％しか体温の記載がされていなかったという報告もある[3]．しかし低体温，代謝性アシドーシス，血液凝固異常の3つは外傷死の三徴（deadly triad）と呼ばれ，これらの存在により死亡率が上昇するため，外傷蘇生で低体温は回避しなければばらない．低体温の臓器への影響は図1で示す通りで，代謝性アシドーシス，血液凝固異常をさらに悪化させる因子でもある[4]．

　深部体温は37±0.5℃であり35℃未満が低体温と定義される．外傷では36℃未満の体温で予後不良であるため，**体温36℃未満とならないようにする**[5]．救急隊が患者接触時に低体温であった患者の32％は車内で保温したにもかかわらず病院到着時に低体温が持続していたとの報告もあり[6]，一度低体温になると復温するのは困難であり，予防が大切である．予防で重要なのが濡れた着衣の脱衣である．外傷における病院到着時の低体温のリスク因子は

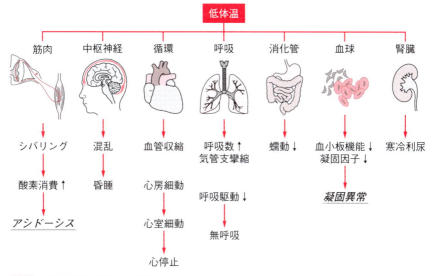

図1 低体温の臓器への影響
（Søreide K. Injury. 2014: 647-54[4] より改変）

RTS（Revised Trauma Score）高値（オッズ比：OR 1.68），救急車内温（OR 1.20），輸液温度（OR 1.17），着衣（OR 0.40）である[3]．一方，現場の低体温のリスク因子は濡れている患者（OR 2.08）[5] であり，**着衣をしている方が低体温になりにくいが濡れた着衣は低体温になりやすいためすみやかに脱衣をする**．加えて室温を高くする，加温式ブランケット（例：Bair Hugger®），加温輸液を用いるなどして低体温を予防する．

　体温測定部位も重要である．深部体温測定部位は肺動脈温，食道温，鼓膜温，直腸温，膀胱温があげられる．肺動脈温は最も精度が高いが肺動脈カテーテルの挿入を要し簡便に測定できない．よく使用されている腋窩温は深部体温ではなく表在体温で外気温，局所血流，不適切な位置に影響され深部体温と最大1℃も異なり正確性に乏しい．初期評価時は鼓膜温や腋窩温を使用し，体温が測定できない場合や低体温であれば食道温，直腸温，膀胱温など深部体温を患者の状態に合わせて持続測定する[7]．

■文献

1) Alex J. Int J Circumpolar Health. 2017: 1379305. PMID: 28990464.
2) WEB: Hypothermia. MAYO CLINIC（2018.8.31 閲覧）
3) Perlman R. Crit Care. 2016: 107. PMID: 27095272.
4) Søreide K. Injury. 2014: 647-54. PMID: 23352151.
5) Aléx J. Scand J Trauma Resusc Emerg Med. 2014: 43. PMID: 25103366.
6) Lapostolle F. Scand J Trauma Resusc Emerg Med. 2017: 43. PMID: 28438222.
7) Keane M. Emerg Nurse. 2016: 19-23. PMID: 27615346.

〈林 実　志賀 隆〉

I. 診察

5 本邦のみで保険診療上認められている治療法を日本で行う意義と判断基準

　世界標準の医療を行いたいと考えた場合，欧米のガイドラインや教科書，UpToDate などの臨床支援サイトにより情報収集を行う必要がある．しかし，この情報収集の過程で，本邦では当然のように使用されている薬剤や治療法についての記載がまったくないことや，むしろ使わないように推奨されていることを認識し，どのように考えるべきか迷うことは珍しくないのではないだろうか．本項では，筆者が米国で長期間臨床に携わった後に帰国し，本邦のみで認められている様々な治療薬や治療法に遭遇して悩んだ結果，どのように考え，対応しているかについて，すべて私見として紹介する．

　本邦のみで認可されている治療薬や治療法について考えるに当たって，その治療法が，① Unproven treatment，② Unapproved treatment，③ Ineffective treatment のカテゴリーのどれか当たるかを考えることが重要である[1, 2]．具体的な治療薬や治療法の名称をあげることは避けるが，それぞれのカテゴリーについて以下に説明する．

A. Unproven treatment

　本邦のみで認可されている unproven treatment とは，まだ証明されていないが本邦では認可されている治療（unproven but approved treatment）のことである．特に本邦ではエビデンスとしては不十分な研究デザイン，サンプルサイズ，解析方法の報告のみしか存在しないにもかかわらず，様々な理由により認可される場合が少なくない．この範疇に入る治療は，「効果がないと証明されているわけではない治療」と言い換えることもできる．これらの治療については，使用するかどうかを判断するに当たって，バランス感覚が求められる．以下に考慮すべき側面をあげる．相反する内容についてはバランスを考えながら総合的に判断する．

a) 世界標準との乖離と本邦における治療内容の異質性

　ある病態に対し，「理論的には効くはずだ」という考えのもとで，まだ証明

されていない新しい治療薬や治療法を使うことが当然のように許されるのであれば，本邦の医療の世界標準離れに歯止めがかからず，入院する病院によって治療内容が大きく異なるという憂慮されるべき現状が今後改善される可能性は低くなる.

b) 医師間，専門科間の関係性

例えば脳神経外科領域で長年使用されており，脳神経外科医が使用したいと考えている薬剤に対して，エビデンスが不足しているからという理由で救急医や集中治療医が反対をすればどうなるであろうか. 各科間の関係性が悪くなり，その施設の中で最良の治療を最終的に患者に届けることができなくなる可能性がある. 患者に害がないと思われる範疇であれば柔軟に許容することも選択肢の1つである.

c) ハードアウトカムとソフトアウトカム

治療薬によっては，ハードアウトカムに影響を与えることは証明されていなくても，生理学的な効果が明らかである場合がある. 例えば急性期の心不全に対するフロセミドなどの利尿薬は，その薬剤自体が死亡率を改善することが証明されているわけではないが，利尿のための手段として使用されている. フロセミド以外に利尿作用が明らかな，本邦のみで使用されている利尿薬があった場合，その利尿薬自体に死亡率を改善する効果が証明されていなかったとしても，利尿の手段としてその薬剤を使用することまでは否定されないのかもしれない.

d) 安全性，効果，医療資源

特に新しい治療である場合，信頼性のある Phase III の試験で安全性と効果が実証されるまでは，原則使用しないという方針が妥当ではないだろうか. 過去には理論的に効果があると考えられていた無数の治療において，効果がないことやむしろ害があることが証明されてきた歴史を考えると，我々が謙虚であるための最良の手段は信頼性のあるエビデンスやガイドラインを待つことであろう. また，その治療によって限られたマンパワーや医療資源を使用するという側面を考慮することも重要である.

e) 患者本人の意思

忘れられがちであるが，医療従事者間でも意見が分かれるような治療の場合，最終的には患者本人の意思が最重要である. 特に一定以上の侵襲を伴う治療については，判明している範囲で治療のリスクとベネフィットを説明したうえで，

患者の考えを尊重する必要がある[3].

B. Unapproved treatment

本邦のみで認可されている unapproved treatment とは，その効果と安全性が，信頼性のある研究で証明されており本邦では認可されているが，まだ諸外国では認可されていない治療（unapproved but proven treatment）のことである．例えば特発性肺線維症に対する治療薬など，本邦で最初に証明，認可され，それらの結果を受けて海外で認可されるような薬剤や治療法は決してゼロではない．文献を批判的に吟味したうえで，この範疇に入る治療であると認識した場合，慎重に使用することに問題はないと考えられる．

C. Ineffective treatment

本邦のみで認可されている ineffective treatment とは，過去の未熟な研究，様々な利害関係による不正な研究の結果などから認可され，後に効果がないことが明らかになったにもかかわらず認可されたままになっている治療薬や治療法（ineffective but approved treatment）のことである．これらの治療を行うことは，明らかに倫理的に誤っている．製薬会社やその治療法に対して利害関係のある著名な医師からの偏った情報に対して，きわめて慎重になる必要がある．

まとめ

上記のカテゴリーのなかで，unproven but approved treatment に対する判断が最も難しい．治療自体の安全性と効果だけではなく，施設の環境，患者の意思などを含め，総合的に判断していく必要がある．

■文献

1) Dominic Wilkinson JS. Agreement and disagreement about experimental treatment. The Charlie Gard Appeal. Practical Ethics: 2017.
2) Hakim A. JAMA. 2017: 2181-2. PMID: 29131905.
3) Cote DJ. J Neurosurg. 2017: 2045-50. PMID: 28430037.

〈則末泰博〉

I．診察

6 集中治療における DNAR 指示： それって安易な終末期医療？

　心肺停止時の心肺蘇生法は，1960 年代に Peter Safar らによって全世界に普及した．その普及とともに，蘇生の可能性がほとんどない患者に一律的に CPR を実施することへの倫理的な問題が示され，さらに，したふりをする心肺蘇生（slow code）も行われる状況があった[1]．そのなかで，死が不可避であり蘇生の努力が無益と考えられる状態では，心肺蘇生の適応がない場合があると認められるようになり，その旨をあらかじめ診療録に記載しておくことで，医療者間で共有することがすすめられるようになった．これが，Do Not Resuscitation（DNR）または Do Not Attempt Resuscitation（DNAR）指示であり，"心停止時が予期される患者に対して，心停止時には蘇生行為を行わない"と，医師があらかじめ出しておく指示のことである．

　患者に DNAR 指示が出されるときは限られている．「救急・集中治療における終末期」とは，集中治療室などで治療されている急性重症患者に対し適切な治療を尽くしても救命の見込みがないと判断される時期とされ[2]，医療チームが慎重に客観的に判断を行った結果として判断される状態である．厚生労働省のガイドラインでも，客観的な判断と，患者本人の意思に基づく意思決定プロセスの重要性が説かれている[3]．こうした状況に限って，すでに装着した生命維持装置や投与中の薬剤について，その中止や減量を考える．心停止時に心肺蘇生を行わないという判断も，患者の終末期に限って本人の意思に基づいて決定されていく事項に含まれる．

　しかし，1990 年代初めに行われた急性期医療に携わる医師へのアンケート結果として，DNR 指示の正しい解釈「心停止時に心肺蘇生を行わないがその他の医療・看護はすべて実施する」を選択した者は 21.2％のみであったことが[4]，問題視されていた．さらに，2016 年に発表されたアンケート調査において，肺がん末期の症例などで DNAR 指示が出ている場合，心停止時の心肺

16 ● I．診察

蘇生以外の通常治療の差し控えが行われ，特に侵襲的治療（人工呼吸器装着，血液透析）を差し控えると回答する医師が多いことが示され，今も DNAR 指示の正しい解釈が普及していないとの危惧がある[1, 5, 6]．そのため，日本集中治療医学会は 2017 年に勧告を出した[7]．そのなかで，「DNAR 指示にかかわる合意形成と終末期医療実践の合意形成はそれぞれ別個に行うべき」として，「DNAR 指示のもとに心肺蘇生以外の酸素投与，気管挿管，人工呼吸器，補助循環装置，血液浄化法，昇圧薬，抗不整脈薬，抗菌薬，輸液，栄養，鎮痛・鎮静，ICU 入室など，通常の医療・看護行為の不開始，差し控え，中止を自動的に行ってはいけない」と注意喚起している[7]．

DNAR 指示とは，心停止時に心肺蘇生を行わない旨をあらかじめ患者本人の意思に基づいて判断された意思決定であって，診療録などに記載して医療者間で共有するものである．現在の日本の終末期医療での DNAR 指示に関する問題は，「DNAR 指示は心停止時に心肺蘇生をしない指示であり，通常の医療・看護・ケアに影響を与えない」が，正しく解釈されていないことであり，患者やその家族と終末期の医療における意思決定を進めるうえで注意が必要である．

■文献

1）日本集中治療医学会倫理委員会．日本集中治療医学会雑誌．2017; 24: 210-5.
2）日本救急医学会，日本集中治療医学会，日本循環器学会．救急・集中治療における終末期医療に関するガイドライン～3 学会からの提言～．平成 26 年 11 月 4 日．
3）厚生労働省．人生の最終段階における医療・ケアの決定プロセスに関するガイドライン．同解説編．改訂 平成 30 年 3 月．
4）新井達潤，他．麻酔．1994; 43: 600-11.
5）日本集中治療医学会倫理委員会．日本集中治療医学会雑誌．2017; 24: 227-43.
6）Hiraoka E. Int J Gen Med. 2016: 213-20. PMID: 27418851.
7）日本集中治療医学会．日本集中治療医学会雑誌．2017; 24: 208-9.

〈細川康二〉

I. 診察

7 後医は名医か，適切な返書作成

　医療の分業化，専門化が進むにつれ，医師相互に紹介を受けることや協力を求められる頻度は増加するであろう．そして，紹介の基準には明確なものはなく，前医の環境にもよるため，紹介される患者の状態も様々である．紹介を受けた医師は不用意な前医の批判を慎むべき[1]であり，紹介を受ける側として，後医は名医かという点と，適切な返書作成の重要性を念頭に診療にあたる必要がある．

A. 後医は名医か

　そもそも，紹介を受ける医師，すなわち後から同じ患者を診た医師は，診断が比較的に容易になっている場合が多い[1]．それには時間の概念[2]とシステムの問題がある．

　時間の概念の1つとして，医師の役割と患者の症状の進展がある．救急受診する患者の初療に携わる医師の役割は，緊急疾患・重症疾患を拾い上げ，そうでない疾患については初診時には診断がつかなくても大きく差し支えがなく，時間をかけて診断することである．初療時にすべての鑑別診断を網羅的に検査する必要はない．その後，紹介を受ける医師は，初療医により鑑別診断は狭まり，さらに初診時から時間が経過することで，患者の症状が顕在化し多くの情報がすでにある状態で診察にあたることができるため，診断が容易になる．また，紹介を受ける医師は日中の診療や総合病院で診察にあたることが多いため，診断のためのデバイスが整い，様々な科にコンサルトしやすい状態で患者を診察することができる利点がある．

　前線にいる医師は最も不利である[3]．そのような状況下で，前医を批判するのは（特に患者の前で）後々社会的にきわめてストレスフルなトラブルを発生させるだけで，百害あって一利なしの結果に至ることも多い[4]．

　ただし，紹介内容に疑問がある場合，まず患者・家族に前医からどのように説明されているかを聞いたうえで，患者の解釈モデルを理解し，診察にあたる

ことが無難である.

B. 返書の作成

　紹介元の医師には適切な返書を作成する．前医は紹介した患者の状態や，自身の下した診断の適切性を気にしている．また，治療後に外来フォローを依頼する場合に，連携がスムーズになる可能性がある．

　紹介を受けたなかには，紹介医に注意してほしい点や要望があるだろう．医師には医療を行う限り，現代医学に基づく医療技術を習得する義務があり，診療にあたっては確かな根拠に基づいた医療を行う責任がある．客観的に考えても，明確に他に適切な選択がある場合は，患者の利益のためにも，主治医や紹介医に対して意見を述べ，指導することも必要である[1]．紹介医への要望は，返書に記載したり直接経過を報告することによって，今後の適切な診療につながる．

■文献

1）日本医師会. 医師の職業倫理指針［改訂版］. 平成 20 年 6 月.
2）岩田健太郎. 週刊医学界新聞. 2015 年 7 月 6 日. 第 3132 号.
3）徳田安春. 日本プライマリ・ケア連合学会誌. 2010; 193-8.
4）児玉知之. 戦略としての医療面接術. 2015.

〈京 道人〉

I. 診察

8 重症患者を他院へ転送することは後ろめたくない

　自分の担当患者が重症化した場合，あるいは，自分の担当患者がきわめて重篤な疾患に罹患していることがわかった場合，担当医はどのようにすべきだろうか？　責任感の強い医師は，自分で何とか治療法を模索するかも知れないし，自分で治療することを諦めるのはよくないと考えるかも知れない．

　しかし，それは本当にいつも正しいだろうか？　物事にはラーニング・カーブ（learning curve：学習曲線）がある．つまり，経験を積めば積むほど熟達していき，ある一定数以上ではプラトー（一定値）に達する．医療においても，血管ステント術，腹腔鏡下肝切除術，関節鏡手術など様々な治療法で，ラーニング・カーブが存在する[1-4]．さすがに，一度も行ったことのない手術を1人で行う医師はいないだろうが，これが急性呼吸不全や敗血症など，どの専門医・診療科でも遭遇しうる病態だったらどうだろうか？

　急性呼吸不全では，一回換気量・気道内圧の制限，高二酸化炭素血症の許容，適切な呼気終末陽圧が重要なことは有名であるが，具体的に，どの人工呼吸モードを使用すればよいのか，自発呼吸はしてもよいのか，適切な呼気終末陽圧の値はどうやって決めるのか，高二酸化炭素血症が許容できない場合はどうするのかまですべての医師は熟知しているだろうか？　敗血症において，初期輸液による臓器灌流維持が重要なことは有名だが，具体的な輸液量や目標とすべき生理学的指標・タイムリミットまですべての医師は熟知しているだろうか？もし熟知していたとしても，これらの綿密な管理には多くのマンパワーや医療機器を要する．

　つまり担当医にとって重要なことは，急性呼吸不全や敗血症治療を必要以上に粘ることではなく，より早期にこれらの病態を認識し，適切なタイミングで集中治療病棟を備えた施設へ転送することである．これは決して恥じることではなく，患者の予後改善に重要な選択である．

■文献

1) Muñoz J. Heart Lung. 2017: 100-5. PMID: 28215409.
2) Hoppe DJ. Arthroscopy. 2014: 389-97. PMID: 24461140.
3) Nomi T. Br J Surg. 2015: 796-804. PMID: 25873161.
4) Schneider DB. Ann Surg. 2018: 640-9. PMID: 30080733.

〈大下慎一郎〉

Ⅱ. 処置・手技

1 末梢ライン挿入の基本的作法と手技：A, V

　末梢動静脈ライン挿入は ER・ICU で広く行われる必須の手技である．静脈ラインは輸液・薬剤投与，動脈ラインは観血的動脈圧測定や頻回の採血に用いられる．本稿では手技の手順，困難症例の対処法について解説する．

A. 静脈

　まず穿刺部位より中枢を駆血帯で駆血し，穿刺する血管を選択する．視認または触知できる血管および太い血管は穿刺成功率が高く，穿刺に適している[1]．駆血の強さは，動脈の血流を妨げないが静脈の血流を制限する程度がよい[2]．拡張期血圧と同じくらいかそれ以下がよいという報告もある[3,4]．

　血管がわかりにくければ，穿刺部位を心臓より下に下げる[5]，愛護的に叩く[2,4,5]，酒精綿などで血管を末梢から中枢にこする[2,5]，温める[5-8]，などをして血管を拡張させる．前腕遠位部の橈側皮静脈は，付近を走行する橈骨神経浅枝を損傷する可能性があるため，橈骨茎状突起から 12 cm 以内の穿刺は避ける[9]．

　石鹸と流水での手洗い，または擦式アルコール製剤を用いて手指衛生を行う[10]．穿刺部位を中心に広い範囲を 70％アルコール，ヨードチンキまたはグルコン酸クロルヘキシジンアルコール製剤で消毒し，手袋を装着して穿刺を開始する[10]（図 1）．消毒後に穿刺部位に触れないのであれば，非滅菌手袋でよい．

　血管周囲の皮膚を手前に引っ張って，皮膚と血管に適度な緊張を与えながら静脈の中心を穿刺するように針を刺入する．穿刺針内針が血管前壁を貫通して血管内に入ると内針のハブ内に血液逆流が確認できる．この時点では外筒はまだ血管外にある可能性が高いため，ここで外筒を進めてはいけない．その後，血管と平行になるように穿刺針の角度を倒して，外筒と内針の差の分だけさらに針を進める．そこでも血液逆流が続いていれば，外筒を血管内に挿入する．

22　　Ⅱ. 処置・手技

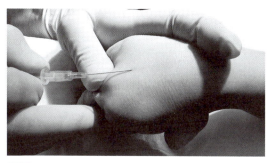

図1　静脈穿刺

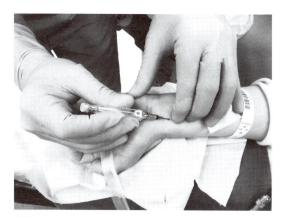

図2　動脈穿刺

B. 動脈（橈骨動脈）

　手首の下にロールを置き，**手関節を 45°伸展させ**[11]，テープなどを用いて手首をベッドなどに固定する．

　石鹸と流水での手洗い，または擦式アルコール製剤を用いて手指衛生を行う[10]．穿刺部位を中心に広い範囲をグルコン酸クロルヘキシジンアルコールで消毒し，滅菌手袋を装着して，指先による触知により拍動を確認しながら穿刺を開始する[10]（図2）．

　穿刺針内針が血管前壁を貫通して血管内に入ると内針のハブ内に血液逆流が確認できる．この時点では外筒はまだ血管外にある可能性が高いため，ここで外筒を進めてはいけない．その後，血管と平行になるように穿刺針の角度を倒

して，外筒と内針の差の分だけさらに針を進める．そこでも血液逆流が続いていれば，外筒を血管内に挿入する．血液逆流が止まった場合，内針を数ミリ抜去する．血液逆流が再開すれば外筒を挿入する．再開しなければ，外筒と内針がともに血管後壁を貫通していると考えられるため，その状態のまま外筒と内針を一緒にゆっくり引き抜いてきて，血液逆流が再開したところで内針をガイドに外筒を挿入する．

C. 穿刺失敗・穿刺困難の原因および対処法

　動静脈ともに，初心者が失敗しやすい原因として考えやすいのは，**静脈では皮膚の牽引が，動脈では手首の固定が不十分なために，皮膚や血管の適度な緊張が得られていない**ことと，せっかく血管に当たって血液逆流が確認できても外筒と内針の差を考慮したもう一進めが足りないことである．**外筒と内針の差は各メーカーにより差があるが，一般的に使用される 22 G・20 G 針では 2〜2.5 mm 程度，18 G 針では 3 mm 程度**もあり，血液逆流が確認できた後，自分で思っている以上にさらに針を進めなければいけない．

　動静脈ともに，明らかに視認できる場合以外は血管の走行を見て穿刺できるわけではなく，特に血管の内腔についての情報はまったくわからない．肥満[12]，体表から血管が見えない，低血圧のために拍動が弱い，動脈の石灰化が著しいなどの理由で，視認や触知を元にしたブラインド穿刺では困難な症例は少なからず存在し，実際に失敗する可能性が高い[1]．困難症例では，超音波

コラム　Dynamic Needle Tip Positioning（DNTP）の実際

　DNTP は，交差法を用いた超音波ガイド下穿刺法では不確実になりがちな針先の深さの同定を改善させることができるテクニックである．まず短軸像で皮膚と血管の間に針先を描出できたら，描出されていた針先が超音波画像上から消失するまで超音波プローブをやや遠位にスライドさせる．その後再び針を進めて針先を超音波画像上に描出する．これを交互に何度も繰り返すことにより，短軸像で断続的に正確な針先を描出しながら針を進めていく（図 3）．針先が標的血管の前壁を貫いて血液逆流が確認できた後も，外筒と内針の差を考慮してさらにプローブと穿刺針を交互に進め，確実に外筒が血管に入るまで進めてからカニュレーションする．この過程を超音波ガイド下に確認して，血管後壁を貫通せずに外筒を血管内に進めることができるのが DNTP の強みであり，成功率が上昇する所以である．

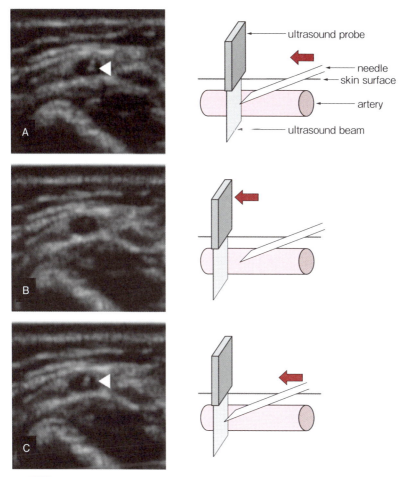

図3 Dynamic Needle Tip Positioning
A: 針先が血管前壁を貫き, 血液逆流を認める.
B: 超音波画像上から針先が消失するまでプローブを遠位にスライドさせる.
C: 再び針を進めて針先を超音波画像上に描出する.
(Takeshita J. J Cardiothorac Vasc Anesth. 2018[21]より一部引用)

ガイド下穿刺が有用である. 近年, 超音波ガイド下末梢動静脈穿刺の報告が散見される[13-16]. 超音波ガイド下穿刺の場合でも, 当然内針と外筒の差を意識して進める. 近年報告されている Dynamic Needle Tip Positioning というアプローチ法を用いれば, この内針と外筒の差を埋めるために針を進める過程を超音波ガイド下に短軸像で確認できる[17-21].

■文献

1) van Loon FH. Medicine (Baltimore). 2016: e3428. PMID: 27100437.
2) Mbamalu D. Postgrad Med J. 1999: 459-62. PMID: 10646021.
3) Roberts GH. Radiol Technol. 1993: 107-12; quiz 113-5. PMID: 8043064.
4) Datta S. Br J Hosp Med. 1990: 67-9. PMID: 2302483.
5) Roberge RJ. J Emerg Med. 2004: 69-73. PMID: 15204650.
6) Yamagami Y. Int J Nurs Stud. 2018: 52-7. PMID: 29178976.
7) Yamagami Y. Int J Nurs Stud. 2017: 1-7. PMID: 28410510.
8) Lenhardt R. BMJ. 2002: 409-10. PMID: 12193353.
9) Vialle R, Anesth Analg. 2001: 1058-61. PMID: 11574383.
10) O'Grady NP. Clin Infect Dis. 2011: e162-93. PMID: 21460264.
11) Melhuish TM. Am J Emerg Med. 2016: 2372-78. PMID: 27624367.
12) Sebbane M. J Emerg Med. 2013: 299-305. PMID: 22981661.
13) Costantino TG. Ann Emerg Med. 2005: 456-61. PMID: 16271677.
14) Egan G. Emerg Med J. 2013: 521-6. PMID: 22886890.
15) Miller AG. Respir Care. 2016: 383-8. PMID: 26670469.
16) Shiloh AL. Chest. 2011: 524-9. PMID: 20724734.
17) Clemmesen L. Ultraschall Med. 2012: E321-5. PMID: 23059741.
18) Hansen MA. Acta Anaesthesiol Scand. 2014: 446-52. PMID: 24588456.
19) Gopalasingam N. J Vasc Access. 2017: 546-51. PMID: 28604990.
20) Kiberenge RK. Anesth Analg. 2018: 120-126. PMID: 29135593.
21) Takeshita J. J Cardiothorac Vasc Anesth. 2018. PMID: 30638922.

〈竹下 淳〉

Ⅱ. 処置・手技

2 超音波ガイド下中心静脈カテーテル挿入の落とし穴

　中心静脈カテーテルは超音波ガイド下に挿入されることが一般的になってきており，内頸静脈が第1選択となる．
　超音波ガイド下穿刺には標的血管の短軸像を描出して穿刺する交差法と，長軸像を描出して穿刺する平行法がある．どちらがより成功率が高く安全であるかは施行者の慣れや熟練度にもより，議論がある[1-4]．以下，両方法のピットフォールについて解説する．

A. 交差法のピットフォール

　交差法は，超音波プローブを標的血管に対して垂直に当てて短軸像を描出し，プローブに対して交差する方向に穿刺して穿刺針先端を点として描出する穿刺法である（図1，2）．血管の中心と針の進行方向を合わせやすく，標的血管と周囲の構造物（総頸動脈など）との位置関係がわかりやすいが，真の針先を描出するのが難しいために深さがわかりにくい[5,6]．

　針先が超音波断面に到達していなければ当然針先は描出されず（図3），また，画面に見えているのはいつも針先とは限らない（図4）．

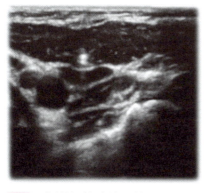

図1　交差法（超音波画像）

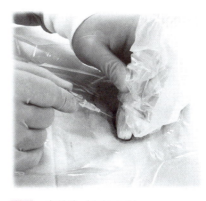

図2　交差法（穿刺画像）

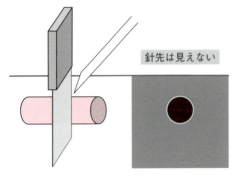

図3 針先が超音波断面に到達していない．

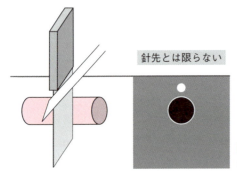

図4 針先が超音波断面を通過．針のシャフトが描出されている．

　このピットフォールを理解せずに穿刺すると，針先が描出できず，意図せずに深く穿刺してしまって後壁を貫通し[7-9]，血気胸や総頸動脈誤穿刺などの合併症を起こす[10-12]．

a）穿刺前のプレスキャン

　穿刺前にsweep scan（図5）やswing scan（図6）を行って血管走行を把握し，血管の真の短軸像を描出して穿刺する．血管が斜めに切れて描出されているのを短軸像と誤解して穿刺すると，針先は血管の中心に向かわず，周囲の構造物を穿刺してしまう．

b）ゲインの調整

- アンダーゲイン→ゲインが低いと血管壁がわかりにくく，針先も描出しにくい．
- オーバーゲイン→血管壁は見やすくなるが，針と皮下組織の判別がしにくい．

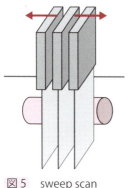
図5　sweep scan

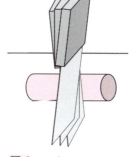
図6　swing scan

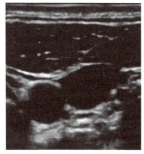
図7　アンダーゲイン

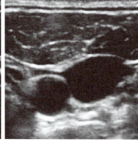
図8　適度なゲイン

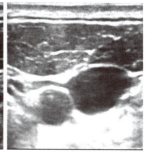
図9　オーバーゲイン

B．平行法のピットフォール

　平行法は，超音波プローブを標的血管に対して平行に当てて長軸像を描出し，プローブに対して平行に刺入して針全体を線として描出する穿刺法である（図10，11）．

　うまく施行すれば穿刺の全工程にわたって穿刺針が描出され，真の意味でのリアルタイム穿刺である．針の深さはわかりやすいが，穿刺中に周囲の構造物との位置関係は得られない．また，**超音波断面・血管中心を通る長軸・穿刺針という 3 つの断面を確実に合わせる**ことが求められ（図12），穿刺には熟練を要する[13]．穿刺針が超音波断面の軸からずれると針の一部分しか描出されず，先端位置を誤認してしまい（図13，14，15），穿刺失敗や総頸動脈誤穿刺が起こる[13]．ニードルガイドを用いることにより超音波断面と穿刺針を合わせることが可能となり，あとは血管が真っ直ぐに走行している部分を探して詳細な

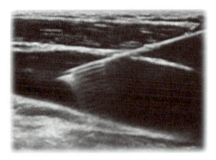

図10 平行法（超音波画像）

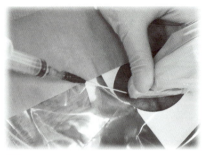

図11 平行法（穿刺画像）

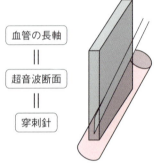

図12 平行法の概念
血管の長軸，超音波断面，穿刺針の3つを一致させる

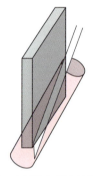

図13 穿刺針と超音波断面の軸がずれる．

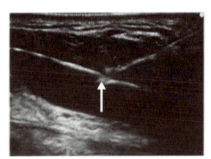

図14 見かけの針先（矢印）

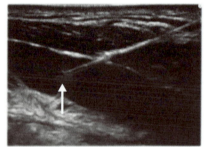

図15 真の針先（矢印）

スキャンにより真の長軸像が描出できれば3つの断面が一致するため，成功率が高まる[13].

まとめ

交差法・平行法ともに，その利点・欠点を理解して穿刺を行い，常に真の針先を描出して，血管前壁のみを貫くようにする．針先が見えていなければ決して針を進めてはならず，超音波断面と現在の針先の位置関係を再考する．**超音波を使えば絶対に安全であるというわけではなく**，超音波の特性を理解して穿刺することが不可欠である．

■文献

1) Shrestha GS. Ann Card Anaesth. 2016: 288-92. PMID: 27052071.
2) Chittoodan S. Med Ultrason. 2011: 21-5. PMID: 21390339.
3) Liu C. Ther Clin Risk Manag. 2018: 331-340. PMID: 29503552.
4) Vogel JA. Crit Care Med. 2015: 832-9. PMID: 25517477.
5) Takeshita J. PLoS One. 2017: e0189258. PMID: 29216331.
6) Stone MB. Am J Emerg Med. 2010: 343-7. PMID: 20223394.
7) Auyong DB. Anesthesiology. 2015: 535-41. PMID: 26154184.
8) Blaivas M. Crit Care Med. 2009: 2345-9; quiz 2359. PMID: 19531950.
9) Moon CH. Acad Emerg Med. 2010: 1138-41. PMID: 21069895.
10) Belkouch A. Pan Afr Med J. 2015: 226. PMID: 26140069.
11) Yang EJ. Korean J Pediatr. 2015: 136-41. PMID: 25932035.
12) Oguzkurt L. Eur J Radiol. 2005: 125-9. PMID: 15950110.
13) Tokumine J. Br J Anaesth. 2013: 368-73. PMID: 23131459.

〈竹下 淳〉

Ⅱ. 処置・手技

3 縫合の基本: 糸の太さや材質について知っておくべきこと

　縫合の基本は，死腔を作らず，皮膚の層同士を合わせることである．層のズレ，創への過度な緊張，挫滅，感染，異物，虚血などはいずれも創の治癒を阻害し，瘢痕形成につながる．

　縫合に使用する糸は，材質により，合成繊維で作られた糸と，天然素材を使った糸に分けられる．また，体内での変化によって，吸収糸と非吸収糸に分けられる．天然素材の非吸収糸には絹糸があるが，組織反応が強く生じ，炎症の誘発，瘢痕形成につながり，感染のリスクにもなるため，皮膚の縫合に使用する機会はもうない．また，以前は牛の腸で作ったカットグットという吸収性の天然素材の糸があったが，現在国内では使用されなくなった．

　現在では，天然素材に比較して組織反応が小さい合成縫合糸が頻用される．糸の形状には，1本の単糸であるモノフィラメントと，複数の糸を編んだブレイドがある．モノフィラメントは，表面がスムースで組織損傷が少なく細菌が付着しにくい利点があるが，柔軟性に乏しい．ブレイドは，しなやかで結紮も小さくほどけにくいが，編みこまれた部分に細菌が付着しやすい．また，消毒薬のトリクロサンを含有させた抗菌作用のある合成吸収糸（抗菌縫合糸）が，WHOなどの最近のSSI予防ガイドラインで推奨されている．

　通常は，真皮・皮下の埋没縫合には，モノフィラメントの吸収糸で，四肢・体幹は3-0〜5-0，顔面は4-0〜6-0を使用する．ただし，指や手掌・足底，眼瞼など，皮下組織が少なく繊細な部分には埋没縫合は行わない．また，表皮の縫合には，モノフィラメントの非吸収糸で四肢体幹は4-0〜5-0，顔面は6-0〜7-0を用いる．この場合，抜糸は四肢体幹で7日，関節伸側で10日，顔面は4日程度で行う．

表1 縫合糸の分類

	形状	材質	商品名	残留抗張力	完全吸収期間
非吸収性	モノフィラメント	ナイロン		—	—
		ポリプロピレン	プロリーン®他	—	—
	ブレイド	ポリエステル	エチボンド®他	—	—
		ナイロン	ネオブレード®他		
吸収性	モノフィラメント	ポリジオキサノン	PDS II®他 PDS PLUS®（トリクロサン含有）	4週間後 40〜70%	約182〜238日
		ポリグリカプロン25	モノクリル®他	1週間後 50〜70%	約91〜119日
	ブレイド	ポリグラクチン910	VICRYL®他 VICRYL PLUS®（トリクロサン含有）	3週間後 50%	約56〜70日
			バイクリルラピッド®他	5日後 50%	約42日

表2 糸の太さ

糸の太さ	糸の直径（mm）		結節抗張力（kg）	
USPサイズ	最小	最大	非吸収性	吸収性
5-0	0.100	0.149	0.40	0.68
4-0	0.150	0.199	0.60	0.95
3-0	0.200	0.249	0.96	1.77
2-0	0.300	0.349	1.44	2.68
0（1-0）	0.350	0.399	2.16	3.90
1	0.400	0.499	2.72	5.08

USP（アメリカ薬局方）規格で，糸の直径と最小限保有すべき結節抗張力が決められている．0を基準として太いものは1, 2となり，細いものは00（2-0），000（3-0）となる．

〈畑 啓昭　岡田はるか〉

Ⅱ．処置・手技

留置ドレーン・管類の管理：
早期抜去に向け考えるべきこと

　ドレーン・カテーテルなどの管類は，適切に管理し，合併症なく早期に抜去する．そのためには，ドレーンを2つに分けて考えることが重要である．

A．治療のために必要な管（ドレーン・チューブ）

　治療のために適切な管によるドレナージが重要なもの．気胸・血胸・膿胸に対する胸腔ドレナージ，肝膿瘍や腹腔内膿瘍に対する経皮膿瘍ドレナージ，閉塞性胆管炎に対する ERBD（endoscopic retrograde biliary drainage），腸閉塞に対する減圧目的の経鼻胃管やイレウスチューブ，水頭症に対する脳室ドレナージ，術後であっても肺切除術後の気胸に対する胸腔ドレナージや心臓手術後の心囊ドレナージなどがこれに当てはまる．また，日本では，虫垂炎や大腸の穿孔による腹膜炎の術後にドレーンが留置されることが多い．治療のためのドレーンとして同様に考えて管理すればよいが，RCT ではドレーンの有用性は証明されておらず，ドレーンを留置しない治療も考慮される．

　これらの管はドレナージすべき排液などが滞ることがないように管理することが治療・早期抜去のために重要である．排液が急に減少した場合は，ドレーンの閉塞や屈曲，位置の異常がないかをエコーや X 線検査を用いて確認する．粘性の強い排液で閉塞しやすい場合は，ドレーンを入れ替えてより太いものに入れ替えることも考慮する．排液が減ったにもかかわらずドレーンを放置していて病状に変化がない場合は，ドレーンの治療的な意義は少ない．治療が進み排液が減少してきた場合には，ドレーンを抜去，あるいは少しずつドレーンを抜いてくる．

　肺切除術後は排液が 200 mL/日以下になればドレーンを安全に抜去できるとする報告が多いが，その他のドレーンについては適切な抜去のタイミングの指標はない．ドレナージすべき排液が減少して，病状が安定しているところで抜去を考える．

B. 確認・念のために留置した予防的ドレーン

術後に心配される合併症を早期に発見し，運が良ければその合併症の治療にも使用できたらと考えて留置する管．術後に留置されるドレーンのほとんどがこれに当てはまる．

予防的ドレーンの意義については，多くの手術（結腸・直腸，胃，肝臓，膵臓など）でRCTが行われているものの，合併症を減少させたり，合併症発生時の臨床経過を改善させたりすることが示されたものはほとんどない．したがって，適切な抜去のタイミングは不明で，合併症がないと主治医が安心できた時点で抜去が可能とする実践が採られる．より早期に抜去するためには，心配している合併症がどのような頻度でいつのタイミングで発生しているかの自施設のデータがあると議論しやすいだろう．

膵頭十二指腸切除術においては，日本からの前向き試験で，異常がなければ8日目より4日目にドレーンを抜去した方が良かったとする報告[1]もあり，早期抜去の方向性には間違いはない．ただし，膵頭十二指腸切除術に膵液瘻を合併すると，動脈瘤から出血につながり手術関連死亡にもつながるため，ドレーンは不要というエビデンスをそのまま臨床に受け入れることは困難とする考えもある．今後の検証が必要な領域である．

いずれのドレーンについても，医療者が体液に曝露する危険を減らし，感染が伝播するリスクを減らす目的からも，閉鎖式のドレーンが望ましい．WHOの手術部位感染（SSI: surgical site infection）予防のガイドラインでも，閉鎖式のドレーンの使用を推奨している．また，ドレーンチューブの種類や材質，吸引の是非については，明らかな推奨はない．留置する部位や目的に応じて，硬さや詰まりにくさ，入れ替えの利便性などを考慮してドレーンの選択や吸引の有無を決めればよい．

■文献

1）Kawai M. Ann Surg. 2006: 1-7. PMID: 16794381.
2）畑　啓昭. In: ICU 感染制御を究める. 2017. p. 82-90.

〈畑 啓昭　後藤健太郎〉

Ⅱ．処置・手技

5　胃管挿入の基本

　胃の減圧ドレナージのために挿入する場合と，経管栄養を行うために挿入する場合を区別する．

A．減圧のための経鼻胃管

　貯留物が液体か食物残渣かに応じて，14〜18Fr のチューブを選択する．シングルルーメンのチューブと，セイラムサンプチューブのような2重構造のものがある．2重構造のチューブは，1つは排液用で，他方は排液用の腔に胃壁が吸引されて閉塞するのを防ぐために外気を取り込むためのものである．したがって，逆流防止弁のない枝管は，胃よりも高い位置で大気に開放しておくのが原則であり，結んだり閉じたりするのは本来の目的に反する．また，120 mmHg 以上の圧で排液用の管を吸引すると枝管からの空気の取り込み量を上回り効果がなくなる．減圧目的のチューブは，スタイレットがなくても挿入しやすい腰のある硬いものが多いが，これはポリ塩化ビニル（PVC: polyvinyl chloride）製チューブの特徴である．そのため PVC 製チューブには柔らかくするために可塑剤〔DEHP: Di（2-ethylhexyl）phthalate〕が含まれている．DEHP は脂溶性であり，栄養剤に溶出するため，経腸栄養目的に使用することは避ける．また，減圧目的の使用であっても1週間を超えると硬化しだすため，2週間を超える場合は入れ替える．

B．栄養のための経鼻チューブ

　成分・半消化態・消化態栄養剤の違いに応じて5〜12Fr で詰まらない最も細いチューブを使用する．チューブの材質には，上記の可塑剤である DEHP を使用していない PVC（DEHP フリー）や，ポリウレタン，シリコンがある．PVC（DEHP フリー）チューブは安価であるが硬化しやすい．シリコンはポリウレタンに比してチューブ壁が厚いため同じ外形であれば内腔が狭くなりやすいが，どちらも柔らかく違和感が少ない．一方，チューブが柔らかいため，

挿入時やチューブ閉塞時にスタイレットやガイドワイヤーを出し入れするとチューブ穿孔の危険がある．チューブ閉塞時は，圧でチューブが破損しないように，20 mL 以上のシリンジを使用してフラッシュをする．また，先端を十二指腸・空腸に留置した場合，栄養剤は注入ポンプを用いて 100 mL/h 以下の速度で注入することが推奨される．

C. 経鼻胃管挿入手技のピットフォール[1]

　指先でチューブ先端の抵抗を感じながら挿入する．チューブが巻くのは，抵抗を無視して挿入しているからである．

　体位：誤嚥を防ぐために上半身を挙上する．挿入の方向：中または下鼻甲介の下側（鼻稜に平行ではなく，顔面に垂直方向）を通して挿入する．嚥下動作：チューブが下咽頭・喉頭〜食道に入るまでが最も反射が強いため，嚥下動作に合わせて挿入する．嚥下時は，甲状軟骨（喉頭）が上前方に引き上げられ，一番上まで上がる頃に喉頭蓋が気管に蓋をし，その後食道入口部が開いて甲状軟骨が下がるので，このタイミングでチューブを進める．甲状軟骨（喉頭）が挙上しているタイミングではまだ食道入口部は開いていない．食道に入ると，食道の胃方向への蠕動に従ってチューブは軽いアシストで進んでいく．噴門で抵抗を感じた場合は，蠕動がくるタイミングで噴門が開くのを待って（指先の抵抗で感じる）進める．挿入の途中で，気管への迷入が疑われた場合（咳嗽反射が強い，声が出せないなど）は，チューブで声門が閉じず，吐物が気管に入りやすいため，すぐにチューブを抜去する．挿入後はチューブ先端の位置確認のために空気の注入を行うことが多いが，胃が拡張していて減圧目的に留置する場合，嘔吐を誘発するのである程度吸引した後に行うとよい．注入目的に留置した場合には X 線による位置確認が必須である．

★**メモ**　1921 年に Levin がシングルルーメンの経鼻チューブを導入したことから，レビンチューブとも呼ばれていた．1960 年代に 2 重構造の経鼻胃管（Salem sump tube）が使われるようになったが，Salem はボストン北方の地名に由来する．

■文献
　1）畑　啓昭．レジデントノート．2013: 3265-8.　　　〈畑　啓昭　大倉啓輔〉

II. 処置・手技

6 血液検査のルーチンオーダーの功罪

　研修医の頃，ERにおいて，「なぜその検査を出したのか」「検査は鑑別診断に意味あるものをオーダーしなさい」と先輩医師によく怒られたものである．ERにおける診断・治療は検査前確率・検査・検査後確率の流れのなかで行う．**もっとも大事なのでは検査ではなく，検査の前にいかに問診・診察により検査前確率を高めるかである**．肺塞栓症を例にとって考える．肺塞栓症においてD-dimerは感度90％，特異度50％と除外診断に有用な検査である[1]．しかし検査前確率が例えば50％と高い場合に用いても，陰性適中率は83％（50/60）であり，それほど除外に使えない（表1）．検査前確率が10％と低い場合，陰性適中率は98％（450/460）と除外に非常に有用である（表2）．つまり，検査前確率が高ければD-dimerはオーダーせずに，造影CTをオーダーして確定診断に進むべきであり，検査前確率が低いが否定したい場合にはD-dimerをオーダーすればよい．よって，血液検査は何のための検査なのかを考えながらオーダーすべきであり，ERにおける幅広い血液検査のルーチンオーダーは逆に混乱を招くだけのことがある．

表1　検査前確率が50％のとき

	疾患（＋）	疾患（－）
D-dimer（＋）	90	50
D-dimer（－）	10	50

表2　検査前確率が10％のとき

	疾患（＋）	疾患（－）
D-dimer（＋）	90	450
D-dimer（－）	10	450

　一方で，ICUにおいては重症であるがゆえに毎日血液検査をルーチンに採取する場合が多いのではないだろうか．本邦で行われたICUに関わる医療従事者を対象に行われたアンケート調査[2]では，35％の回答者が定時の血液検査を毎日行い，15％の回答者が項目も決まっていると答えている．また，50％の回答者において，白血球分画や総蛋白，アルブミン，CRPといった項目を，定時の血液検査を施行する際に測定すると回答している．読者の方も心

当たりがあるのではないだろうか．ICU においても，**その血液検査によって方針にまったく影響がないのであれば採取する意味はない**．

ルーチンで採血するメリットとしては，予想もしていなかった異常所見を発見し，早期介入ができる可能性，デメリットとしてはコスト，採血に伴う貧血，採血をするスタッフの業務負担であろう．アメリカ，ボストンの 722 床の病院からの報告[3]では，24 時間で 491 件の動脈血液ガス分析が行われていた．その調査では，25％はルーチンオーダーであり，筆者らは全体の 30％は不必要な検査であり，それらを削減すれば年間 10 万ドルのコスト削減につながると結論づけている．また，コストを周知することで血液ガス分析のオーダーが減ったという研究[4]もある（一方で，血算，電解質，凝固，肝機能は減らなかった）．

ICU でまず減らすことができるのは血液ガス分析かもしれない．動脈圧ラインが挿入されているだけで，ルーチンに数時間おきに採取していないだろうか．人工呼吸器設定を変更した際にルーチンに採取していないだろうか．自発呼吸トライアルの際にルーチンに採取していないだろうか．酸素化は SpO_2 で確認できるし，$PaCO_2$ は $EtCO_2$ でも評価できうる．アメリカの病院の 7 つの ICU で，血液ガス分析をオーダーするガイドラインを導入したところ（上記にあげたようなルーチンのオーダーを禁止），血液ガス分析の採取はその前後で 1 カ月あたり 821 件（41.5％）も減少した[5]．これは血液量でいえば 49 L，コストでいえば約 4 万ドル，仕事量でいえば 1600 時間の減少となる．患者を貧血にしないため，コストを減らすため，看護師の業務負担を減らすために，皆さんもまずは ICU での無駄な血液ガス分析を減らすことから取り組んでみてはいかがだろうか．

■文献

1) Stein PD. Ann Intern Med. 2004: 589-602. PMID: 15096330.
2) JSEPTIC 臨床研究委員会．簡単アンケート第 25 弾: ICU でのルーチン part 1. 2013 年 3 月実施．http://www.jseptic.com/rinsho/pdf/questionnaire_130325.pdf
3) Melanson SE. Am J Clin Pathol. 2007: 604-9. PMID: 17369137.
4) Seguin P. Intensive Care Med. 2002: 332-5. PMID: 11904664.
5) Martínez-Balzano CD. Chest. 2017: 579-85. PMID: 27818327.

〈片岡 惇〉

Ⅱ. 処置・手技

7 血液ガス: 定時検査の必要性は？

2014年に米国の集中治療系4学会から合同で発表された，ICUにおける5つの"べからず集"には，"Don't order diagnostic tests at regular intervals (such as every day), but rather in response to specific clinical questions." という記載があり，重症患者におけるルーチン検査に警鐘を鳴らしている[1].

血液ガス分析に限らず，**臨床検査は，検査の結果が今後の治療方針を変える場合にのみ行う**．ルーチン検査は検査前確率も低く，不用意な検査は合併症の温床にもなる．治療を提供する側の安心材料として行われるだけの検査は厳に慎むべきである…とは言っても，つい不安になり「何もないこと」を確認するための血液ガス分析をオーダーしてしまいがちである．

血液ガス分析はICUで最も頻回に行われている検査である[2]．最近の機種では，1回の血液ガス分析に最低限必要な血液量は65μL[3]と少ないが，塵も積もれば何とやら，回数が嵩めば貧血の原因となる．

ICU患者における貧血の罹患率は75%程度と高く，患者の予後の悪化と関連する[4].

ヨーロッパで行われた大規模疫学研究[5]では，ICU患者の1日当たりの採血量は平均41.1 mLという結果であった．1週間分に換算すると赤血球輸血約1パック分の血液が採血によって失われる．健常な成人において，1週間あたりに産生される血液量は500 mL程度である[6]．出血や摂取不足による鉄欠乏や，炎症などにより鉄利用の低下した重症患者の場合はこの量よりもさらに少なくなるので，採血による血液の喪失は無視できない問題であり，頻回の採血が貧血の一因となっていることは疑う余地はない．

不要な血液ガス分析は無意味どころか，貧血の一因となり，患者の予後を悪化させる可能性すら孕んでいるため，可能な限り削減すべきである．

　一方で，血液ガス分析を行わなかったがために，患者の急変を察知するのが遅れる懸念があるかもしれない．

　果たして，血液ガス分析の回数削減は，患者の予後に悪影響を及ぼさずに行うことは可能だろうか？

　1997 年から 1999 年にかけてスイスの Surgical ICU 単施設を対象とした，血液ガス分析測定の適応に関するガイドラインの導入前後を比較した前後比較研究[2] では，介入の前後で，患者 1 人あたりの 1 日の血液ガス分析の回数が 8.2 回/patient day から 4.8 回/patient day まで減少した（p<0.0001）．ICU 滞在日数や死亡率は前後で有意差はなく，重度のアシデミアや低酸素血症，心肺停止，ショックなどの発生率も増加しなかった．

　2016 年にもアメリカで同様の単施設前後比較研究が行われた[7] が，こちらも同様の結果で，ガイドライン導入前後で，ICU 死亡率の上昇や人工呼吸期間の延長，重症度スコアの悪化などを伴わずに，1 カ月あたり 41.5％の血液ガス分析回数を削減できた．

　いずれも単施設研究ではあるものの，施設ごとのガイドラインを作成し履行することで，患者の安全性を損ねずに血液ガス分析の件数削減が可能であった．裏を返せば，40％程度の血液ガス分析は，特に患者の予後に影響しない無駄な検査であったと解釈できる．

　ただし，上記の研究が行われた施設は，両者とも ICU に専従医が常駐する環境である．日本では Open ICU が少なからず存在するため，このような施設で同様の結果が得られるかは不明である．

　研究に用いられたガイドラインはそれぞれの機関が独自に作成したもので，残念なことに，血液ガス分析の適応に関してコンセンサスが得られているガイ

ドラインは存在しない（一応，血液ガス分析の適応や禁忌を含むガイドライン
は米国呼吸療法学会から 2013 年に発表されているが，現場での意思決定に役
立つような記載は乏しい）．結局は各施設，各医師の判断に委ねることになるが，
常にその血液ガス分析は必要か，パルスオキシメトリやカプノメトリなど他の
より非侵襲的な検査で代用可能か，を検討することが，不要な検査の削減につ
ながる．

　定時検査が必要な状況としては，電解質・血糖の補正中や，輸液蘇生中など，
頻回のチェックが必要な病態の患者管理などがある．人的資源が限られた
ICU での重症患者管理では，患者安全性向上の面で許容されることもある．
しかし，「何もないこと」を確認するための定時血液ガス分析は不要な検査の
最たるものであり，行わないことが望ましい．

■文献

1）American Board of Internal Medicine Foundation. Critical Care Societies Collaborative critical care: five things physicians and patients should question. Choosing Wisely website <http://www.choosingwisely.org/doctor-patient-lists/critical-care-societies-collaborative-critical-care/> Released January 28, 2014. Accessed Jul. 27,2018
2）Merlani P. BMJ. 2001: 620-4. PMID: 11557715.
3）ABL90 FLEX PLUS 血液ガス分析装置 <https://www.radiometer.co.jp/ja-jp/products/血液ガス測定/abl90-flex-plus 血液ガス分析装置 > Accessed Jul 27,2018
4）Thomas J. Heart Lung. 2010: 217-25. PMID: 20457342.
5）Vincent JL. JAMA. 2002: 1499-507. PMID: 12243637.
6）McEvoy MT. Am J Crit Care. 2013: eS1-13. PMID: 24186829.
7）Martínez-Balzano CD. Chest. 2017: 579-85. PMID: 27818327.

〈佐藤仁信〉

II. 処置・手技

動脈血/静脈血ガス分析でわかること，わからないこと

　動脈血液ガス分析（arterial blood gas: ABG）の多くはベッドサイドでPOCT（point of care testing）として施行され，その時々の患者の状態を把握するのに有用な検査である．静脈血ガス（venous blood gas: VBG）は動脈採血と比べて疼痛も少なく，ABGの代替として用いられ，その精度についての検証も行われている．

　血管の穿刺は疼痛が強く苦痛を伴う検査である．得られる情報を余すことなく利用するために，ABG・VBGからわかること，わからないことを理解したうえで検査を行う．

A. 動脈血液ガス分析

　ABGからは，酸素化（PaO_2, SaO_2），換気（$PaCO_2$），酸塩基平衡（$PaCO_2$, HCO_3），電解質（Na, K, Cl, Ca, Mg），ヘモグロビン（ヘモグロビン濃度，異常ヘモグロビン濃度）などの様々な情報が得られる．それぞれの測定値単独でも十分有用であるが，複数の項目を組み合わせることで，より正確に患者の状態を把握できる．なかでもA-aDO_2やanion gap（AG）は，病態の把握に非常に有用な指標であるが，忙しい現場では見逃されがちである．

a）A-aDO_2

$$A\text{-a}DO_2 = P_AO_2 - PaO_2 = (760-47) \times F_IO_2 - PaCO_2/0.8 - PaO_2$$

（1気圧，37℃の条件下）

　A-aDO_2は肺胞内と血中との酸素分圧の差であり，肺胞気式から大気圧，飽和水蒸気圧，PaO_2, $PaCO_2$, F_IO_2, 呼吸商などを用いて計算される．0～10 mmHgが正常値であり，拡散障害，換気血流不均衡，シャントなどで増大し，肺胞低換気では正常であるため，低酸素血症の原因鑑別の一助となる．加齢[1]や酸素投与[2]によっても増大するため，結果の解釈はこれらの影響も考慮する．

b）Anion gap

$$AG = [Na^+] - [Cl^-] - [HCO_3^-]$$

AG は測定可能な血中陽イオンと陰イオンの差（gap）であり，乳酸やケトン，硫酸などの不揮発酸の蓄積によって開大するため，開大の有無を調べることで代謝性アシドーシスの原因が絞り込める．

代謝性酸塩基平衡障害が複数存在する場合にも AG は有用である．AG 増加性代謝性アシドーシスのみが存在する場合には，AG の増大分（ΔAG：増加した有機酸）だけ重炭酸イオンが低下する（24−ΔAG mEq/L となる）が，代謝性アルカローシスが合併する場合には，重炭酸イオンの値が ΔAG から予測値よりも高くなる（例：敗血症による乳酸アシドーシス＋嘔吐による代謝性アルカローシスなど）．逆に，AG 増加性代謝性アシドーシスに加えて AG 正常性代謝性アシドーシスが合併している場合には，重炭酸イオンは ΔAG から予測値よりも低くなる．

AG にも限界は存在する．

アルブミンは生体内で陰性荷電物質として振る舞うため，アルブミンが正常値（4 g/dL）から 1 g/dL 低下するごとに，AG は 2.5 mEq/L 低下する[3]．その他，種々の電解質異常や多発性骨髄腫による IgG の増加，リチウムやブロムによる中毒などで AG が低下する．

また，AG を用いることで，複数の酸塩基平衡障害が存在することは検出可能だが，そのうちどれがメインの病態かまでは判別不能である．これは AG の限界というよりは血液ガス分析の限界といえる．

B．静脈血液ガス分析

VBG は採取の簡便さや出血リスク軽減の観点から，ABG の代用として用いられる．

2014 年に発表されたメタ解析[4] では，pH は動脈血で静脈血よりも 0.03（95% CI: 0.029〜0.038）高く，PO_2 は動脈血で 36.9 mmHg（95% CI: 27.2〜46.6）高く，PCO_2 は動脈血で静脈血よりも 4.15 mmHg（95% CI: −5.54〜−2.27）低く，95% 予測区間は pH のみ許容範囲内であった．同年に報告された Bloom らによるメタ解析[5] でも，pH，PO_2，PCO_2 については同様の結果であった．この研究は重炭酸イオンや乳酸についても検討を行っており，重炭酸イオンは動脈血で静脈血よりも 1.03 mmol/L（95% CI: −1.50〜−0.56）低

く，乳酸は動脈血で静脈血よりも 0.25 mmol/L（95% CI: −0.35〜−0.15）低かった．ただし，この関係が得られるのは乳酸値が正常範囲内の時のみであり，乳酸値が異常値の場合には動脈血と静脈血の乳酸値の一致率は低かった．これらの結果から，**VBG は pH，重炭酸イオンを測定する場合に限って ABG の代用として使用可能である**．

■文献

1) Mallemgaard K. Acta Physiol Scand. 1966: 10-20. PMID: 5963295.
2) Kanber GJ. Am Rev Respir Dis. 1968: 376-81. PMID: 5638492.
3) Berend K. N Engl J Med. 2014: 1434-45. PMID: 25295502.
4) Byrne AL. Respirology. 2014: 168-175. PMID: 24383789.
5) Bloom BM. Eur J Emerg Med. 2014: 81-8. PMID: 23903783.

〈佐藤仁信〉

Ⅱ. 処置・手技

9 胸部X線写真はICUで毎日必要か？

A. ICUにおいてルーチンの胸部X線はアウトカムに影響を与えるか？

ICUに入室している患者は急性期のため画像所見の変動が大きく，挿入デバイスが多いため，必然的にX線撮影回数が増加するのは実感するところだろう．事実，2006年の米国放射線学会の基準では，人工呼吸器管理を受けている呼吸不全患者に対する毎日のポータブルX線撮影を"適正なX線"としていた．ところが，その後いくつかのRCTと観察研究とメタ解析が報告され，ルーチンX線についての認識が変わった[1]．メタ解析によれば，X線の制限群（問題が予想されるときまたは手技後のみに撮影）とルーチンX線群を比較した3つのRCTを統合すると，ICU死亡率（RR 1.04, 95% CI 0.84-1.27, p＝0.78）や院内死亡率に差がなかった（RR 0.98, 95% CI 0.68-1.41, p＝0.91）．副次評価項目であるICU滞在期間，入院期間，人工呼吸器離脱期間のいずれも差がなかった．これらの報告を受け，米国放射線学会の基準は2013年に変更され，サブグループでは有益かもしれないというコメントを残しつつも，毎日ルーチンでX線撮影することは"不適正"と変更された[2]．理由のない毎日のルーチンX線撮影は重要なアウトカムには影響はない．

B. どういう患者にはX線を撮影すべきか？　制限するならどういう制限にすべきか？

ICUの日々のX線撮影を制限することで，診断や治療の遅延が起こり，死亡率や合併症が増加しないのだろうか．内科外科の混合ICUで行われた前向き観察研究によれば，754名に撮影されたルーチンX線2,457枚での新しい所見や予期せぬ所見の出現率は5.8%（患者の14.3%）であり，そのうち2.2%（患者の6.4%）で治療方針の変更があったという[3]．また，前述のメタ解析にも含まれている，内科外科の混合ICUで行われた多施設RCTによれば，11施

設で 424 名に 4,607 枚のルーチン X 線が撮影されたが，撮影後の結果によって何かしらの行動が起こされた数はルーチン群と制限群で差は認められず[4]，**偶発的に発見される異常所見を目的にルーチン X 線を施行する意義は低い**と考えられる．以上より，米国放射線学会の基準では，ルーチン X 線は推奨せず，挿管チューブや中心静脈確保など，医療デバイスの挿入時または臨床的に患者が悪化したときに撮影することを適正としている．

　では，どのようにすればルーチンの X 線を自施設で制限できるのであろうか．単施設介入研究によれば，①自施設における X 線撮影の状況を評価する，②ルーチンの胸部 X 線は臨床的価値が低いことをスタッフに教育する，③ X 線オーダー画面から毎日の X 線撮影に制限をかける，④回診で X 線撮影を行うかどうかチェックリストを用いて評価する，の介入を 24 カ月行い，有害事象の増加なく人工呼吸器装着日数 1,000 日あたりの X 線撮影を，919±90（95% CI 877-963）から，330±87（95% CI 295-354）に 64% 減少させたという報告がある[5]．また，別の報告では ICU 部門長が毎日のルーチン X 線をやめるよう言うことで 21.7% 減少したという報告もある[6]．これはあくまで Closed ICU での介入であり，日本に多い各診療科が毎日の検査オーダーを行う Open ICU では同様の効果が期待できないかもしれない．しかし，「何かの問題が予想されるとき，または医療デバイスの挿入後のみに X 線を撮影」という方針を病院として掲げた上で，これらの介入を行うことにより，無駄な X 線が削減される可能性がある．

C. ICU での X 線の読み方は？

　外傷診療コースである JATEC（Japan Advanced Trauma Evaluation and Care）では，胸部 X 線の読影法で "気胸縦横肋軟チュ"（気管・気管支，胸腔，縦隔，横隔膜，肋骨，軟部組織，チューブ）と教わるが，外傷の初期評価以外では，ICU のすべての X 線をここまで詳細に読むことは現実的ではない．筆者の所属する施設での読影法を紹介する[7]．前述のように，何かの理由があるときのみに X 線を撮影した場合，その部位のみに着目してしまう可能性があるが，すべての X 線は最低限以下の項目を確認することが重要である．

　①**画像が読影に値するかどうか**をチェックする．左右の胸鎖関節が正中から等間隔で，気管が左右の鎖骨の正中に位置していなければその画像はローテーションがかかっている．ローテーションが大きい状態では，各構造の

表1 胸部X線における適正なデバイス位置

デバイス	先端の位置
気管チューブ	気管分岐部から2cm上方の高さ 頸部の運動で2cm上下することがある
胃管	気管の走行とは無関係に，気管分岐部を貫くように下降し，先端が横隔膜の下にある
中心静脈カテーテル	気管分岐部から±2cmの高さ
肺動脈カテーテル	縦隔陰影の端から1cmを超えない肺動脈本幹部
IABP	大動脈弓部から2cm下方
VA-ECMO（脱血管）	右房（右第2弓）
VV-ECMO	送血管は右房，脱血管は横隔膜レベルのIVC
胸腔ドレーン	脱気目的なら肺先部，液体除去目的なら肺底部

　評価は困難である．デバイスの位置を確認する目的以外であれば再撮影する．

②次に，**挿入デバイスの位置が適正か**を確認する．**すぐに肺野を見たくなる気持ちを抑える**．なぜなら一度肺野の異常に目を奪われると，デバイスの位置の確認を忘れてしまうからである．しかし，ICUにおけるX線の異常所見で最もアクションを変えるのが，デバイスの位置異常である．適正位置を表1，図1に示す．

③デバイスの次に肺野を読影する．ICUのX線で肺野の異常として多いのは肺炎像，無気肺，肺水腫，胸水，気胸である．気胸を除けば肺野の透過性が低下する病態なので，必ず過去画像と比較しながら，肺野の透過性について亢進か低下かをチェックする．肺炎像と感染を伴わない肺胞の虚脱による無気肺は区別がきわめて困難である．分泌物による典型的な無気肺は区域性の虚脱により，輪郭が明瞭であり，肺炎とは異なり容量減少のために横隔膜，縦隔，気管支などが牽引されることが多い．しかし，画像だけではなく，喀痰の増加や発熱，白血球増加などを総合して判断する．仰臥位のポータブルAP（前方後方）像では心臓シルエットや縦隔が拡大し，血管再分布により肺血管陰影が増強するため正常患者でもうっ血像に見えることがある．気胸の診断はポータブルX線では難しく，32.1%の患者で見逃されていた[8]．deep sulcus sign（横隔膜角が深く切れ込んでいる）

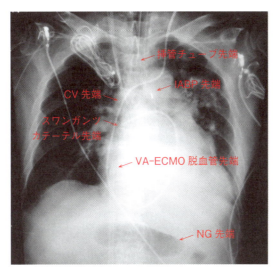

図1 臥位 AP 像

や血管陰影のない透過性亢進部分を見たときは気胸を疑う．最後に縦隔と心陰影を読影する．やせている患者では，皮膚の皺や病衣が気胸の輪郭と誤認される．心臓血管外科術後患者では縦隔の幅や心陰影の大きさの変化は心タンポナーデの評価に重要である．

■文献

1) Ganapathy A. Crit Care. 2012: R68. PMID: 22541022.
2) Amorosa JK. J Am Coll Radiol. 2013: 170-4. PMID: 23571057.
3) Graat ME. Crit Care. 2006: R11. PMID: 16420655.
4) Hejblum G. Lancet. 2009: 1687-93. PMID: 19896184.
5) Keveson B. BMJ Open Qual. 2017: e000072. PMID: 19896184.
6) Tonna JE. J Crit Care. 2018: 18-23. PMID: 29024879.
7) Rubinowitz AN. Crit Care Clin. 2007: 539-73. PMID: 17900484.
8) Kollef MH. Crit Care Med. 1991: 906-10. PMID: 2055079.

〈三反田拓志　則末泰博〉

Ⅱ．処置・手技

10 造影 CT の目的を明確にしよう

　救急外来で腹痛の患者を診察するとき，造影 CT は医師にとって魅力的な検査である．得られる情報量が多く，本邦においては常時撮像可能な施設も多いため，ともすれば安易にオーダーされる傾向にある．一方で，造影剤の使用にはさまざまなリスクも伴う．造影することによって必ずしも患者が恩恵を受けるとは限らず，医師はその適応について常に慎重であるべきだ．

　単純 CT では得られず，造影 CT で得られる情報には下記のようなものがある[1]．

- 活動性出血および血管病変の有無
- 膿瘍形成の有無
- 組織の浮腫や虚血の程度

　造影 CT 撮像のデメリットとしてよくあげられるのが「造影剤腎症」である．造影 CT が撮像された場合，その後に生じた腎障害が造影剤の腎毒性によるものか，疾患の自然経過として生じた臓器障害かを明確に区別することは難しい．近年の大規模観察研究では，造影剤の使用と腎機能障害，患者転帰との間に関連は認められていない[2,3]．ただしベースラインの腎機能が著しく低下している患者では，造影剤使用後の腎機能悪化により腎代替療法が必要となる可能性があることは認識しておく．

　造影剤を使用することのデメリットは造影剤腎症だけではない．造影剤使用に際しては下記のような点にも留意する．

- 造影相の撮像のためにより多くの放射線被曝が起こる

　特に若年者では注意すべき点である．例えば虫垂炎を検出する目的で腹部造影 CT を撮像する場合などは，単純相の撮像時点で判定が十分に可能ならばその段階で撮像を終了する，あるいははじめから造影相のみを撮像することで不要な被曝を減らすことができる．American College of Radiology からクリニカルシナリオに応じた最適な画像検査の推奨（ACR Appropriateness Criteria®）

が公開されているが，ここでは CT の撮像条件は「単純のみ」「造影のみ」「単純＋造影」と明確に区別されている[4]．

- 造影剤アレルギー発症の可能性がある

造影剤腎症と並んで危惧される副作用に造影剤アレルギーがある．患者状態に依らず発症する可能性があり，なかでもアナフィラキシーショックは致死的な合併症である．

- 造影剤注入のために追加の静脈路が必要になる

高齢者や透析患者，高度の肥満患者などでは，造影剤投与のための安定した静脈路確保に難渋することがある．静脈路確保に多大な時間を費やした結果，診断や必要な治療に遅れが生じることは避けねばならない．

- 造影したことにより本来追究が不要である病変が見つかる

造影 CT により検出可能な病変が単純 CT よりも多いことから，撮像目的とは無関係な異常所見もより多く検出され得る．偶発病変のすべてに精査の必要があるとは限らず，造影 CT そのものの撮像コストに加え，偶発病変の検出に随伴する医療資源の消費が患者や医療経済に及ぼす影響も無視できない．

上記のようなメリット，デメリットを勘案した上で，目の前の患者の原因検索に造影 CT が必要かどうか，個々の患者の状態に応じて判断することが適切な造影剤の使用につながる．

■文献

1) Rawson JV. Am Fam Physician. 2013: 312-6. PMID: 24010394.
2) Hinson JS. Ann Emerg Med. 2017: 577-586. PMID: 28131489.
3) McDonald RJ. Radiology. 2014: 714-25. PMID: 25203000.
4) https://www.acr.org/Clinical-Resources/ACR-Appropriateness-Criteria

〈松本 敬〉

II. 処置・手技

11 救急エコー（FAST/RUSH/BLUE）の正しい使い方

A. FAST

　もともとは腹部鈍的外傷の患者において致死的な出血性病変を早期に検出するためのプロトコルである．その適応は，外傷診療以外にも広がって現在に至っているが，特に外傷診療においては初療室で施行できる必須のポイントオブケア検査としての地位を確立している．同じ画像検査であるCTと比較して，超音波検査であるFASTには下記のような利点がある．

- 放射線被曝がない．
- 患者の移動なく短時間で施行できる．
- 反復して施行できる．

　CTに対する超音波の優位性はその放射線被曝の少なさが強調されがちであるが，緊急性のある場面での最大の侵襲は「時間」である．FASTはCTと比較して短時間で施行可能ではあるが，描出がうまくいかず徒に時間をかけていては患者への侵襲となる．FASTの利点を最大限に活かすためには，できるだけ短時間で正確な検査を行うことが求められる．

　移動の時間や放射線被曝の観点から，外傷診療ではCTを短時間のうちに再撮像する状況は限られる．その点FASTはベッドサイドで短時間のうちに反復可能であり，時間経過とともに出血や気胸といった外傷性病変に悪化がないかを評価することができる．CTの撮像後でも，バイタルサインの変動など患者状態に変化があれば，FASTで原因を早期に検知できる可能性がある．

　「スクリーニング検査」と捉えられがちなFASTであるが，外傷患者全体を対象とした検査特性は感度よりも特異度に優れ[1,2]，「Rule out」よりも「Rule in」に役立つ検査といえる．「FAST陽性だから腹腔内出血が強く疑われる」という解釈は問題ないが，「FAST陰性だから腹腔内出血はない」という解釈は見逃しを生む可能性があり，危険である．

52　II. 処置・手技

B. RUSH

　ショックを呈する患者の原因疾患を素早く鑑別する目的で考案された RUSH exam であるが，FAST と並ぶ急性期超音波プロトコルとして徐々に認知度を高めつつある．その正診率は高いものの[3, 4]，ランダム化比較試験では患者転帰の改善は示されていない[5]．しかしこのプロトコルが目的としているのは，その名が示唆する通り**正しい診断へ「早く」到達することができるか否か**であり，診断までの時間短縮の結果としてあわよくば患者予後が改善することを期待している．

　RUSH exam を用いても，敗血症やアナフィラキシー，循環血液量減少性ショックを超音波所見だけから鑑別することは難しい．一方で，lung sliding の観察による気胸の検出や，腹部大動脈の観察による腹部大動脈瘤の検出など，観察部位によっては超音波が他の検査法に引けを取らない診断精度をもつため[6, 7]，ベッドサイドでこうした緊急疾患を早期に「除外」「診断」できることにこのプロトコルの価値がある．

C. BLUE

　ICU 患者でのベッドサイド超音波を用いた呼吸不全の鑑別法として考案されたのが「BLUE protocol」である．肺エコーの所見群（lung sliding，A line，B line，consolidation の有無やパターン）から疾患を高い感度と特異度で同定できるという単一施設研究のデータに基づいている[8]．このプロトコルは，呼吸不全の患者での肺エコーではどのようなポイントに注目して鑑別疾患を考えるべきなのか，考え方のフレームワークを与えてくれる．

- lung sliding を観察することで気胸の有無を判断する．
- B line がなければ肺うっ血や ARDS といった病態は考えにくい．
- consolidation の存在は肺炎を示唆する．

　こうした点に注目して鑑別を行えば，正診率は 90.5％と報告されている[8]．ただし救急外来や ICU のセッティングで BLUE protocol を用いた大規模な検証は行われておらず，その正診率を誰の手でも再現可能かは不明である．元になった研究は ICU でのデータではあるが，肺エコー所見の解釈という意味では診療のセッティングを限定するものではない．救急外来であっても，同様な考え方で呼吸不全の患者に肺エコーを施行すれば正しい診断に到達できる可能

性が高まると考えられるが，上述の通りその正診率は定かではない．

■**文献**

1）Lee BC. AJR Am J Roentgenol. 2007: 415-21. PMID: 17242250.
2）Stengel D. Radiology. 2005: 102-11. PMID: 15983072.
3）Ghane MR. J Emerg Trauma Shock. 2015: 5-10. PMID: 25709245.
4）Bagheri-Hariri S. Emerg Radiol. 2015: 517-20. PMID: 25794785.
5）Atkinson PR. Ann Emerg Med. 2018: 478-89. PMID: 29866583.
6）Rubano E. Acad Emerg Med. 2013: 128-38. PMID: 23406071.
7）Alrajhi K. Chest. 2012: 703-708. PMID: 21868468.
8）Lichtenstein DA. Chest. 2008: 117-25. PMID: 18403664.

〈松本 敬〉

III. 気道・呼吸

気管挿管前の準備

A．ICUでの気管挿管の危険性

　気管挿管を安易に行ってはいけない．ICUにおける気管挿管は手術室に比べて合併症発生頻度が高く，侵襲的で，危険な手技である．気管挿管，とりわけ手術室外における緊急気管挿管の重篤合併症には，嘔吐/誤嚥，低酸素血症，低血圧，さらには心停止，死亡がある．比較的軽度ではあるが無視できない合併症には，歯牙損傷，声帯損傷などがある．＜80 mmHgの低血圧（4％対26％），＜80％の低酸素血症（2％対14％），食道挿管（0％対2％）の発生率はいずれも手術室に比べICUで有意に高い[1]．気管挿管を失敗したら，気管挿管をしないよりも悪い状況に患者をさらすという自覚があるだろうか？　気管挿管の成功率を高め，なおかつ，患者侵襲性を下げる配慮を十分に行う．

表1 挿管困難チェック：LEMONS

	挿管困難サイン
Look　見る	開口＜3横指
Evaluate　評価する	短く太い首 　オトガイ-舌骨間＜3横指 　舌骨-甲状軟骨間＜2横指
Mallampati（図1）	3または4 （開口時に口蓋垂が見えない）
Obstruction　閉塞	唾液嚥下困難 喘鳴 くぐもった声
Neck mobility　頚椎の可動域制限	原疾患により 頚椎保護のため
Saturation　酸素化	SpO₂＜85％は切迫心肺停止 （挿管手技の時間がない）

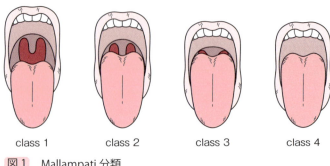

図1 Mallampati 分類

B. 挿管困難

　一方，気管挿管が困難な症例が一定数存在する．顔面，頭頸部の解剖学的な問題によることが多いので，LEMONS の略語で表記される異常を（表1），必ず挿管手技前に評価する．また，挿管困難症例の一部は，マスク換気も困難である．これを，CVCI（cannot ventilate, cannot intubate）と呼び，致死的な状態である．ICU での中等度以上の挿管困難の発生率は16％ときわめて高い[1]．

　挿管あるいは換気困難を予測したら，挿管困難の場合に適用する対策についてプランを立て，準備をする．何よりも準備が重要である．救急室や ICU には必ず困難気道セット（difficult airway management: DAM カート）を配備し，気管挿管手技時にただちに利用できるような体制を組む．

C. 挿管バンドル

　上記を勘案して，気管挿管時の準備と対応を適切に行うために，**気管挿管バンドルを利用する**（表2）[2]．表をチェックリストとして確認を行う．バンドルの使用により，致死的な合併症発生率が34％から21％まで減少する．

　気管挿管をあわてて，安易に行ってはいけない．気管挿管を安全に成功させ，合併症をなくし，安全性と質の高い気道確保が行えるよう心がける．そのためには，評価と準備が重要である．たとえ緊急挿管時においても，このことは忘れない．

| 表2 | 気管挿管バンドル |

項目	内容
挿管前	・2名以上で手技を行う. ・うっ血性心不全の恐れがなければ,晶質液500mL負荷投与.ネオシネジンの準備. ・持続鎮静の用意 ・ジャクソンリース回路あるいはHFNCを用いた100%酸素で,8回深呼吸あるいは5分間補助/調節呼吸.急性呼吸不全では,非侵襲的人工呼吸器を用いて前酸素化[*1].SpO$_2$＝100%(難しい場合は＞95%を3分間以上)
挿管中	・ケタミン(1.5〜3mg/kg)またはプロポフォール2〜3mg/kg＋サクシニルコリン1〜1.5mg/kgで急速導入[*2, *3] ・セリック法(輪状軟骨圧迫)
挿管後	・カプノグラフィにより確認 ・拡張期圧＜35mmHgなら,ノルアドレナリン開始 ・持続鎮静開始 ・初期の換気設定:SpO$_2$＞92%となるFiO$_2$,一回換気量6〜8mL/kg,換気回数10〜20rpm,Pplat/PEEP:＜30/＜5cmH$_2$O

HFNC: high-flow nasal cannulae, SpO$_2$: arterial oxygen saturation measured by pulse-oximetry, Pplat: plateau pressure, PEEP: positive end-expiratory pressure,
FiO$_2$: fraction of inspired oxygen

[*1] 吸気圧/PEEP＝10/5cmH$_2$O, FiO$_2$＝1.0を目安に換気
[*2] 徐脈に対してアトロピン0.5mg, 脳圧上昇予防に対してリドカイン1〜1.5mg/kg,
　　鎮痛による循環安定目的にフェンタニル2μg/kg使用可能
[*3] ロクロニウム1〜1.2mgをスガマデクス16mg/kg準備下に使用可能

■文献

1) Taboada M. Anesthesiology. 2018: 321-8. PMID: 29787386.
2) Jaber S. Intensive Care Med. 2010: 248-55. PMID: 19921148

〈志馬伸朗〉

Ⅲ. 気道・呼吸

2 気管挿管デバイスの差異を知る： ビデオ喉頭鏡を使おう

ERやICUでの気道確保は，その大半が緊急で挿管が必要な症例であり，ある日突然，担当医の専門や技量に関係なく降りかかる．

手術室外での緊急挿管は，手術室での挿管に比べて低酸素血症や低血圧などの合併症や，挿管困難の発生率が高い[1, 2]．

重症患者は生理学的な予備能が低いため，可能な限り初回で，かつ迅速に挿管を成功させることが望ましいが，気管挿管に習熟していない術者が行った場合1度で挿管できず，試行回数が多くなる[1]．

ビデオ喉頭鏡（VL）は挿管時の視野改善と成功率の上昇を目的として開発されたデバイスで，このような状況で効果を発揮する．

VLは，ブレードの先端付近に内蔵されたカメラと光源で間接的に声門部を視認できる喉頭鏡である．通常のマッキントッシュ型の直達喉頭鏡（DL）を第1世代として，カメラはあるが挿管チューブの誘導機能がないVL（例：MaGRATH MAC, Glidescopeなど）を第2世代，誘導機能があるもの（例：Airway scope®）を第3世代に分類する．

ビデオ喉頭鏡の利点を以下に示す．

①声門部を直視する必要がないので開口や頸部進展が制限された例でも挿管可能．

麻酔科医が，頸椎の可動性が制限された患者を対象として，DLとVLによる挿管を行った際の初回挿管成功率を比較した試験のメタ解析では，DLよりもVLの方が初回での挿管失敗率が低かった[3]．残念なことにERやICUのセッティングで両者を比較し，VLの優越性を示した大規模研究はない．開口に関しては，DLの場合は直視での視野を得るために十分な開口が必要であるが，VLの場合は，声門部を視認するだけならブレード分の開口ができれば十分である（ただし，挿管については後述の原因で困難な場合もある）．

②視野が拡大されるため，声門部の詳細な観察を行える．

気道熱傷や気道異物などの際に，気道の観察をより詳細に行える．

③喉頭展開時に，周囲の組織にかかる力が少ない．

VL では先端部にカメラが付いているため，声門部を視認するのに従来の DL ほど入念に喉頭展開をする必要がない．これは覚醒下での挿管時の不快感を軽減できる点[4] や，喉頭展開による血行動態への影響が少ない[5] などの点が有利である．

④周囲のスタッフと画像の共有ができ，補助や指導などをより有効に行える．

DL は視野が限られており，術者と視野を共有することは困難だが，VL の場合はディスプレイを通じて周囲のスタッフと情報を共有できる．声門部の観察に用いる際も同様で，得られた所見をリアルタイムで共有できる．

困難気道の際にどのように困難なのかを共有したり，初学者の挿管教育の際になぜうまくいかないのかを確認したりできる．

VL をマネキンを用いた挿管教育に用いることで，挿管の成功率や所要時間，試行回数において改善が得られたという[6]．

⑤従来の DL と同じ使用法でも挿管可能．

機種によっては従来の DL とブレードの弯曲が同等に作られており，DL としても使用可能である．万が一カメラで視野が得られない場合でも，DL 様に使用することで，挿管が可能な場合がある．

これまで VL の利点について述べてきたが，実は ER や ICU の重症患者を対象とした多施設 RCT[7] やメタ解析[8-10] では，DL でも VL でも初回での挿管成功率は変わらない．理由は様々だが，主に以下に述べる欠点によると思われる．

①拡大された視野のため，目標となる声門部以外の構造が見えない．

DL と異なり，声門部までのチューブ操作は盲目的になるため，場合によっては上気道を傷付けたり，「見えるけど挿管できない」という状況に陥ったりする（第3世代はチューブを誘導できるので問題ない）．

②カメラが使用しにくい状況が存在する．

嘔吐や出血，自発呼吸下での挿管時（呼気の存在），上気道腫脹などカメラの視野が妨げられる状況下では，極端に操作性が低下する．このような状況では，DL として使用することをお勧めする．

③機種によって微妙に扱いが異なり，ある程度の習熟が必要である．

ブレードの角度などが機種によって異なり，気管チューブの角度や，挿管時の操作に慣れが必要なものも存在する．気管チューブをブレードと同じ形に弯曲させ，ブレードの背面を沿わせるように進めるとうまくいくことが多い．

現時点ではVLはDLに対して，明確に優位性が示されているわけではなく，まだVLのみですべての気道確保に対応できるとはいえないが，欠点を十分に理解し適切に使用すれば，VLは気道確保において非常に強力なデバイスとなりうる．気道緊急の際には，選択肢の寡多が患者の予後を左右する．VLもその選択肢の1つであり，普段から使い慣れておくことをお勧めする．

■文献

1) Griesdale DE. Intensive Care Med. 2008: 1835-42. PMID: 18604519.
2) Mort TC. J Clin Anesth. 2004: 508-16. PMID: 15590254.
3) Suppan L. Br J Anaesth. 2016: 27-36. PMID: 26133898.
4) Thong SY. Anaesth Intensive Care. 2009: 497-8. PMID: 19504747.
5) Malik MA. Br J Anaesth. 2009: 761-8. PMID: 19783539.
6) Vanderbilt AA. Adv Med Educ Pract. 2014: 15-23. PMID: 24501548.
7) Lascarrou JB. JAMA. 2017: 483-93. PMID: 28118659.
8) Jiang J. Crit Care. 2017: 288. PMID: 29178953.
9) Huang HB. Chest. 2017: 510-7. PMID: 28629915.
10) Bhattacharjee S. J Clin Anesth. 2018: 21-26. PMID: 29549828.

〈佐藤仁信〉

Ⅲ. 気道・呼吸

3 緊急患者の気管挿管時の注意点

　気管挿管は ER・ICU でよく行われる処置の１つであるが，正しく行われなければただちに患者を危険に晒す可能性のあるハイリスクな手技である．緊急患者は予定手術の麻酔の患者とは異なり，挿管の難易度は高く，合併症も増加する．緊急挿管を要する患者は生理学的な余裕がないため，挿管時の導入には特別な配慮が必要である．

1）呼吸不全患者の注意点

　呼吸不全の患者では，換気に寄与する肺胞容量の低下や肺内シャントによって酸素化能が低下しており，前酸素化への反応が低下している．一方で ICU での緊急挿管の約 25％は２回以上の試行を要し，挿管成功までの時間が伸びるほど低酸素血症のリスクが上昇する[1, 2]．そのため，**呼吸不全患者では可能な限り十分な前酸素化を行う**．

　Baillard らは，呼吸不全患者の前酸素化に非侵襲的陽圧換気（non-invasive positive pressure ventilation: NPPV）を用いることで挿管中の酸素飽和度（SpO_2）をより高く保つことができたとしている[3]．また，NPPV と高流量式鼻カニューレを組み合わせて用いることで，NPPV 単独よりも手技中の SpO_2 最低値が有意に高かったという報告もある[4]．

　呼吸不全による挿管はショックや意識障害など他の適応による気管挿管よりも余裕のない状況で行うことが強いられる．十分な前酸素化に加えて，**最も熟練した術者が手技を行うこと，失敗したときの代替の気道確保プランを持って臨む**ことが重要である．

2）循環不全患者の注意点

　挿管中および挿管後の患者では低血圧がよく起きる．鎮静薬による末梢血管拡張や心抑制，交感神経活動の減弱に加えて，陽圧換気に切り替わることで胸腔内圧が上昇し静脈還流量が減少することが原因となる．麻酔導入前には可能な限り患者の血管内容量を増やすために輸液負荷を行うべきである．プロポフォールは循環抑制作用が強く，血圧低下が予想される患者では通常避けられ

る．ケタミンは交感神経刺激作用により血圧と脈拍を上昇させるため，緊急挿管で広く使用されている．しかし，ショック状態にある患者ではすでに交感神経が過緊張状態にあるため，ケタミンを使用したとしても循環動態への効果が現れず鎮静したことによって血圧低下が生じることがあるため注意が必要である．緊急挿管では血圧低下に備えて，ルーチンとして輸液負荷や昇圧薬の開始をただちに行える体制を整えておく．

3）挿管の導入に筋弛緩薬を使用するか？

鎮静・鎮痛薬と筋弛緩薬を急速に投与して，導入後に迅速に行う気管挿管手技が rapid sequence intubation（RSI）である．鎮静後にバッグ換気で前酸素化を行う方法よりも嘔吐・誤嚥のリスクが低く，full stomach が想定される患者で好まれる．RSI は筋弛緩薬なしの気管挿管と比較して初回試行での挿管成功率が高くなる[5]．予定手術の麻酔だけでなく救急・ICU 領域の患者であってもこの傾向は変わらず，RSI は緊急挿管の場合でも標準的な方法として広く行われている[6,7]．

一方で筋弛緩薬は自発呼吸を停止させるので，患者の呼吸努力によってかろうじて換気を維持していた患者で挿管に失敗し，その後のバッグ換気もできない場合，危機的な状態に陥る．これを CVCI（cannot ventilate, cannot intubate）と呼ぶ．緊急挿管では挿管困難のリスク評価が事前に十分にできない場合が多く[8]，筋弛緩薬を避けるべき患者の識別には限界がある．筋弛緩薬は作用発現が早く持続時間の短いスキサメトニウムやロクロニウムを選択する．ロクロニウムを使用する場合，CVCI に遭遇したときに拮抗薬であるスガマデクスをすぐに使えるようにしておく．

■文献

1) Schwartz DE. Anesthesiology. 1995: 367-76. PMID: 7856895.
2) Adnet F. Ann Emerg Med. 1998: 454-60. PMID: 9774930.
3) Baillard C. Am J Respir Crit Care Med. 2006: 171-7. PMID: 16627862.
4) Jaber S. Intensive Care Med. 2016: 1877-87. PMID: 27730283.
5) Li J. Am J Emerg Med. 1999: 141-3. PMID: 10102312.
6) Hasegawa K. Ann Emerg Med. 2012: 749-54. PMID: 22542734.
7) Walls RM. J Emerg Med. 2011: 347-54. PMID: 20434289.
8) Levitan RM. Ann Emerg Med. 2004: 307-13. PMID: 15459613.

〈軽米寿之〉

III. 気道・呼吸

4 呼吸音の正しい聞き方と表現

　呼吸音の聴診は重要なスキルと思いながらも，苦手と感じている方も多いのではないだろうか？　呼吸音聴診の難しさは，多くの場合「聞き取った音をどのように表現し，伝えたらよいのかがわからない」という点だろう．
　呼吸音を正確に表現するためには，まずどのような種類の音があるのかを知る．「ラ音」「肺雑音」といった表現を目にすることがあるが，これはあまり正

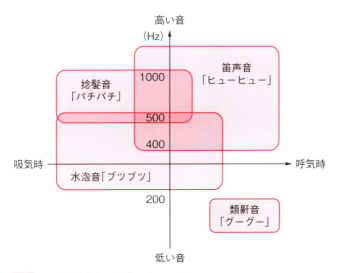

図1　四大副雑音の特徴マトリックス
　縦軸に呼吸音の高さ（周波数），横軸に呼吸音が聴取されるタイミング（吸気時・呼気時）を取り，呼吸音（副雑音）の特徴を示したマトリックス図．類鼾音は呼気時に聞こえる低い音（グーグー）．笛声音はおもに呼気時に聞こえる高い音（ヒューヒュー，ピューピュー）だが重症化すると吸気時にも聞こえる．水泡音はおもに吸気時に聞こえる低い音（ブツブツ，ブクブク）だが重症化すると呼気時にも聞こえる．捻髪音はおもに吸気時に聞こえる高い音（パチパチ）だが重症化すると呼気時にも聞こえる．類鼾音以外の3種類の呼吸音は，重複する領域があることがわかる．

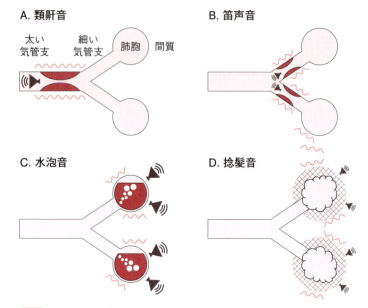

図2 呼吸音の種類と発生メカニズム

四大副雑音が聴取される場合，太い気管支・細い気管支・肺胞・間質のどこに病変があるのかを示した図．

A：類鼾音が聴取されるのは，比較的太い気管支に喀痰貯留などによる気道狭窄が生じた場合．慢性閉塞性肺疾患（COPD），気管支拡張症などが代表例．

B：笛声音が聴取されるのは，比較的細い気管支が攣縮や喀痰貯留で狭窄した場合．狭窄の程度は部位によって様々であるため，複数周波数の呼吸音が同時に聴取されることもある．気管支喘息，気管支炎などが代表例．

C：水泡音が聴取されるのは，肺胞や末梢気道に喀痰貯留している中を空気が流れる場合．肺炎，肺水腫（重症）などが代表例．

D：捻髪音が聴取されるのは，呼気時に閉塞した末梢気道が吸気時に再開放されるとき．肺間質に病変がある際に聴取されやすい．間質性肺炎，肺水腫（軽症）などが代表例．

確な表現ではない．「ラ音」とは，元々ドイツ語で「ガラガラという雑音」という意味の Rasselgeräusch（ラッセル・ゲロイシュ）という単語に由来している．ここから，肺の異常呼吸音の総称を「ラッセル音」「ラ音」と呼ぶようになった．しかし，「ラ音」も「肺雑音」も異常呼吸音の総称に過ぎないため，

類鼾音，笛声音，水泡音，捻髪音の4種類の呼吸音（副雑音）を判断するのがよい．

　これら4種類の副雑音を，音の高さと聴取のタイミングによって分類したものが図1である．いくつかの副雑音の特徴はオーバーラップしており[1,2]，これが，呼吸音の分類を困難にしている原因の1つであろう．さらに，呼吸音は必ずしも単独で聞こえるとは限らず，複数の呼吸音が同時に聞こえることもあるため，呼吸音の発生メカニズムを考えながら，病態を推測する．

　図2に，呼吸音の発生メカニズムを模式化した．類鼾音・笛声音は気管・気管支病変，水泡音・捻髪音は肺胞・間質病変で聴取されやすい．呼吸音の種類と疾患名を1対1対応で記憶するのではなく，このように病態と結びつけて考える．さらに，呼吸音の左右差を確認することも重要で，呼吸音が小さい側があれば，そこには無気肺や気胸が起こっている可能性がある．

　発生メカニズムを考えながら呼吸音を聴診することにより，複雑な病態を理解する一助として頂きたい．

■文献

1）Bohadana A. N Engl J Med. 2014: 744-51. PMID: 24552321.
2）Mikami R. Chest. 1987: 342-5. PMID: 3508749.

〈大下慎一郎〉

Ⅲ. 気道・呼吸

5 喘鳴＝喘息ではない

「喘鳴（wheezes）」と呼ばれる呼吸音は，一般的に呼気時に聞こえる「ヒューヒュー」という音と表現される．喘鳴を聴取する疾患としては，気管支喘息が最も有名であるが，これ以外の疾患では聴取されないのだろうか？　そもそも喘鳴は，呼気時に末梢気道が細くなり笛のようになる病態を反映している[1, 2]．このため，様々な太さの末梢気道が狭窄すると，様々な周波数の多重音性喘鳴になる．さらに，気管支喘息以外にも，①肺気腫（COPD）・肺炎・気管支炎など末梢気道に炎症が起こる病気，②心不全など末梢気道に浮腫が起こる病気，③気管内異物など末梢気道が物理的に細くなる病気でも聴取しうる．つまり，喘鳴は必ずしも呼吸器疾患のみで聴取されるのではない．

また，呼気時ではなく吸気時に「ヒューヒュー」「ピーピー」という音が聞こえるのは，喘鳴ではなくストライダー（stridor）と呼ばれ，上気道狭窄を示唆する所見である．具体的には，咽頭炎・喉頭蓋炎や窒息などの病態がある．末梢気道が細くなる病気と異なり，上気道が細くなる病気はきわめて緊急性が高く，迅速に診断・治療を行わないと死亡に至る．

さらに，喘鳴は必ずしも単独で聞こえるわけではない．気管支炎によって喘息が増悪した場合は，喘鳴と一緒に「ブツブツ」「ゴロゴロ」という水泡音（coarse crackles）も同時に聴取されることが多い．また，気管支炎が比較的中枢の太い気管支にまで及んだ場合は，「グーグー」「ブーブー」という類鼾音（rhonchi）も同時に聴取されることがある．

呼吸音の聴診では「喘鳴」＝「喘息」と1対1対応で記憶するのではなく，水分や痰が気管・気管支のどのあたりに貯留して気道が細くなっているのかを推測して，病態を考える．

■文献
1) Bohadana A. N Engl J Med. 2014: 744-51. PMID: 24552321.
2) Mikami R. Chest. 1987: 342-5. PMID: 3508749.

〈大下慎一郎〉

III. 気道・呼吸

バイタルサインの適切な評価：頻呼吸評価と対応

　血圧，心拍数，呼吸数，体温の4つのバイタルサインの記録は医療の基本であるが，しばしば疎かにされている場合がある．特に呼吸数は，他のバイタルサインが機械的に表示されるのに対して，実際に数える必要があるため，最も記録から漏れやすいバイタルサインである．呼吸数は重篤な病態を発見するためのインディケーターとして古くから利用されており，最近では敗血症を疑う基準であるqSOFAの項目の1つである[1]など，その重要性が繰り返し検証されている．

A. 呼吸数の上昇と重症度

　呼吸数が上昇する主な原因には，酸素需要量の増加，代謝性アシドーシスに対する呼吸性代償，交感神経の興奮（疼痛，ストレス）があげられる．グラム陰性桿菌感染症では血中に放出されたエンドトキシンが直接呼吸中枢を刺激することで呼吸数が上昇するとも言われる[2]．

　呼吸数と重症度の相関は古くから言われており，ICU患者の重症度スコアであるAPACHE2の項目にも採用されている[3]．呼吸数の上昇が院内心肺停止リスクや挿管必要性の上昇を予測しうることも報告されている[4, 5]．頻呼吸の患者に遭遇したら，重篤な病態が潜んでいるものとして対応する．表1に頻呼

表1　頻呼吸の鑑別

気道の異常	気道異物，アナフィラキシー，急性喉頭蓋炎，顔面/頸部への外傷
呼吸の異常	肺塞栓症，COPD/喘息の急性増悪，肺炎，ARDS，非心原性肺水腫，肺胞出血，肺挫傷
循環の異常	急性冠症候群，急性心不全，不整脈，心タンポナーデ
神経学的な異常	脳卒中，神経筋疾患
代謝系の異常	糖尿病性ケトアシドーシス，中毒，貧血
その他	敗血症，腹腔内圧の上昇，妊娠

吸から鑑別すべき病態を示す．

B． 呼吸数のピットフォール

　他の呼吸の指標として経皮的酸素飽和度測定（SpO_2）がある．SpO_2 は記録されているが呼吸数の記録がない，という場合が散見されるが，これは好ましくない．酸素化が低下した場合，まず呼吸数を増加させ酸素の取り込み量をあげて代償が行われ，この時点ではまだ SpO_2 は低下しない．酸素療法が開始されると，酸素化能の低下はマスクされ，より終末期に近づくまで SpO_2 は低下し難い．呼吸数はより鋭敏な呼吸不全の指標であることを認識すべきである．

　呼吸数の評価法は実際に呼吸を 1 分間数えるか，30 秒数えて 2 倍する．しかし多忙な臨床の現場においてこの方法はしばしば簡略化され，不正確となるため注意する[6]．

■文献

1）Seymour CW. JAMA. 2016: 762-74. PMID: 26903335.
2）Preas HL. Am J Respir Crit Care Med. 2001: 620-6. PMID: 11520726.
3）Knaus WA. Crit Care Med. 1985: 818-29. PMID: 3928249.
4）Churpek MM. Chest. 2012: 1170-6. PMID: 22052772.
5）Escober GJ. J Hosp Med. 2012: 388-95. PMID: 22447632.
6）Badawy J. BMJ Qual Saf. 2017: 832-6. PMID: 28652259.

〈軽米寿之〉

Ⅲ．気道・呼吸

7 カプノグラフィの活用：
気管挿管時，人工呼吸時

　救急・集中治療の現場でカプノグラフィを十分に活用できているだろうか？カプノグラフィは呼気中の二酸化炭素分圧の数字だけでなく，患者の気道・呼吸・循環について重要な情報を与えてくれる．カプノグラフィが力を発揮する状況はいつか，どんなピットフォールがあるのかを理解して臨床判断に役立てよう．

A．気管挿管の確認/CPR 中のカプノグラフィ

　呼気中に CO_2 が存在することは気管チューブが気管に留置されていることを確認するための信頼性の高い指標である．ACLS ガイドラインは気管挿管確認のための連続的カプノグラフィをクラスⅠ・レベル A のエビデンスとして推奨している[1]．挿管確認の呼気終末 CO_2 濃度（$ETCO_2$: end-tidal CO_2）が偽陽性となる場合として，1）長時間のバッグ換気によって呼気が胃内へ押し込まれた場合，2）炭酸飲料を飲んだ後の挿管が知られている[2]．偽陽性の場合でも，食道挿管では換気を繰り返しているうちに $ETCO_2$ は低下していくので，初回値だけで判断しない．

　また，ACLS ガイドラインでは，**有効な CPR の評価にカプノグラフィを使用する**ことも推奨されている[1]．**質の高い CPR では，呼気終末 CO_2 濃度は 10 mmHg 程度に保たれる**．また**自己心拍が再開すると $ETCO_2$ が急激に上昇する**ため，自己心拍再開の検出にも有効である．CPR 中に気管挿管した場合は，正しく気管に挿管されたことを連続的なカプノグラフィで確認し，そのままモニタリングを継続することで蘇生に関する情報を増やすことができるが，CPR 中の $ETCO_2$ の値と蘇生の成功率には関連がなく，$ETCO_2$ が低いことを蘇生中止の判断に用いてはならない．

B．人工呼吸中のカプノグラフィ

　カプノグラフィは 1 呼吸ごとに $ETCO_2$ 濃度の情報が得られるため，呼吸器

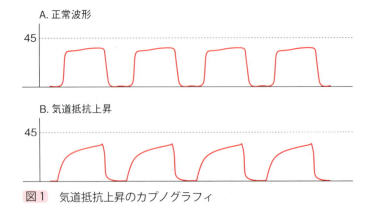

図1 気道抵抗上昇のカプノグラフィ

管理中に回路のトラブルなどの問題が生じた場合，より遅れて変化が現れる酸素飽和度よりも鋭敏なモニターである．一方，カプノグラフィで検出できる人工呼吸器トラブルは，接続の外れや回路のリークなどであり人工呼吸器自体のアラームで十分対応可能なため，人工呼吸中のルーチンでのカプノグラフィによるモニタリングは不要という指摘もある[3]．

以下に連続的カプノグラフィが特徴的な所見を示す病態を紹介する．カプノグラフィは漫然と使用するのではなく，これらの病態を"狙って"モニタリングする．

a）気道抵抗の上昇

喘息やCOPDなどの閉塞性肺疾患，痰による気道狭窄などで気道抵抗が上昇している場合，カプノグラムの第Ⅱ～Ⅲ層がスロープ状になり，いわゆる"shark fin"の波形となる（図1）．閉塞性肺疾患の急性増悪で挿管された患者では，治療によって気道抵抗が改善するとともにスロープが改善していく．他の身体所見や検査の指標と合わせて複合的に治療反応性を評価するのに用いる．

b）肺塞栓症

肺塞栓症では死腔換気が増加するため$ETCO_2$は低下し，pCO_2は増加する．肺塞栓症に対するカプノグラフィの診断力を検討した研究14報のメタアナリシスでは，その感度は80％，特異度は49％であった[4]．

また人工呼吸器や体外式膜型人工肺を使用している肺塞栓症患者では，塞栓

の消退に伴った $_{ET}CO_2$ の上昇をしばしば経験する．この現象と肺塞栓の治療の評価の関連はあまり研究されていないが，酸素化や循環の改善と合わせて治療指標として役立つ可能性がある[5,6]．

まとめ

　カプノグラフィが単独で臨床判断に寄与する状況は多くないが，補助的に用いることで患者の状態評価に役立つ．モニターの特性を理解し，他の所見と合わせて総合的に考える．

■文献

1) Link MS. Circulation. 2015: S444-64. PMID: 26472995.
2) 岩瀬良範. INTENSIVIST. 2011: 293-300.
3) 野本功一. INTENSIVIST. 2011: 301-6.
4) Manara A. Ann Emerg Med. 2013: 584-91. PMID: 23769645.
5) Park CI. Am J Emerg Med. 2013: 639.e1-3. PMID: 23380099.
6) Wiegand UK. Crit Care Med. 2000: 3588-92. PMID: 11098958.

〈軽米寿之〉

Ⅲ. 気道・呼吸

8 非挿管呼吸管理（NPPV/HFNC）の注意点

A. 背景

近年デバイスの進歩により，呼吸不全患者に対して NPPV（noninvasive positive pressure ventilation）や HFNC（high flow nasal cannula）を用いて，非挿管での加療可能な症例が増えている．NPPV や HFNC に関する知見が増えるに従い，これらのデバイスのよい適応が明らかになっている．

NPPV の適応は，慢性閉塞性肺疾患の急性増悪や急性心原性肺水腫に対して気管挿管回避，生存率改善を示すエビデンスが豊富である一方，ARDS（acute respiratory distress syndrome）や間質性肺炎急性増悪などにおいては有用性は確立されていない．

HFNC は呼吸仕事量の減少，死腔の洗い流し効果，快適性の向上などの利点があり，二酸化炭素貯留のない急性呼吸不全患者に用いた FLORALI study[1] では，NPPV や酸素投与と比較して，90 日死亡率が低下した．

いずれのデバイスも利点があると同時に問題点も内在しているが，その問題点があまり認識されずに使用され，それが不良な生命予後に関与することがあるため，下記に問題点をまとめる．

B. NPPV の問題点

ARDS 患者に NPPV を用いた場合，重症度に関係なく気管挿管が遅れると予後が悪化するとの報告があり[2]，NPPV 装着後の反応性を見て 1~2 時間以内に気管挿管するかどうか判断すべきである．治療が奏効せず 5〜40％の患者は気管挿管が必要となるとの報告[3] もある．NPPV 失敗の予測因子を表1[4] にあげる．NPPV 開始時には表1を参考に開始時や施行中に評価を行い，気管挿管のタイミングを誤らないことが重要である．

また，FLORALI study での NPPV 群が HFNC 群より 90 日死亡率が高い理由としては，一回換気量が多いことによる肺障害が原因と推測されている．慢

72 ● Ⅲ. 気道・呼吸

表1 NPPV 失敗のリスク因子

高 CO_2 血症を伴う急性呼吸不全	低酸素血症を伴う呼吸不全
・患者の重症度 　GCS＜11 の意識障害患者 　APACHE score＞29 　頻呼吸（呼吸数＞35 回/分） 　pH＜7.25 ・患者側の要因 　歯がない，分泌物が多い，興奮している 　忍容性が低い 　リークが多い ・最初の 2 時間で以下の項目の改善がない場合 　pH，頻呼吸，高 CO_2	40 歳以上の患者 低血圧：sBP＜90 mmHg 代謝性アシドーシス：pH＜7.25 低い PaO_2/FiO_2 SAPS II ＞34 開始 1 時間で PaO_2/FiO_2＞175 に改善がない

表の因子を持つ患者は NPPV 失敗のリスクが高いため，必要に応じて気管挿管へ移行できる準備が必要である
GCS: Glasgow Coma Scale, APACHE: Acute Physiology and Chronic Health Evaluation,
SAPS: Simplified Acute Physiology Score

〔Hill NS. Respir Care 2009; 62-9[4]〕を参照に作成〕

性閉塞性肺疾患の急性増悪や急性心原性肺水腫以外に用いる場合は，肺保護な換気になっているかどうかに注意を払う．

　その他の NPPV 施行中の問題点は，**気道が確保されていない**ことで，意識レベルが悪い患者や気道分泌物が多い患者では特に注意する．

C. HFNC の問題点

　HFNC においても，**気管挿管が遅れると予後が悪化する**との報告がある[5]．理由としては，呼吸不全の原疾患がコントロールできていない患者に HFNC で長期間粘ることによって，呼吸筋疲労を引き起こすことが原因と推測される．HFNC 開始後 1 時間以内の呼吸回数，胸腹部の非同調，SpO_2，PaO_2/FiO_2 の改善を必ず評価[6]し，改善に乏しい場合には気管挿管を検討することを念頭に治療を開始する．

　また，高二酸化炭素血症のある患者に対しては，有用性を示した報告は少なく，基本的に使用しない．PEEP は流量を 50 L/分まで増やしても，約3.3 cmH_2O までしかかからないことや，口呼吸の患者では十分な酸素化が維持で

きない，といったデバイスの限界も同時に理解しておく.

D. 気管挿管・人工呼吸管理へ移行する際の注意点

いずれのデバイスでも高濃度酸素投与が可能であるため，高濃度酸素投与にもかかわらず酸素化が維持できなくなり，気管挿管へ移行する場合，**手技中に重篤な低酸素血症に陥る可能性があり**大変危険である．気管挿管前の低酸素血症は挿管困難と相関する[7]ため，明確な基準は定められていないが，装着後1〜2時間の時点で評価を行い，呼吸状態が増悪する前に気管挿管・人工呼吸器管理へ移行する.

■文献

1）Frat JP. N Engl J Med. 2015: 2185-96. PMID: 25981908.
2）Kangelaris KN. Crit Care Med. 2016: 120-9. PMID: 26474112.
3）Nava S. Respir Care. 2004: 295-303. PMID: 14982651.
4）Hill NS. Respir Care. 2009: 62-9. PMID: 19111107.
5）Kang BJ. Intensive Care Med. 2015: 623-32. PMID: 25691263.
6）Sztrymf B. Intensive Care Med. 2011: 1780-6. PMID: 21946925.
7）De Jong A. Am J Respir Crit Care Med. 2013: 832-9. PMID: 23348979.

〈京 道人〉

Ⅲ. 気道・呼吸

9 COPD 患者の急性呼吸不全に酸素投与を躊躇しない

　慢性閉塞性肺疾患（COPD）は，タバコ煙を主とする有害物質を長期間吸入・曝露することによって生じた肺の炎症性疾患であり，不可逆性・進行性の気流閉塞が特徴である．呼吸器感染症や大気汚染によって呼吸状態が悪化（COPD増悪）することがあるが，その際，酸素吸入量はどのように設定すべきだろうか？

　COPD に対する安易な高濃度酸素投与は，高二酸化炭素血症，呼吸性アシデミアを惹起し，予後を増悪させる．このため，COPD 患者にはなるべく高濃度酸素投与を避ける医師も多いだろう．実際，COPD 増悪において，入院時 $PaO_2 \geqq 74.5$ mmHg（$SpO_2 \geqq 94\%$）だった群はそれ未満の群に比べ，入院期間が長く，集中治療室入室率・非侵襲的陽圧換気（NPPV）使用率が高かった[1]．また，COPD 増悪において，酸素投与の制限は高濃度酸素投与に比べ，死亡率・高二酸化炭素血症・呼吸性アシデミアを低下させた[2]．さらに，COPD 増悪で救急搬送された患者において，入院時の SpO_2 が 88〜92% だった患者を基準として，SpO_2 88% 未満，SpO_2 92〜96%，SpO_2 96% 以上の患者における重篤な有害事象の合併率を評価したところ，SpO_2 88% 未満と 96% 以上の群で合併症が増加した[3]．これらの結果を踏まえ，オーストラリア・ニュージーランド胸部学会（TSANZ）[4]，英国胸部学会（BTS）[5] のガイドラインでは，COPD 増悪における目標 SpO_2 は 88〜92% と推奨している．

　しかし，ショック・敗血症・心肺停止などの重篤合併症を有している場合でも，同様の管理でよいだろうか？　おそらくこのような病態では，高二酸化炭素血症の弊害よりも，低酸素血症の弊害の方が重要性を増すだろう．重篤合併症を有している場合，BTS[5] では，リザーバーマスクまたはバッグバルブマスクを用いて 15 L/分の酸素投与を推奨している．そして，血液ガス分析の結果がわかるまでは，たとえ COPD や他の高二酸化炭素血症のリスクを有してい

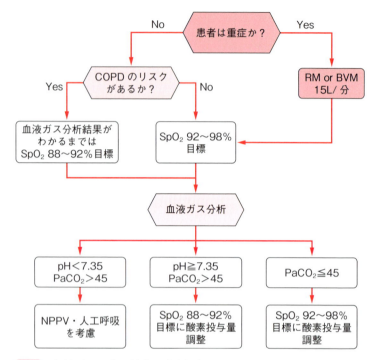

図1 急性呼吸不全に対する酸素投与のフローチャート
最初に患者の病態が重症かどうかを判断し，重症であった場合はCOPD有無にかかわらず高濃度酸素投与を開始する．重症を示唆する病態は，ショック，敗血症，心肺停止，重症外傷，アナフィラキシー，重症頭部外傷，一酸化炭素中毒など．その後，血液ガス分析結果に応じて酸素投与量の再設定，またはNPPV・人工呼吸への移行を考慮する．
COPD: chronic obstructive pulmonary disease, RM: reservoir mask, BVM: bag valve mask, SpO₂: peripheral oxygen saturation, PaCO₂: partial pressure of arterial carbon dioxide, NPPV: noninvasive positive pressure ventilation

たとしても，SpO₂目標値を他の重症患者と同様にすべきとしている．TSANZ[4]でも同様に，これらの重篤合併症がある場合は，フェイスマスク5～10 L/分またはリザーバーマスク15 L/分の酸素投与を推奨している．その結果，高二酸化炭素血症・呼吸性アシデミアが制御不能になった場合は，人工呼吸開始が推奨されている．これらの提言は重要である．つまり，**患者の全身状態が重篤な場合は，COPD有無にかかわらず十分な酸素投与が必要**である．

急性呼吸不全に対する酸素投与のフローチャートを図1に示す．COPDでは一律に高濃度酸素投与を避けるのではなく，重症度に応じて何を最優先すべきなのかを考察する．

■文献
1）Joosten SA. Med J Aust. 2007: 235-8. PMID: 17391084.
2）Austin MA. BMJ. 2010: c5462. PMID: 20959284.
3）Cameron L. Postgrad Med J. 2012: 684-9. PMID: 22977283.
4）Beasley R. Respirology. 2015: 1182-91. PMID: 26486092.
5）O'Driscoll BR. Thorax. 2017: ii1-ii90. PMID: 28507176

〈大下慎一郎〉

Ⅲ. 気道・呼吸

10 両側びまん性肺病変における ARDS と非 ARDS の鑑別

　ARDS のベルリン定義は，どの施設でも利用できる簡便な基準を目標としているため，シンプルなのが特徴である[1,2]．しかし，旧定義と同様に ARDS の本態である「肺胞上皮傷害・血管透過性亢進を伴う肺水腫」という疾患概念は組み込まれていないため，病理でびまん性肺胞傷害（DAD）を呈する症例は，重症例の 58%，軽症例の 12% に過ぎない[3]．このため，ベルリン定義を満たしても ARDS と鑑別すべき疾患が多数ある．

　ARDS と鑑別を要する両側びまん性肺疾患一覧とその鑑別方法を表 1 に示す．鑑別が最も重要かつ困難な疾患が心原性肺水腫（左心不全）である．鑑別には心エコーが有用である．ただし，高齢者では心収縮機能は正常な拡張障害による心不全が多いため，左室駆出率のみで心不全を除外してはならない．NT-ProBNP は，収縮不全・拡張不全のいずれでも上昇するため診断に有用である．胸部 CT では，肺門部優位のバタフライ型浸潤影が有名であるが，これは進行例の所見であり，早期例では肺間質浮腫を反映した小葉間隔壁肥厚，気管支血管束腫大，区域性スリガラス影が重要である．気管支肺胞洗浄液（BALF）は淡い肺胞出血パターンを呈する．感染症などの除外にも有用である．

　肺疾患で ARDS と鑑別すべき疾患は実に多数ある（表 1）．いずれの疾患を鑑別する場合でも，重要なのは HRCT と BALF であろう．感染症を疑った場合，あるいは除外診断したい場合，BALF の培養が重要である．末梢気道と中枢気道では細菌叢が異なるため，可能な限り気管吸引痰ではなく BALF 培養を行う．その際，PCR などの遺伝子学的検査も行い，ニューモシスチス，レジオネラ，インフルエンザなどの鑑別を行う．

　さらに，BALF では細胞分画・外観も重要な要素である．BALF 総細胞数増加は肺胞内に免疫応答が起こっていることを示す．細胞分画で好中球が 80%

表1 ARDSと鑑別を要する疾患

分類	鑑別疾患	BALF 細胞分画	BALF 培養	BALF PCR	BALF 塗抹検査	外観	血液検査 KL-6	NT-ProBNP	PCT	βDG	遺伝子検査	病歴・身体所見	HRCT	心エコー	尿中抗原
心疾患	心原性肺水腫（左心不全）					○		○					○	○	
感染症	細菌性肺炎	○	○（喀痰含む）		○				○						(肺炎球菌)
	ニューモシスチス肺炎	○	○	○	○		○			○					
	肺結核・粟粒結核	○	○	○	○		○								
	非定型肺炎	○		○（インフルエンザ レジオネラ LAMP）							○（CMV アンチゲネミア）				(レジオネラ)
間質性肺疾患	間質性肺炎の急性増悪、急性間質性肺炎(AIP)、特発性器質化肺炎(COP)、過敏性肺炎 (HP)、急性好酸球性肺炎、膠原病肺 (RA, SLE, DM/PM)、薬剤性肺障害、放射線肺臓炎	○	○				○					過敏性肺炎＝接触歴、急性好酸球性肺炎＝喫煙歴、膠原病肺＝身体所見、薬剤性肺障害＝抗癌剤、分子標的薬、免疫抑制剤、アミオダロンなどの服薬歴、放射線肺臓炎＝放射線照射	○		
その他の肺胞上皮傷害	びまん性肺胞出血	○	○			○	○								
	吸入性肺障害[2]	○	○			○	○					防水スプレー、浴室洗剤、イソシアネートなど			
その他の肺水腫	過剰輸液											○			
	再膨張性肺水腫											○			
	神経原性肺水腫、陰圧性肺水腫							○				○			
	高地肺水腫											○			
その他のびまん性肺疾患	癌性リンパ管症、移植後拒絶反応	○										○			

NT-ProBNP: N-terminal pro-brain natriuretic peptide, HRCT: high-resolution computed tomography, BALF: bronchoalveolar lavage fluid, PCR: polymerase chain reaction, βDG: beta-D-glucan, CMV: cytomegalovirus, LAMP: loop-mediated isothermal amplification, AIP: acute interstitial pneumonia, COP: cryptogenic organizing pneumonia, HP: hypersensit vity pneumonitis, RA: rheumatoid arthritis, SLE: systemic lupus erythematosus, DM: dermatomyositis, PM: polymyositis

を超える場合は細菌感染，20〜50％前後であれば間質性肺炎急性増悪，リンパ球分画が 30％を超える場合は過敏性肺炎，好酸球が増加している場合は好酸球性肺炎などを示唆する[4]．BALF は通常 100〜150 mL の 37℃生理食塩水を 3〜5 本に分割して注入・吸引するが，回収液の赤色調が徐々に濃くなる場合は肺胞出血を意味する．この場合，膠原病などに伴う血管炎症候群の他，抗凝固過剰，出血素因（血液疾患，肝疾患など），DAD，心原性肺水腫などを疑う．

　血液マーカーでは，NT-ProBNP，KL-6，β-D-グルカンの有用性が高い．急性期に KL-6 上昇を認めた場合は，ARDS よりも間質性肺疾患の可能性，β-D-グルカン高値は，ニューモシスチス肺炎や真菌感染症の可能性を疑う．NT-ProBNP が高値の場合は，心原性肺水腫（左心不全）の可能性を疑う．

　このように，両側びまん性肺病変を示す急性呼吸不全を診る場合は，複数の検査を組み合わせて，可能な限り非 ARDS を鑑別することが重要である．

■文献

1) The ARDS definition task force. JAMA. 2012: 2526-33. PMID: 22797452.
2) 3 学会合同 ARDS 診療ガイドライン 2016 作成委員会．ARDS 診療ガイドライン 2016. 総合医学社．2016.
3) Thille AW. Am J Respir Crit Care Med. 2013: 761-7. PMID: 23370917.
4) Ohshimo S. Am J Respir Crit Care Med. 2009:1043-7. PMID: 19246718.

〈大下慎一郎〉

Ⅲ. 気道・呼吸

救急・集中治療医のための間質性肺炎の正しい理解

　救急・集中治療医が急性呼吸不全を呈する患者に遭遇する場面は多く，間質性肺炎がその原因である症例もよく経験する．「間質性肺炎」というだけで敷居が高く感じるかもしれない．本稿では救急・集中治療医が，間質性肺炎と過去に既診断されている患者や，新たな間質性肺炎による急性呼吸不全が疑われる患者とどのように向き合えばよいかを解説する．

1) 初期対応として「間質性肺炎」を特別扱いしない

　そもそも間質性肺炎とは肺の間質と呼ばれる肺胞壁を炎症や線維化の基本的な場とする症候群の総称である[1]．このなかには多様な病態が含まれているため，治療反応性および予後もきわめて多様である．過去に「間質性肺炎」と診断されていたとしても，どのような間質性肺炎か，診断自体が確定していないことが多く，そもそも急性呼吸不全で来院した理由が間質性肺炎の急性増悪なのか，通常の市中肺炎や心不全なのかを急性期に判断することはしばしば困難である．後述する特発性肺線維症（IPF）など，明らかに慢性呼吸不全の末期である場合や，気管挿管をしないということがあらかじめ主治医と決められている場合以外は，必要に応じて人工呼吸管理を含め，急性呼吸不全としての通常通りの対応を行う．また，かかりつけの呼吸器内科がいる場合は，連絡を取り，プランを共有することが重要である．

2) 間質性肺炎の中の IPF の特殊性を意識する

　間質性肺炎には膠原病やじん肺，薬剤性，放射線性，サルコイドーシス，過敏性肺炎など原因が明らかなものと，原因がまったく認められない原因不明の間質性肺炎とに分けられるが，後者の原因不明なものは特発性間質性肺炎（idiopathic interstitial pneumonias: IIPs）と呼ばれている．重要なことは，特発性肺線維症（IPF）は IIPs のなかでも予後がきわめて悪く，急性増悪を起こした場合は救命できない可能性がきわめて高いということである．筋炎症状に乏しい皮膚筋炎に合併した間質性肺炎など，他にも予後が悪い間質性肺炎はあるが，IPF で重要なことは，「予後が悪いということがあらかじめわかって

いることが多い」ということである．進行期のIPFという既診断があれば，呼吸器内科医によって「急性増悪時には気管挿管を行わず，緩和治療を行う」という方針が決定されている場合が多い．したがって，患者本人，家族，そして連絡がつくのであればかかりつけの呼吸器内科医に，急性増悪時のことを過去に話し合っていたかどうかを必ず確認する．現場で判断ができないときに，救命のために気管挿管をすることは妥当である．

3) 間質性肺炎の診断の概略を知る

救急集中治療医が呼吸器内科医とプランを共有するためにも，新たに間質性肺炎が疑われる患者へのアプローチに関して概説する．図1は「特発性間質性肺炎診断と治療の手引き（改訂第3版）」で紹介されるIPF診断のフローチャートであるが，鑑別の第一歩は原因が明らかな，あるいは全身疾患に伴うびまん性肺疾患群の区別である．鑑別のポイントには，①病歴聴取（薬剤の服用歴，居住環境や職場など），②身体所見（皮膚・関節所見など膠原病を示唆する所見），③自己抗体などの血清学的検索，がある[1]．病歴聴取，身体診察，血液検査や胸部X線検査を行い，間質性肺炎を疑う症例では胸部CT，可能であれば高分解能CT（high resolution CT: HRCT）を施行する．さらに鑑別を進めるうえで有用な検査として気管支肺胞洗浄（bronchoalveolar lavage: BAL）と

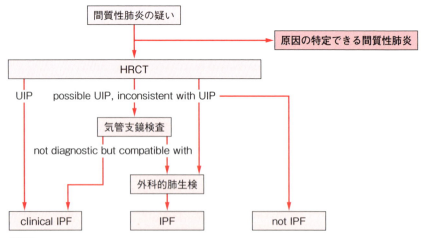

図1 IPF診断のフローチャート
（日本呼吸器学会びまん性肺疾患診断・治療ガイドライン作成委員会．特発性間質性肺炎診断と治療の手引き．改訂第3版．南江堂．2016[1]）

表1 びまん性肺疾患における BAL の意義

感染性疾患	非感染性疾患
1) BAL からの病原体検出により診断が確定する疾患 ニューモシスチス，レジオネラ 結核 マイコプラズマ，インフルエンザウイルス RS ウイルス 2) BAL による病原体検出が診断や管理に有用な疾患 サイトメガロウイルス，単純ヘルペスウイルス 一般細菌 非結核性抗酸菌，アスペルギルス カンジダ，クリプトコッカス	1) BAL により診断できる疾患 肺胞蛋白症，悪性腫瘍（癌性リンパ管症，白血病・悪性リンパ腫） 2) BAL が診断に有用な疾患 肺胞出血，好酸球性肺炎，ベリリウム肺 過敏性肺炎，サルコイドーシス，珪肺 Langerhans 細胞組織症，石綿肺 3) BAL が鑑別に有用な可能性のある疾患 IIPs（IPF，NSIP，COP，AIP） 膠原病に伴う間質性肺炎

（日本呼吸器学会びまん性肺疾患診断・治療ガイドライン作成委員会．特発性間質性肺炎診断と治療の手引き．改訂第 3 版．南江堂．2016[1] 抜粋）

外科的肺生検（surgical lung biopsy: SLB）がある．BAL は，急性呼吸不全の原因として特に感染とびまん性肺胞出血を除外するために有用であり（表1），欧米のガイドラインでも急性呼吸不全を呈する間質性肺炎患者の診断に勧められている[2]（図2）．人工呼吸管理中の BAL は決して難しくないため，救急集中治療医としては是非とも身につけておきたい．

4) 間質性肺炎の急性増悪と決めつけない

　過去に何らかの間質性肺炎の診断がついている患者が急性呼吸不全で来院した場合，間質性肺炎の急性増悪と決めつけない．次の 4 つのカテゴリーを 1 つ 1 つ除外し，見落としを避ける．また，診断がつくまでは可能性がある病態に対して治療を開始する．

　　1) 通常の急性呼吸不全の原因：市中肺炎，心不全，COPD 急性増悪など
　　2) 治療薬の肺毒性：メトトレキセート，シクロホスファミド，アザチオプリンなど
　　3) 免疫抑制薬による日和見感染：特にニューモシスチス肺炎
　　4) 間質性肺炎の急性増悪

5) IPF の急性増悪の診断，治療，予後について理解する

　救急集中治療医は特に IPF の急性増悪の理解を深めておく．IPF 急性増悪の

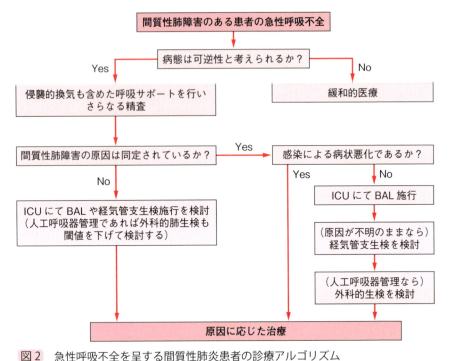

図2 急性呼吸不全を呈する間質性肺炎患者の診療アルゴリズム

(Collard HR. Am J Respir Crit Care Med. 2016: 265-75[4])

　死亡率は古いもので約80%[3]，最近では約46%であるが，生存期間中央値3〜4カ月と依然として予後不良の疾患である[4]．最新の改訂診断基準案を表2に示す．IPF急性増悪でのHRCT所見の特徴は，既存の慢性経過の間質性肺炎を示唆する網状影や蜂巣肺所見に加えて，新たに両側性にすりガラス影や浸潤影などの濃度上昇域が加わった画像[5]とされる．肺実質外に悪化の誘引がなく新たに上記画像が出現すれば急性増悪とする．

　急性増悪における薬物療法で比較研究により証明された治療法は現在なく，国際ガイドラインでも"急性増悪症例の過半数においてはステロイド療法が行われるべきであるが，使用されなくとも許容される"と述べられており，投与方法・期間についての推奨がない[5]．実際にはパルス療法（mPSL 500〜1000 mg/日の3日投与から開始）が用いられることが多いが，より少量使用との比較試験はない．IPF急性増悪の呼吸管理はARDSと類似しているが，IPF患者の呼吸不全に対する人工呼吸器管理の予後がきわめて不良であることから国際

表2 IPF 急性増悪の改訂基準案

改訂定義
　新規に出現する肺実質異常を伴い，臨床的に有意な急性呼吸状態悪化
改訂診断基準
　①以前に，もしくは同時に IPF が診断されている
　②典型的には 1 カ月未満の経過で急性に呼吸困難が悪化する，もしくは出現する
　③ CT 所見で背景の UIP パターンに新規の両側すりガラス影が出現する
　④心不全や体液過剰のみで説明不能な悪化である

(Collard HR. Am J Respir Crit Care Med. 2016: 265-75[4])

ガイドラインでは"過半数の症例では人工呼吸管理は勧められない"とされる[5]．しかし前述のように急性期では IPF の急性増悪と確定診断することが困難な場合も多く，最近の QOL や呼吸機能が十分保たれていた場合には，人工呼吸管理を行いながら治療を行うこともある．NPPV や高流量鼻カニュラ療法（high flow nasal cannula）が IPF 急性増悪に有効とする報告もあり[6,7]，死亡率が高い点を考慮し，患者・家族，呼吸器内科と話し合いの上，治療目標を慎重に検討する．

■文献

1) 日本呼吸器学会びまん性肺疾患診断・治療ガイドライン作成委員会．特発性間質性肺炎 診断と治療の手引き．改訂第 3 版．南江堂．2016.
2) the British Thoracic Society in collaboration with the Thoracic Society of Australia and New Zealand and the Irish Thoracic Society. Thorax. 2008: 1029. PMID: 18757459.
3) Kondo A. In: Interstitial Pneumonia of Unknown Etiology. University of Tokyo Press. 1989. p.34-42.
4) Collard HR. Am J Respir Crit Care Med. 2016: 265-75. PMID: 27299520.
5) An official ATS/ERS/JRS/ALAT statement. Am J Respir Crit Care Med. 2011: 788-824. PMID: 21471066.
6) Rush B. Respir Med. 2016: 72-6. PMID: 26733227.
7) Horio Y. Respir Investig. 2016: 125-9. PMID: 26879483.

〈石井賢二　則末泰博〉

Ⅲ．気道・呼吸

12 結核を見逃さない：
疑診例の隔離方策も含める

「肺に陰影があるからキノロン内服で少し様子を見よう」といった治療を見かけたことはないだろうか？　もし見かけたことがあれば危険である．もしそれが肺結核だった場合，結核菌の耐性化を招く危険性があるからである．特にキノロン系抗菌薬は結核が一時期改善したように見えることがあり，正しい診断が遅れ，耐性化して再燃する危険性が高い．

肺結核を見逃さないためには，典型的な画像所見を熟知する必要がある．肺の空洞影や石灰化陰影は進行した肺結核の所見であり，より早期の肺結核を見逃さないことが重要である．肺結核は一般的に，①滲出期→②増殖期→③硬化期と進行する．②が乾酪性肉芽腫を形成する時期であり，この時期に結核菌を無酸素状態に封じ込めれば，③で石灰化をきたして自然治癒となる．この封じ込めに失敗し，乾酪壊死巣が融解し空洞化すると，結核菌は活動性を維持する．最も重要な病初期の①は，結核菌が経気管支的に肺内に侵入して，好中球・マクロファージなどの免疫応答が始まる時期である．胸部 CT 上は，気管支壁肥厚＋小粒状散布影という木の芽状パターン（tree-in-bud）を呈し，気管支肺炎と区別はつきにくい（図1）．つまり，このありふれた気管支肺炎像を診るたびに，肺結核を鑑別する必要がある

一方，結核菌が血行性散布したものが粟粒結核である（図1）．その名のとおり，径1～3 mm 大の粟粒のような小結節影が不等間隔でランダムに分布する．これは血行散布病変の特徴であり，悪性腫瘍の血行性転移も同様の陰影を呈する．この粒状影は小さく，胸部 X 線のみでは見落とす危険性があるため，HRCT は必須である．

肺結核または疑い例に遭遇した場合は，速やかに感染防御策を徹底する（図1）．医療従事者は標準予防策に加え，N95 マスクを着用する．気管支鏡・気

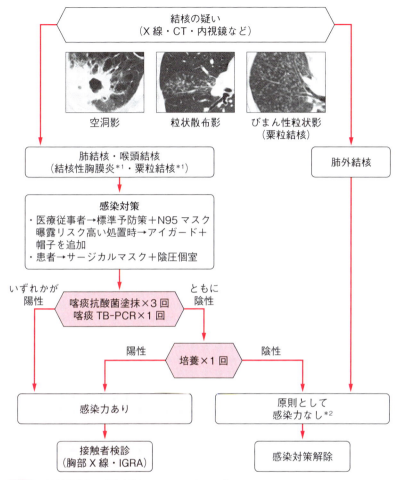

図1 結核診断・感染対策のフローチャート
結核を疑う所見を認めた場合は，このフローチャートに従って検査および感染対策を実施する．[*1]肺実質病変を伴う場合．[*2]職員の基礎疾患・医療処置内容によっては感染力が発生する可能性がある．
CT: computed tomography, TB: tuberculosis, PCR: polymerase chain reaction,
IGRA: interferon-gamma release assays

管吸引など，結核菌への曝露リスクが高い処置を行う場合は，アイガードと帽子を追加する．患者にN95マスクを着用させる必要はなく，サージカルマスク＋陰圧個室管理を行う．これは，患者の咳に含まれる結核菌は径の大きな飛沫核の形で存在するため，サージカルマスクで捕獲できるためである．

感染力の有無を評価するには，喀痰の抗酸菌塗抹検査を 3 回，そのうち最も良質の喀痰を用いて培養 1 回，PCR 1 回を行う．塗抹検査用の喀痰を採取するタイミングは，8～24 時間おきに 3 回採取し[1]，1 回は早朝喀痰を含むのが望ましい．PCR は結核菌 PCR のみでなく，*Mycobacterium avium* complex（MAC）-PCR も行っておくと，非結核性抗酸菌症との鑑別診断に有用である．結核菌の培養検査は，一般的に 6～8 週間を要する．

　初期結核は，ごくありふれた気管支肺炎像を呈することを認識し，木の芽状パターンに遭遇した場合は，的確な抗酸菌検査と迅速な感染対策を行う．

■文献

1）Iwata K. Int J Tuberc Lung Dis. 2015:918-20. PMID: 26162357.

〈大下慎一郎〉

Ⅲ．気道・呼吸

13 SpO₂＝100％は正常でも目標でもない

　患者が重篤な低酸素血症をきたしている場合，十分な酸素投与を行い低酸素血症の改善をただちに図ることに関しては，恐らく異論はないだろう．一方で，SpO_2 が 100％ないしはそれに近い高値であるにもかかわらず，過剰とも言える量の酸素投与を継続することの危険性について，近年 ER・ICU 領域において議論されている．

　過剰な酸素投与が生体にもたらす悪影響として，**活性酸素増加による直接的な組織障害，吸収性無気肺，末梢動脈収縮による組織灌流量低下，慢性呼吸不全患者における CO_2 ナルコーシス**などが知られている[1]．

　酸素投与によって SpO_2 を高値で維持していると，肺の酸素化能や分時換気量が低下しても，そのことに気づきにくいという問題もある[2]．例えば，入院時に酸素投与を行っており SpO_2＝100％，PaO_2＝500 mmHg と高値であったにもかかわらず，入院後も同量の酸素投与を継続したとする．その後，何らかの理由で PaO_2 が 250 mmHg に低下した，すなわち肺の酸素化能が半分にまで低下したとしても，SpO_2 は 100％のまま低下せず，ICU など血液ガスを頻繁に測定するような環境でない限りは酸素化能の悪化に気づかれない可能性がある．その後も酸素化能が低下し続け，SpO_2 が低下し始めた時点でようやく異常に気付いても，患者の状態はすでに大きく悪化しており対応が後手に回るという結果になりかねない[3]．

　また，組織への酸素運搬量を増やすために，あえて酸素投与を行って SpO_2 や PaO_2 を高値で維持しているという症例を見かけることがある．動脈血酸素含有量（mL/dL）は 1.34×Hb（g/dL）×SaO_2＋0.003×PaO_2（mmHg）で示されるが，仮に Hb＝15 g/dL の患者で PaO_2 を 100 mmHg（SaO_2＝98％）から 500 mmHg（SaO_2＝100％）へ 5 倍にまで上昇させたとしても，動脈血酸素含有量は 20.0 mL/dL から 21.6 mL/dL とわずか 1.6 mL/dL の増加に留まる．一方で，前述した肺組織障害や吸収性無気肺は PaO_2 が高いほど発生しやすいことや[4,5]，低酸素・低換気イベントの発見が遅れる危険性を考慮すると，酸

素投与のメリットをデメリットが上回る可能性もある.

　各種病態における高酸素血症の予後への影響については，近年複数の研究結果がある．急性心筋梗塞，心肺蘇生後，脳卒中，ICU の重症患者などを対象とした無作為比較試験や観察研究において，ルーチンに酸素投与を行ったり，SpO_2 や PaO_2 を高めに維持しても，生命予後や機能予後は改善しないか，一部では悪化する可能性がある[6-11]．また，急性期患者全般を対象としたメタアナリシスでは，SpO_2 や PaO_2 を高めに維持すると死亡率が上昇し，なおかつ SpO_2 が高いほど死亡率が高く，SpO_2 が 94〜96％を超えるような酸素投与は好ましくないと結論付けている[12]．

　急性期患者における SpO_2 の目標値について，British Thoracic Society（BTS）のガイドライン[13] では 94〜98％，Thoracic Society of Australia and New Zealand（TSANZ）のガイドライン[14] では 92〜96％を提案している（いずれも慢性呼吸不全患者を除く）．我々医療従事者には，低酸素血症だけでなく高酸素血症も回避するという管理が求められている.

■文献

1) 江木盛時. 人工呼吸. 2018: 48-52.
2) Fu ES. Chest. 2004: 1552-8. PMID: 15539726.
3) Lynn LA. Patient Saf Surg. 2011: 3. PMID: 21314935.
4) Kallet RH. Respir Care. 2013: 123-41. PMID: 23271823.
5) Edmark L. Anesthesiology. 2003: 28-33. PMID: 12502975.
6) Stub D. Circulation. 2015: 2143-50. PMID: 26002889.
7) Hofmann R. N Engl J Med. 2017: 1240-49. PMID: 28844200.
8) Kilgannon JH. Circulation. 2011: 2717-22. PMID: 21606393.
9) Rønning OM. Stroke. 1999: 2033-7. PMID: 10512903.
10) Roffe C. JAMA. 2017: 1125-35. PMID: 28973619.
11) Girardis M. JAMA. 2016: 1583-89. PMID: 27706466.
12) Chu DK. Lancet. 2018: 1693-1705. PMID: 29726345.
13) O'Driscoll BR. Thorax. 2017: ii1-90. PMID: 28507176.
14) Beasley R. Respirology. 2015: 1182-91. PMID: 26486092.

〈大木伸吾　志馬伸朗〉

Ⅲ．気道・呼吸

14 理想体重を知ろう

体重は，ICU患者における重要な指標の1つであり，水分管理の指標としても活用されている．体重には実体重と身長から計算した理想体重があるが，全患者に対してICU入室時に身長から理想体重を計算しているだろうか．以下に，ICUにおいて理想体重が必要とされる3つの重要な場面をあげる．

A．人工呼吸管理

現在の人工呼吸管理は，可能な限り人工呼吸器関連肺障害（ventilator-induced lung injury: VILI）を予防し肺を守る肺保護戦略が主である．2000年ARMA studyでは，理想体重を使用した低容量換気戦略（6 mL/kg・IBW）を報告し，1回換気量12 mL/kgとしたコントロール群に比較して院内死亡率低下，人工呼吸期間の短縮を示した[1]．少なくとも調節呼吸時において6 mL/kg・IBWを計算し低容量換気量を管理することは人工呼吸患者の予後に関連する重要項目として，各種ガイドラインで推奨されている．人工呼吸を行う患者においてIBWの測定は必須である．

男性IBW（kg）＝50.0＋0.91×（身長－152.4）
女性IBW（kg）＝45.5＋0.91×（身長－152.4）

B．栄養

重症患者における不適切なエネルギー管理は，感染症合併や在院期間延長，死亡率増加をもたらすため[2]，必要量の把握とこれに基づく栄養管理が重要である．必要エネルギー量は理想的には間接熱量計を用いて基礎代謝量を計測することではあるが現実に広く利用できない．間接熱量計を用いずに簡易的に1日のエネルギー必要量を計算するための予測式のうち一般的に使われているものは，

基礎代謝量REE（kcal/日）＝25×体重（kg）

と言う単純な目標値である．簡便で，ほとんどのICU患者において正確で[3]，

ICU での有用性も検証されている[4]．この式での体重は，実体重が理想体重の120％以内なら実体重を，125％を上回る場合は別の式で補正した補正体重を用いる．

$$補正体重 ＝ \{(実体重 － 理想体重) ×0.25\} ＋理想体重$$

C. 薬剤処方

　抗菌薬の投与量の多くは腎機能に応じて投与量を調整するが，腎機能評価方法には注意が必要である．血清クレアチニン値やeGFRでは患者の体格の要素が含まれていないため，年齢，性別，身長，体重，血清クレアチニン値よりCockcroft-Gault式で算出した推算CCrを使用する．ここでの体重は，非肥満の場合は理想体重，低体重例の場合は実測体重を用いる．さらに肥満患者については抗菌薬により使用する体重評価法が異なっており，例えばアミノグリコシド系では補正体重を用いるが，グリコペプチド系では実測体重を用いる[5]．鎮静鎮痛・筋弛緩薬の使用量を概算する際にも体重への配慮が必要である．ほとんどの鎮静鎮痛薬（フェンタニル，レミフェンタニル）は，TBWを用いると血漿濃度を過大評価してしまう危険があり，徐脈や低血圧のリスクが高まるため除脂肪体重（lean body weight: LBW）を使用する．プロポフォール，チオペンタールは，親油性であり血漿から末梢組織まで迅速に再分布し，速やかに効果が低下する．そのため導入時使用の際はLBWを使用するが，維持投与の場合は実体重を使用する．筋弛緩薬ロクロニウムは，理想体重を使用する．理由は明確ではないが，実体重と理想体重を比較した報告で実体重群の作用時間が2倍長かったという報告から薬剤効果遷延の可能性を危惧し，理想体重の使用を推奨している[6]．

■文献

1) Acute Respiratory Distress Syndrome Network. N Engl J Med. 2000: 1301-8. PMID: 10793162.
2) Ali NA. Am J Respir Crit Care Med. 2008: 261-8. PMID: 18511703.
3) McClave SA. JPEN J Parenter Enteral Nutr. 2009: 277-316.
4) Paauw JD. J Am Coll Nutr. 1984: 51-9. PMID: 6425386.
5) 日本化学療法学会/日本TDM学会．抗菌薬TDMガイドライン改訂版2016.
6) Leykin Y. Anesth Analg. 2004: 1086-9. PMID: 15385355.

〈木田佳子〉

III. 気道・呼吸

15 人工呼吸管理において常に正常血液ガス値を目指さない

A. 背景

人工呼吸器管理において，動脈血液ガス検査を参考に人工呼吸器設定を行うことが多い．しかし，**動脈血液ガス検査は参考にするのであって，正常値を目指すものではない**．ICU において，PaO_2，$PaCO_2$ の目標はどのように決めたらよいのか，それぞれの問題点を探っていく．

B. ARDS 患者

ARDS 患者では，VILI（ventilator induced lung injury）を最小限にするための人工呼吸器設定が最も重要である．そのために重要なことは，高い FIO_2 を避け，一回換気量を制限し（6～8 mL/kg），低プラトー圧，低い駆動圧，および低い経肺圧を目指すことであり，動脈血液ガス検査上の正常な pH，PaO_2，$PaCO_2$ を目指すことではない．動脈血液ガスの正常値は，pH 7.40±0.05，PaO_2 80～100 mmHg，$PaCO_2$ 40±4 mmHg であるが，これらの正常値を目指すと，VILI を悪化させる懸念が生じる．この観点から，ARDS においては SpO_2＝88～95％，$PaCO_2$＝50～60 mmHg などの"低い目標"が採られてきた[1]．

C. PaO_2 の問題点

高 PaO_2 の問題点としては，肺障害，無気肺形成，末梢血管攣縮，活性酸素増加などがある．そのため，不必要に高い FIO_2，PaO_2 は避けるべきだ．現時点で呼吸不全患者において，具体的に FIO_2 や PaO_2 をどれくらいの値とすべきか，明確なものはない[2]が，徐々に知見が増えている．OXYGEN-ICU trial[3] は ICU 入室患者を対象とした RCT で，PaO_2 70～100 mmHg もしくは SpO_2 94～98％で維持する群（conservative 群）と，PaO_2 を 150 mmHg までか SpO_2 97～100％で維持する群（conventional 群）を比較し，conservative

群で有意に ICU 死亡率が減少した．この結果から推奨されることとしては，PaO_2 が 100 mmHg を超えるような場合は，100 mmHg 以下となるよう F_IO_2 を下げ，経皮的酸素モニターにおいては，SpO_2 が 100％の場合，過剰な酸素投与をなされている可能性があるため，SpO_2 94〜98％を指標に F_IO_2 を調整する．

低 PaO_2 については，ARDS 長期生存者のうち，ARDS 発症 12 カ月後の認知障害発症群は，非発症群と比較して，人工呼吸器管理中の PaO_2 が有意に低値という報告がある[4]（中央値 PaO_2 71 mmHg vs 86 mmHg）．

これらの結果からは，過剰な酸素投与を防ぐとともに，低酸素血症にも注意を払い，適切な酸素投与を行うことが重要と考えられる．

現状では，高二酸化炭素血症のリスクが低い呼吸不全患者では，SpO_2 の目標値は 94〜98％とし，高二酸化炭素血症をきたしうる基礎疾患を有する患者の場合，SpO_2 の目標値は 88〜92％とする[5]．

D. $PaCO_2$ 異常の問題点

$PaCO_2$ を正常に保つために，人工呼吸器を設定すると，一回換気量が 6〜8 mL/kg より多くなることがある．ARDS 患者で重要なのは，$PaCO_2$ を正常に保つことではなく，一回換気量を制限し VILI を防ぐことなので，$PaCO_2$ が正常より高値になっても，基本的に介入は不要である．しかし，下記に述べる状態においては，介入を考慮する．

高 $PaCO_2$ で問題になるのは，pH と頭蓋内圧である．pH は一般に 7.2 までは安全と考えられるが，アシドーシスはカテコラミン感受性や心拍出量を低下させるため，血圧維持が困難な場合はアシドーシスを改善させる必要がある．ARDS の治療においては，一回換気量を増やして $PaCO_2$ を下げるより，まずは HCO_3^- を上昇させることで対応可能かを考える方法もある．また，CO_2 の産生量を低下させるために適切な栄養・鎮静鎮痛管理も有用である．頭蓋内圧については，高 $PaCO_2$ は脳血管を拡張させ，頭蓋内圧が上昇する．そのため，頭蓋内圧が亢進している患者では，$PaCO_2$ 上昇に注意が必要である．頭蓋内圧上昇がない場合は，$PaCO_2$ 70 mmHg までは一般的に安全である．

E. 例外

例外として，ARDS 管理中に急性肺性心を生じた場合は，$PaCO_2$ の目標値変更を考慮する．急性肺性心を生じるリスクファクターとして，原因が肺炎，PaO_2/F_IO_2 比 $<150\,mmHg$，駆動圧 $\geqq 18\,cmH_2O$，$PaCO_2 \geqq 48\,mmHg$ があり[6]，循環不全を伴う肺性心を生じる場合は，$PaCO_2$ の目標は $48\,mmHg$ 未満との報告がある[7].

■文献

1) The Acute Respiratory Distress Syndrome Network. N Engl J Med. 2000: 1301-8. PMID: 10793162.
2) Fan E. JAMA. 2018: 698-710. PMID: 29466596.
3) Girardis M. JAMA. 2016: 1583-9. PMID: 27706466.
4) Mikkelsen ME. Am J Respir Crit Care Med. 2012: 1307-15. PMID: 22492988.
5) O'Driscoll BR. Thorax. 2008: vi1-68. PMID: 18838559.
6) Dessap AM. Intensive Care Med. 2016: 862-70. PMID: 26550055.
7) Vieillard-Baron A. Intensive Care Med. 2016: 739-49. PMID: 27038480.

〈京 道人〉

Ⅲ. 気道・呼吸

16 人工呼吸管理の落とし穴： 強い自発呼吸，非同調の認識と回避

人工呼吸管理をする際に，患者の呼吸様式を確認することなく，モード，F_1O_2，PEEP，駆動圧，呼吸数などのパラメーターのみを決め，漫然と血液ガス検査のみを参照に設定を変えていないだろうか？　患者の呼吸様式や人工呼吸フローを確認せずに管理をしていないだろうか？　重症肺障害患者において，強い自発呼吸や人工呼吸器との非同調は不良な予後につながる可能性があり，その認知と対処が必要である．

A. 自発呼吸と肺障害

人工呼吸器管理をする上で，自発呼吸の有無を確認することは重要である．重症肺障害患者では，自発呼吸の存在により肺障害が増悪する[1]．人工呼吸器の設定がまったく同じでも，過剰な自発呼吸がある患者では，経肺圧が高く肺障害をきたす可能性が高い．過剰な自発呼吸の認識は，人工呼吸器の時間–流量曲線や，胸鎖乳突筋や腹筋を使用した呼吸様式を評価することで可能となる．ARDS 患者では一回換気量を 6〜8 mL/kg にするべき[2]なので，重症肺傷害患者で過剰な自発呼吸があり，一回換気量を制限できないような場合は，自発呼吸努力を軽減させるか消失させる対処が必要で，筋弛緩薬を投与することが1つの手段となる．重症 ARDS に対して筋弛緩を使用することが予後改善につながった ACURASYS trial[3] では，自発呼吸をコントロールしたことで肺保護換気が行えたことが予後改善につながった可能性がある．筋弛緩薬投与以外の方法としては，PEEP を上げることで，一回換気量が制限できる可能性も報告されている[4]．

B. 非同調の認識と回避

人工呼吸器中に，患者と人工呼吸器の非同調は約25％の患者に生じており[5]，非専門家による非同調の認知は感度が約16％しかない[6]．非同調は呼吸仕事量の増大，患者快適性の低下や高い経肺圧を生じる原因となり[7]，asyn-

表1 人工呼吸器非同調の種類

	種類	現象	原因	対処法
trigger asynchrony	ミストリガー (ineffective-triggering)	患者の吸気努力をトリガーできず，補助換気が伴わない	不適切なトリガー感度，内因性 PEEP	トリガーの変更
	ダブルトリガー (double-triggering)	1回の吸気努力の間に連続して2回補助換気が行われる	設定吸気時間と自発呼吸時間のミスマッチ	吸気時間の変更，PSVへの変更
	オートトリガー (auto-triggering)	吸気努力がないにもかかわらず行われる補助換気	リーク，心拍変動，回路内の結露	原因の除去
cycling asynchrony	サイクルオフが速すぎる (premature cycling)	人工呼吸器の送気終了時に患者の吸気努力が持続	設定吸気時間が患者の吸気時間に比べて短い	吸気時間の延長
	サイクルオフが遅すぎる (delaysed cycling)	患者が呼気に転じた後も送気が持続	設定吸気時間が患者の吸気時間に比べて長い	吸気時間の短縮
flow asynchrony	人工呼吸器のフローが患者要求より不足または過剰	吸気時に強い陰圧が生じる	患者の吸気流量が人工呼吸器の吸気流量を上回る	最大吸気流量を増量

（板垣大雅．日本集中治療医学会雑誌 2017: 605-12[9] を参照に作成）

chrony index（AI：非同調イベント数/全呼吸数）が10％以上の患者でICUおよび院内死亡率が有意に上昇した[8]．

　非同調は①不適切なトリガー（trigger asynchrony），②吸気から呼気へ転じるタイミングのずれ（cycling asynchrony），③吸気流量の過不足（flow asynchrony）の3つに大別される．それぞれの非同調はさらにいくつかに分かれる（表1）．いずれも呼吸器のグラフィックモニタ波形を注意深く観察することが重要である[9]．また，患者の呼吸努力に，呼吸器設定を同調させることが重要[10]で，患者の呼吸努力を注意深く観察することが非同調改善に有用だろう．

　具体的な対処法としては，多くは患者と人工呼吸器の吸気時間のミスマッチ

によるものが多いため，表1を参考に人工呼吸器の設定を見直す．人工呼吸器設定を変更することで，AI 発生率を 38％から 2％まで軽減でき，鎮静鎮痛薬の変更で 41％から 27％まで軽減できる[11].

■文献

1) Yoshida T. Crit Care Med. 2013: 536-45. PMID: 23263584.
2) ARDS 診療ガイドライン 2016.
3) Papazian L. N Engl J Med. 2010: 1107-16. PMID: 20843245.
4) Morais CCA. Am J Respir Crit Care Med. 2018: 1285-96. PMID: 29323536.
5) de Wit M. Crit Care Med. 2009: 2740-5. PMID: 19886000.
6) Colombo D. Crit Care Med. 2011: 2452-7. PMID: 21705886.
7) Epstein SK. Respir Care. 2011: 25-38. PMID: 21235836.
8) Blanch L. Intensive Care Med. 2015: 633-41.
9) 板垣大雅．日本集中治療医学会雑誌．2017: 605-12.
10) Wrigge H. Crit Care Med. 2013: 2240-1. PMID: 23979377.
11) Chanques G. Crit Care Med. 2013: 2177-87. PMID: 23782972.

〈京 道人〉

Ⅲ. 気道・呼吸

17 SBTを正しく使う: 適応患者の選別, 過度のウィーニング回避

　適切な時期に安全な抜管，人工呼吸器離脱を行うため，経験的さじ加減よりもプロトコル化が有用で，プロトコル中にSpontaneous Breathing Trial（SBT）を組み入れることが有益である[1]．これを踏まえ，日本においても人工呼吸器離脱に関する3学会合同プロトコル[2]が発表され，SBTを用いた呼吸器離脱評価は多くの施設で行われている．しかし，そもそもなぜこのようなプロトコルが研究，発表されてきたのだろうか．根底にある問題点に思いをはせ，正しい適用をめざすことなしには，適切な人工呼吸器離脱は達成されない．

1）適応患者の選別

　SBTを行う目的の1つは，可能な限り早期の人工呼吸器離脱である．過去の研究から，人工呼吸器装着時間は患者予後に関連する独立した危険因子である[3]．また，事故抜管に至った症例の約半数で再挿管が必要なかったという観察研究があり[4]，プロトコルを用いることで呼吸器離脱がより早期となる[5]．医療者の経験に基づく判断では呼吸器離脱可能な患者を過小評価している可能性があり，プロトコル化された呼吸器離脱テストで適応患者を選別するほうが，人工呼吸器離脱はより早期となるのである．重要なことは，可及的早期より適切に開始基準を確認し，適応患者を選別することである．人工呼吸器離脱に関する3学会合同プロトコルに記載されたSBT開始基準が参考になる（表1）．

2）過度のウィーニング回避

　SBTを開始したのはよいが，PSVの設定のまま患者を必要以上に放置したり，1日に何度もSBTをしたりしていないだろうか．過去の研究において，30分間と120分間のSBTで，48時間以内の再挿管率，ICU内死亡率，院内死亡率に差を認めず，呼吸器離脱の判断のためには，30分間のSBTで十分である[6,7]．SBTを開始したからには，その後の判断は30分程度で行い離脱の是非を判断する．

　1日に複数回のSBTを行うメリットはない[8]．呼吸筋疲労の回復には時間がかかるといわれており，呼吸努力を起こすような過度のウィーニングすること

表1 Spontaneous Breathing Trial（SBT）開始基準

原疾患の改善を認め，①〜⑤をすべてクリアした場合，SBTを行う．
それ以外はSBTを行う準備ができていないと判断し，その原因を同定し対策を講じたうえ
で，翌日再度の評価を行う．

①酸素化が十分である
　・$FiO_2 \leqq 0.5$ かつ $PEEP \leqq 8\,cmH_2O$ のもとで $SpO_2 > 90\%$
②血行動態が安定している
　・急性の心筋虚血，重篤な不整脈がない
　・心拍数$\leqq 140\,bpm$
　・昇圧薬の使用について少量は容認する
　　（DOA$\leqq 5\,\mu g/kg/min$，DOB$\leqq 5\,\mu g/kg/min$，NAD$\leqq 0.05\,\mu g/kg/min$）
③十分な吸気努力がある
　・1回換気量$> 5\,mL/kg$，分時換気量$< 15\,L/min$
　・Rapid shallow breathing index
　　（1分間の呼吸回数/1回換気量［L］）< 105回/min/L
　・呼吸性アシドーシスがない（pH> 7.25）
④異常呼吸パターンを認めない
　・呼吸補助筋の過剰な使用がない
　・シーソー呼吸（奇異性呼吸）がない
⑤全身状態が安定している
　・発熱がない
　・重篤な電解質異常を認めない
　・重篤な貧血を認めない
　・重篤な体液過剰を認めない

（宇都宮明美．3学会合同　人工呼吸器離脱ワーキング．2015[2]）

はデメリットの方が大きい．

■文献

1）Ely EW. N Engl J Med. 1996 : 1864-9. PMID : 8948561.
2）宇都宮明美．3学会合同人工呼吸器離脱ワーキング．2015.
3）Mancebo J. Eur Respir J. 1996 : 1923-31. PMID : 8880113.
4）Epstein SK. Am J Respir Crit Care Med. 2000 : 1912-6. PMID : 10852766.
5）Blackwood B. BMJ. 2011 ; 342 : c7237. PMID : 21233157.
6）Perren A. Intensive Care Med. 2002 : 1058-63. PMID : 12185425.
7）Esteban A. Am J Respir Crit Care Med. 1999 : 512-8. PMID : 9927366.
8）Estaban A. N Engl J Med. 1995 : 345-50. PMID : 10852766.

〈石井潤貴〉

Ⅲ. 気道・呼吸

18 気管切開のタイミング： なんでも早期気管切開？

　人工呼吸器管理が長期化してくると，気管切開のタイミングが議論される．
一般的に，14日以上人工呼吸器管理が継続される場合に，声帯損傷を回避す
る目的や鎮静薬の減量が可能という利点から，挿管チューブによる気道管理を
気管切開に変更する．気管切開には，口径が太く，気道抵抗が小さくまた吸引
が容易であり，死腔量も小さい利点もある．一方，出血や感染のリスクがある
し，美容的な問題もある．全世界で行われた2010年時点の疫学研究で，気管
切開時期は，人工呼吸開始後11日（四分位範囲6〜12）であった[1].

　気管切開を21日までに行う施設や，早く気管切開を行い，ICU在室期間を
短くする施設もある．かつて気管切開は思いついたときが適応だと教科書に書
かれるほど[2]，気管切開の施行時期についての基準が明確でない．現実的には，
症例ごとに医療者が判断することになっている．

　ARDS診療ガイドライン2016では，「成人ARDS患者において，早期気管
切開を行うべきか」の臨床疑問に対する推奨として，早期気管切開を行わない
ことを提案している（GRADE 2C，推奨の強さ「弱い推奨」/エビデンスの確
信性「低」）[3]. 付帯事項として，限られた患者（上気道閉塞の遷延が予想され
る患者，挿管を維持するために要する鎮静・鎮痛薬による循環動態不安性やリ
ハビリの遅延などが生じている患者）では，利がある可能性が捨てきれないと
されている．

　人工呼吸期間が長期に及ぶ患者に対して，早期の気管切開が予後を改善する
かが研究されてきた．Youngらは，ランダム化比較試験で，4日以内の気管切
開を行うことは，10日以降に気管切開を行う群と比較して，死亡率に差がな
いことを示した[4]. 一方，これを含む複数のランダム化比較試験のデータをメ
タ解析した結果として，早期気管切開が予後を改善し，ICU在室期間を短縮
するとの報告もあるが[5]，今のところ，一律に人工呼吸中の患者に早期の気管
切開を行うことは妥当ではない．なお，早期の気管切開の時期を，人工呼吸開
始後5日，7日，10日以内のいつとするかは，未解決である．

早期の気管切開が有利な疾患群として，例えば，頭蓋内病変の患者群では，誤嚥のリスクも高く，自己喀痰排泄能の低い患者が多いため，早期に気管切開することで受けるメリットが多い可能性がある[6]．そのため，頭部外傷患者では，早期気管切開が有効との仮説[7]が，ランダム化比較試験で検証中である．気管切開時の Glasgow Coma Scale が9点未満の重症外傷性脳損傷か脳卒中の患者は，4割程度で歩行や基本 ADL が回復したとの報告もある[8]．さらに機能的な予後を考えると，早期の気管切開は，鎮静の早期減量やリハビリの早期介入を可能とし，有効かもしれない．

早期気管切開の時期決定方法として，ある外科系 ICU において，自発呼吸試験を判断材料とするアルゴリズムが検証された．その結果，気管切開の決断は人工呼吸開始5〜7日で行われ，施行は7日ごろと，短くなった[9]．しかしながら，この早期気管切開導入アルゴリズムが患者の予後を改善させるのかについては，明確ではない．

最後に，胸骨正中切開を伴う心臓外科手術では，術後2週間を待って，気管切開を行うこととしている心臓血管外科が多い．2週間以前と以降とで比較しても，創感染率は7%程度で変わらないとするメタ解析の結果がある[10]．時期によらず感染率が高いこと自体に注意が必要なのである．

■文献

1) Esteban A. Am J Respir Crit Care Med. 2013: 220-30. PMID: 23631814.
2) 森岡　亨. In: 人工呼吸法より吸入療法及び救急蘇生法まで. 増補第3版. 1975. p.79-80.
3) 3学会合同 ARDS 診療ガイドライン 2016 作成委員会. In: ARDS 診療ガイドライン 2016 Part2. 2016. p.33-42.
4) Young D. JAMA. 2013: 2121-9. PMID: 23695482.
5) Andriolo BN. Cochrane Database Syst Rev. 2015; 1: CD007271. PMID: 25581416.
6) McCredie VA. Neurocrit Care. 2017: 14-25. PMID: 27601069.
7) Bösel J. Stroke. 2013: 21-8. PMID: 23204058.
8) Wabl R. J Neurosurg. 2018: 1-8. PMID: 29979120.
9) Freeman BD. Crit Care Med. 2008: 1742-8. PMID: 18496369.
10) Toeg H. J Thorac Cardiovasc Surg. 2017: 1394-400. e7. PMID: 27964980.

〈細川康二〉

Ⅳ. 意識・神経

1 不穏＝せん妄と決めつけない

　臨床現場では不穏患者への対応がしばしば求められる．不穏状態の患者を十分に評価せずに「せん妄」と判断して抗精神病薬を使用したりしてはいないだろうか？　不穏とせん妄は同時に発生することがあるが，決して同義ではない．「せん妄を起こしているか？」「不穏/せん妄の原因は何か？」を整理してアプローチしよう．

A．「不穏」は状態，「せん妄」は診断

　一般に「不穏」とは「落ち着きがなく，穏やかでない状態」のことを指すが，明確には定義されていない．英語では agitation や restlessness と表される．一方で「せん妄」は「急性に発症し，変動する意識障害・認知機能障害」として明確に定義された診断名である[1]．「せん妄」は「不穏」になる重要な原因の1つであるが「不穏＝せん妄」ではない．不穏状態の患者は落ち着きを保てないほどの疼痛があるのかもしれないし，病状に対して強い不安があるだけかもしれないが，見当識が保たれ，意識レベルの変動がなければ「せん妄」ではない．患者が「不穏」であることと，「せん妄」であることは分けて考える．

　また，「安静にしている患者はせん妄ではない」と判断することも誤りである．せん妄の表現形には過活動型と低活動型があり，過活動型せん妄で活動量が増加している患者は発見が容易だが，意欲低下や認知機能障害を主体とする低活動型せん妄は，高齢者では認知症と間違われて気づかれない場合もある．せん妄は患者の予後悪化と関連が指摘されており[2]，早期の発見と適切な介入が重要である．

B．せん妄の評価

　患者がせん妄であるかどうかを区別する明確な違いは，意識と認知機能の低下の有無である．フォーマルなせん妄の診断は，精神科のトレーニングを受けた者による DSM-5 診断基準に基づいた評価によってなされる[1]．集中治療の

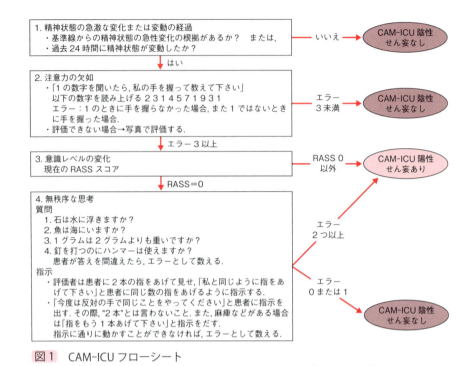

図1 CAM-ICU フローシート
〔ICU におけるせん妄評価法（CAM-ICU）トレーニングマニュアル[4]．p.11〕

ベッドサイドでこの診断により近い評価を可能にする方法として開発されたのが Confusion Assessment Method for the ICU: CAM-ICU である[3, 4]（図1）．CAM-ICU は挿管中の患者でも評価できるよう，非言語コミュニケーションでも解答できるように工夫されている．CAM-ICU のせん妄診断精度を検討した9論文のメタ解析では，その感度は80%，特異度は96%であった[5]．CAM-ICU はせん妄の早期発見のためのスクリーニング法として集中治療領域で広く使用されている．

C. 不穏/せん妄の原因検索

せん妄は不穏の原因になる．不穏な患者を評価するときはせん妄の原因となる病態が潜んでいないかを念頭に検索する．せん妄のリスク因子は，①年齢などの患者背景，②基礎疾患（認知症など），③環境因子，④急性の病態（敗血症，電解質異常など），⑤薬剤など多岐にわたる[6, 7]．さらに，せん妄のほとんどは

複数の因子が絡み合って引き起こされる[8]．治療可能な原因を検索することは基本であるが，最もらしい原因を1つだけ（薬剤の中止など）修正して終わるのではなく，その後も複数の要因の関与を疑って観察を続ける．

■文献

1）精神障害の診断と統計 マニュアル Diagnostic and Statistical Manual of Mental Disorders 第5版．
2）Jackson TA. Int J Geriatr Psychiatry. 2016: 392-9. PMID: 26302258.
3）Ely EW. Crit Care Med. 2001: 1370-9. PMID: 11445689
4）ICU におけるせん妄評価法（CAM-ICU）トレーニングマニュアル https://uploads-ssl.webflow.com/5b0849daec50243a0a1e5e0c/5bb419cbf487b4d2af99b162_CAM_ICU2014-training_Japanese_version.pdf
5）Gusmao-Flores D. Crit Care. 2012: R115. PMID: 22759376.
6）Vasilevskis EE. Best Pract Res Clin Anaesthesiol. 2012: 277-87. PMID: 23040281.
7）Rompaey BV. Crit Care. 2009: R77. PMID: 19457226.
8）Oldham MA. J Neuropsychiatry Clin Neurosci. 2018: 51-7. PMID: 28876970.

〈軽米寿之〉

Ⅳ. 意識・神経

2 人工呼吸中の鎮静中断： とにかく日々の鎮静中断？

　ER や ICU での鎮静・鎮痛は，患者の安静を保ち安全に治療を完遂するために行う[1, 2]．特に，経口気管挿管による人工呼吸中は，咽頭痛や強い咳嗽反射を抑制し，呼吸器同調性を高めるために，鎮静および鎮痛が必要と考えられてきた．また，重症管理を行う集中治療医や麻酔科医は，患者が精神的な苦痛を負わないようにと共感をもって患者を鎮静してきた側面もある．

　しかしながら，深すぎる鎮静は，人工呼吸期間や ICU 在室期間を延長させ，肺炎が増え，筋萎縮が進むことや深部静脈血栓症のリスクも増やすとの考えが広まった．そして，日々の鎮静中断（daily sedation interruption: DSI）が人工呼吸期間を短縮させることが報告されるようになった[3]．また，鎮静中断ではなく，RASS などの鎮静スケールを用いたプロトコルを用いた鎮静でも同様に人工呼吸期間が短縮することも示されている[4]．いずれの方法であれ，鎮静の適正化を図ることは重要であり，日本版の PAD ガイドラインにおいても，CQ12: 人工呼吸管理中は，「毎日鎮静を中断する」あるいは「浅い鎮静深度を目標とする」プロトコルを使用すべきか？　をあげ，その推奨として，これらのいずれかをルーチンに用いることを推奨する（＋1B），としている[2]．2013 年に示された米国の集中治療医学会ガイドライン（2018 年に改訂版が発刊準備中）でも，同様である[1]．

　日々の鎮静中断は，プロトコルを用いた鎮静軽減策に追加しても臨床上のアウトカムを変えなかった[5]．ランダム化比較試験 9 件のデータをメタ解析した結果も，日々の鎮静中断が主要な臨床上のアウトカムを変えなかった[6]．1 つの小規模研究では，日々の鎮静中断が，アルゴリズムを用いた鎮静に比して人工呼吸期間が長く，鎮静中断群では，せん妄が多く，循環動態の変化も大きかった[7]．施設により従来の鎮静方法が異なり，治療提供者の慣れが違うことも背景にあるため判断が難しいが，これらの結果より，鎮静中断を新規に導入する

106　Ⅳ. 意識・神経

ことはプロトコルを用いた鎮静を導入するよりも危険と考えてよい.

　無鎮静プロトコルが行われている施設もある. デンマークのオーデンセ大学のICUでは, 従来モルヒネとハロペリドールの単回投与による鎮静・鎮痛が行われていて, 必要時にプロポフォールが持続されていたが, この施設で, Ramsayスケールを3〜4にするプロポフォールによる持続鎮静に, モルヒネの単回投与を行い, 日々の鎮静中断を合わせる方法を新規に導入して比較した[8]. 結果は, 従来のモルヒネの単回投与群で人工呼吸期間やICU在室期間が短かった. 日々の鎮静中断と鎮静スケールを用いた鎮静の組み合わせは, 施設で慣れのあるモルヒネ中心の従来鎮静鎮痛法に優るとはいえなかったのだ.

　近年, 鎮静薬の使用方法は変化している. ミダゾラムやモルヒネなどの作用時間が長めの薬剤から, 短時間作用薬の持続投与が行われるようになってきた. デクスメデトミジンの使用も一般的となってきた. すなわち, 鎮静中断をしても短時間で覚醒をする状態になってきたうえに, 浅い鎮静で管理されることも多くなっている. 一方で, 人工呼吸中の鎮静・鎮痛の方法は, いまだに施設によりばらつきがあり, 治療提供者の慣れもある. これまでのエビデンスからいえることは, 深い鎮静が行われている施設に限っては, 浅い鎮静を目指し, 鎮静・鎮痛スケールを用いた方法による鎮静・鎮痛法を導入することがよさそうだ. 日々の鎮静中断のみを導入することは, 鎮静・鎮痛スケールを用いた方法よりも安全性が低い可能性がある.

■文献

1) Barr J. Crit Care Med. 2013: 263-306. PMID: 23269131.
2) 日本集中治療医学会 J-PAD ガイドライン作成委員会. 日本集中治療医学会雑誌. 2014; 539-57.
3) Kress JP. N Engl J Med. 2000: 1471-7. PMID: 10816184.
4) Brook AD. Crit Care Med. 1999: 2609-15. PMID: 10628598.
5) Mehta S. JAMA. 2012: 1985-92. PMID: 23180503.
6) Burry L. Cochrane Database Syst Rev. 2014: CD009176. PMID: 25005604.
7) de Wit M. Crit Care. 2008: R70. PMID: 18492267
8) Strøm T, Lancet. 2010: 475-80. PMID: 20116842.

〈細川康二〉

Ⅳ. 意識・神経

3 小児の軽症頭部外傷に対する頭部 CT 検査： 見逃しも医療被曝も減らすには

ER では小児の軽症頭部外傷（一般に Glasgow Coma Scale が 13～15[1] ないし 14～15[2] とされる）を診療する機会は多いが，一見軽症であるからこそ，目の前の患者に頭部 CT 検査を行うべきか否か迷うこともまた多い．このような場合に，両親の不安を取り除くためだけに，あるいは医療従事者自身の不安を取り除くためだけに頭部 CT 検査がオーダーされていないだろうか．

わが国の医療被曝量は世界平均と比較して大幅に高く，その最大の要因は CT 検査である[3]．医療被曝の影響は特に小児において懸念され，Pearce らの報告では CT 検査による小児の医療被曝は将来の脳腫瘍や白血病の発症リスクを上昇させることが示されている[4]．特に軽症の頭部外傷での適応をしっかりと見極めて，小児の不要な医療被曝をできる限り避ける姿勢が求められる．

これまでに，小児の軽症頭部外傷における頭部 CT 検査の要否を判断するための基準がいくつか提案されており，主なものとしては The Pediatric Emergency Care Applied Research Network（PECARN）ルール[2]（図 1）や，Canadian Assessment of Tomography for Childhood Head Injury（CATCH）ルール[5]，The Children's Head Injury Algorithm for the Prediction of Important Clinical Events（CHALICE）ルール[6] がある．これらの 3 つのルールについて，臨床的に重要な外傷性脳損傷（致死的なものや外科的介入を要するものなど）に対する感度を比較検討した大規模前向き観察研究[7] によると，いずれのルールも概ね 90％以上と感度が高く臨床的な有用性が示されたが，なかでも PECARN ルールの感度が 2 歳未満において 100％，2 歳以上において 99％と最も高かった．

PECARN ルールでは「親から見て普段と様子が違う」や「医師の経験」「親の希望」といった項目まで盛り込まれている点が興味深いが，特に親から見て普段と様子が違うかどうかは頭部外傷に限らず小児の診療において非常に有用な情報であり，必ず確認する．

実際の医療現場ではこれらのルールを 1 つの参考に頭部 CT 検査の要否を判

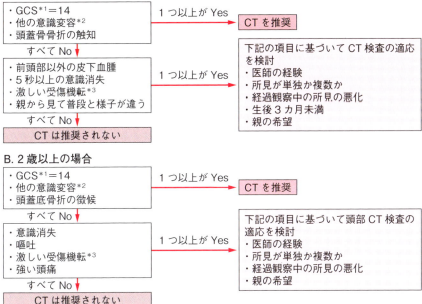

図1　PECARNルール
[*1] Glasgow Coma Scale
[*2] 興奮，傾眠，同じ質問の繰り返し，会話への応答が鈍い
[*3] 乗員の車外放出，他の乗員の死亡，車両の横転，ヘルメット装着のない歩行者への車両の衝突，0.9 m（2歳以上では1.5 m）を超える高さからの墜落，頭部への強い衝撃
（Kuppermann N. Lancet. 2009: 1160-70[2] をもとに作成）

断するが，保護者に説明と同意を行う際の根拠としてこれらのルールを利用することもできる．

■文献

1) Vos PE. Eur J Neurol. 2012: 191-8. PMID: 22260187.
2) Kuppermann N. Lancet. 2009: 1160-70. PMID: 19758692.
3) 日本学術会議．2017. http://www.scj.go.jp/ja/info/kohyo/pdf/kohyo-23-t248-1.pdf
4) Pearce MS. Lancet. 2012: 499-505. PMID: 22681860.
5) Osmond MH. CMAJ. 2010: 341-8. PMID: 20142371.
6) Dunning J. Arch Dis Child. 2006: 885-91. PMID: 17056862.
7) Babl FE. Lancet. 2017: 2393-402. PMID: 28410792.

〈大木伸吾　志馬伸朗〉

IV. 意識・神経

くも膜下出血後の triple H 療法は本当に有益か？ スパズム期はあるのか？

　triple H 療法はくも膜下出血後の血管攣縮の予防および治療を目的とした hemodynamic therapy であり，hypertension（高血圧），hypervolemia（循環血液量の増加），hemodilution（血液希釈）の状態を維持する管理法である．triple H 療法は攣縮が生じている脳血管の部位の圧較差に対抗し，血液粘稠度を下げることで脳灌流を保とうとする理論的背景に基づいている．しかし，triple H 療法は広く普及している一方で，その効果を検討した質の高い研究はなく，その意義が見直されている．

A．triple H 療法のランダム化比較試験

　triple H 療法について検討したランダム化比較試験（randomized controlled trial: RCT）はこれまでに 3 編報告されているが，いずれも小規模であり，解釈にも注意を要する．

　1983 年の Rosenwasser らの報告では，くも膜下出血の患者 30 例について肺動脈楔入圧（pulmonary artery wedge pressure: PAWP）を 12〜15 mmHg を目標に管理した hypervolemia 群とフロセミドを使用して hypovolemia で管理した群とが比較され，hypovolemia 群で脳血管攣縮および死亡が多かった[1]．この結果から hypervolemia での管理が広まったが，その後に報告された 2 つの RCT は hypervolemia の治療効果に疑問を投げかける結果であった．1 つは 2000 年に報告された Lennihan らによる RCT で，動脈瘤クリッピング術後のくも膜下出血患者 82 例を PCWP 14 mmHg，中心静脈圧（CVP）8 mmHg を目標に管理する hypervolemia 群と PCWP 7 mmHg，CVP 5 mmHg を目標とする euvolemia 群に分けて比較した結果，主要アウトカムの平均脳血流量に群間差はみられず，血管攣縮の発生率にも差はなかった[2]．もう 1 つは Egge らによる 2001 年発表の RCT で，術後のくも膜下出血患者 32 例に対して，介入群では CVP 8〜12 mmHg，ヘマトクリット値 30〜35％，平均動脈圧：術前＋20 mmHg を目標とする triple H 療法が行われた．その結果，通常

治療群との比較で脳血流量，血管攣縮発生率，1 年後の機能予後に差はみられず，triple H 療法の有効性は示されなかった[3]．

　これらの結果からは，くも膜下出血の患者を hypovolemia で管理することは避けるべきだが，生理的な範囲を超えて triple H の状態を目指すことの有益性には疑問が残る．さらに，Lennihan らの研究では介入群/対照群の水分バランスに関するデータが示されているが，介入群では輸液量が有意に多かったが，同時に尿量も増えたことで水分バランスには差がなかった[2]．そもそも hypervolemia の状態を保って管理することは現実的に困難な可能性もある．

　近年では，triple H 療法の 3 要素のどれがくも膜下出血後の予後改善に有効なのか，という疑問にシフトし始めているが，執筆時点で神経予後や死亡率などの患者中心のアウトカムを指標として検討された試験はない．

B. triple H 療法の有害性

　triple H 療法の治療目標を達成するために，多くの症例では大量輸液を行う必要が生じる．過剰な輸液は肺水腫，電解質異常などの合併症につながる危険性がある．また，PAWP/CVP などの指標を目的にして管理する場合，肺動脈カテーテルや中心静脈カテーテルによる合併症のリスクが加わる[4]．また，高血圧療法を達成する目的でカテコラミンを使用する場合，不整脈や末梢臓器の虚血などの合併症に注意する必要がある．合併症による低酸素血症や心拍出量の低下が脳循環に悪影響を与えることは明白であり，避けるべきだ．

まとめ

　triple H 療法はそもそも明確な介入指標が定まっていないうえに，これまで大規模 RCT でその効果を検証されたこともなく，くも膜下出血の予後を改善する裏付けとなるエビデンスは存在しない．triple H 療法における介入はときに患者を非生理的な状態に置き，有害な可能性もある．くも膜下出血後の管理では hypovolemia を避けることを主眼とし，過剰な体液/循環介入を行う必要はないだろう．

> **コラム** "スパズム期" はあるのか？
>
> スパズム期は，一般的にくも膜下出血発症 3〜7 日後から最大 21 日までの期間を指し，血管攣縮の合併症が生じやすい時期とされるが，明確に定義されてはいない．そもそも「スパズム期」にそのまま該当する英語表現は存在せず，くも膜下出血後の同時期における神経合併症は遅発性脳虚血（delayed cerebral ischemia: DCI）と表現されている．DCI は神経学的症候を伴う合併症で，その原因は血管攣縮だけでなく，神経細胞自体の浮腫や微小血栓が関与していると考えられる[5]．

■文献

1) Rosenwasser RH. Neurosurgery. 1983: 658-61. PMID: 6348577.
2) Lennihan L. Stroke. 2008: 383-91. PMID:10657410.
3) Egge A. Neuroseurgery. 2001: 593-605. PMID:11523669.
4) Lee KH. Neurocrit Care. 2006: 68-76. PMID: 16498198.
5) de Oliveira Manoel AL. Critical Care. 2016: 21. PMID: 26801901.

〈軽米寿之〉

Ⅳ．意識・神経

5　高浸透圧製剤の功罪

1）高浸透圧製剤のエビデンス

　頭蓋内圧亢進の病態に対してマンニトール，グリセオール，高張食塩水などの高浸透圧製剤が用いられる．高浸透圧製剤は，浸透圧勾配によって浮腫の原因となる脳組織の水分を血管内へと引き込むことで頭蓋内圧を低下させる．マンニトールは，日米の重症頭部外傷のガイドラインにおいて頭蓋内圧の低下目的の使用が推奨されている．しかし，高浸透圧製剤は臨床現場で広く使用されている一方で，患者中心のアウトカムに対する有効性を検討した質の高い研究は存在しない．頭蓋内圧を亢進させるいかなる疾患に関しても，高浸透圧製剤を使用することが患者にとって益なのか，害なのかが明確にわかっていないのが現状である．

2）頭蓋内圧モニタリングの是非

　高浸透圧製剤を使用する主たる目的は，神経損傷に伴って生じている浮腫を改善させることで亢進した頭蓋内圧（intracranial pressure: ICP）を低下させ，生き残っている脳組織への二次性損傷を防ぐことである．理論的な治療指標として平均血圧（mean arterial pressure: MAP）と頭蓋内圧（intracranial pressure: ICP）の差で求められる脳灌流圧（cerebral perfusion pressure: CPP）が用いられ，50 mmHg 以上を目安とする管理が推奨されている．MAPを高く管理しても ICP の上昇によって CPP が維持できなければ ICP を下げる介入が必要となり，高浸透圧製剤による ICP 管理や外科的な開頭減圧術が検討される．

　そのため，CPP を数値として確認するためには ICP モニタリングが必要となるが，本邦での ICP モニタリング施行率は低い[1]．さらに，重症頭部外傷の患者に対して ICP モニタリングとガイドラインに沿った管理を行った群と，画像と身体所見にのみ基づいて管理された群が比較された研究では，生存と神経予後の複合アウトカムに差はみられなかった[2]．頭蓋内圧亢進による二次性脳損傷を防ぐのが神経集中治療の勘所ではあるが，何を指標に，どのような手

JCOPY 498-16604

Ⅳ．意識・神経　113

段で頭蓋内圧をコントロールすべきかは十分に検討されていない．頭蓋内圧モニタリングは脳圧管理のガイドとして有効だが，侵襲性が高く，常に合併症のリスクがつきまとう．現段階では，「高浸透圧製剤を使用するか否か」「ICP モニタリングをそのガイドとして使用するか否か」の判断は臨床医に委ねられている．

3) 高浸透圧製剤の副作用

高浸透圧製剤を使用する場合，浸透圧利尿による脱水および高ナトリウム血症，高/低カリウム血症をはじめとする種々の電解質異常に注意が必要となる．また低心機能患者や腎不全患者では高浸透圧製剤により血管内容量が急激に増加し肺水腫を起こす場合がある．高浸透圧製剤の使用中は呼吸状態や電解質の変化を注意深くモニタリングする必要がある．

また，マンニトールは脱水による腎前性の機序とは別に，浸透圧性腎症による急性腎傷害を起こす．Nomani らは 1970 年から 2014 年までの間に報告されたマンニトール誘発性浸透圧腎症 55 例をレビューしており，0.4/kg/day を超える投与量での発生が多かった[3]．重症の浸透圧性腎症では，透析によりマンニトールを除去することで浸透圧較差を是正した治療報告もある．

まとめ

頭蓋内圧亢進は治療すべき病態であることは間違いないが，高浸透圧製剤の副作用によって守るべき脳組織にダメージを与えることがあってはならない．臨床医には便益を十分に吟味したうえでの判断が求められる．

「使用を推奨するエビデンスはない」という事実を知り，副作用のリスクを把握せずに漫然と使用するというピットフォールに陥らないように心がけるべきである．

■文献

1) 川又達朗. 神経外傷. 2008: 158-173.
2) Chesnut RM. N Engl J Med. 2012: 2471-81. PMID:23234472.
3) Nomani AZ, Renal Failure. 2014: 1169-76. PMID: 24941319.

〈軽米寿之〉

V. 循環

 頻脈の適切な評価と対応

A. 洞調律化を目指すべきか，どう目指すか

　不安定な頻脈と考えた場合に洞調律化を目指す．不安定かどうかは，必ずしも血圧のみで判断するのではなく，呼吸，意識など患者の全体像から判断する[1]．上室性か心室性かも判断の根拠となるが，上室性不整脈でも変行伝導を伴う場合は wide QRS になり，ときにその判別が難しく，結局は，結果としての全身状態で判断するしかないときもある．洞調律化の手段は電気学的除細動もしくは抗不整脈薬投与の二択である．この際，抗不整脈薬投与は思わぬ合併症（新たな別の不整脈の誘発，陰性変力作用）を招く可能性がある．よって，使用する際は必ず除細動器を近くに準備しておくべきであるし，**緊急重症病態に対しては，電気的除細動を優先する．除細動に際しては，適切な鎮静鎮痛と気道確保が重要である．**

a）波形診断

　発生した不整脈が上室性か心室性かは，まずは QRS 幅を見る．0.12 ms 未満：narrow QRS，0.12 ms 以上：wide QRS と定義される．一般的には narrow QRS であれば上室性，wide QRS であれば心室性と考えてよい．虚血などを含む原因検索，その後の薬剤投与の戦略の参考にするため，モニター心電図だけでなく 12 誘導心電図での評価も行い，QT 延長，ST 変化にも着目する．

> **コラム　アデノシン投与**
> 　上室性頻脈の診断，治療にアデノシン投与が行われる．その半減期は 10 秒以内である．末梢静脈路からの投与に比べ中心静脈路からの投与の方が効果が高いとされ，投与量の調整を考えてもよい．気管支けいれん誘発の可能性があり，喘息の既往がないかの確認が必要である．また**心房細動に投与した際，心室性不整脈を誘発したという報告も多く，除細動器を準備しておく．**

B. Narrow QRS の不整脈

リズムが整であるか不整であるかで以下に分類される．ここでは ICU でよく問題となる不整脈を抜粋し，その診断と対応，注意点に関して概説する．

1）リズム整

a）洞性頻脈

Ⅱ誘導での P 波の極性に着目し，上向きであれば洞調律である．洞性頻脈の対応として，虚血病態が疑われるときは β ブロッカーで心拍数を下げる選択肢もあるが，**頻脈が正常な代償反応の場合もある**ので，注意する．

b）AVNRT

房室結節内の副伝導路を介した不整脈であり，典型的には，心拍数は 140〜180 回/分で，女性に多い．房室伝導を抑制するべく，アデノシンを投与する．

c）心房粗動

電気信号が三尖弁周囲を旋回し，心房に伝わった結果として F 波（250〜350 回/分）が観察される．Ⅱ, Ⅲ, aVF 誘導で観察しやすい．多くの患者は 2：1 伝導で心室に伝わり，心拍数は 150 回/分前後になる．他の上室性頻拍との判別が難しいときがあるが，この心拍数を根拠にすることもある．また，伝導比が落ちている際に洞調律との鑑別に悩むこともあるが，心房が律動的に収縮している様子を心エコーで観察し診断できることもある．薬物介入としては，アデノシン投与で一時的に房室伝導を抑えると，F 波の観察が容易となる．電気的除細動は一般的な方法であるが，ペースメーカーが留置されている場合は，心房をオーバードライブペーシングすることで除細動する選択肢もある．レートコントロールとしては，房室伝導を抑制する薬剤（β ブロッカー，ジゴシン，ジルチアゼム，ベラパミル）を使用する．

2）リズム不整

a）心房細動

ICU で発生する最頻の不整脈であるが，**重症患者の新規発生心房細動に対する確固たる指針は存在しない**．不安定と判断すれば除細動を試みるが，背景疾患の改善がなければ不成功に終わることも多い．現時点で洞調律化が予後を改善する，というデータは存在しないが，新規心房細動発生患者の予後が不良なことは複数報告されている．抗凝固療法の是非に関しても，ICU 領域における確固たる知見は存在しない．

b）多源性心房頻拍

　P 波の形状，PR 間隔が一様でない際に疑う．肺疾患に伴う低酸素血症，テオフィリン中毒，代謝異常，心筋症末期などに関連する．治療は背景疾患の是正だが，心拍数コントロールとしては房室伝導を抑える薬剤が検討される．

C. Wide QRS の不整脈

　血行動態への影響が大きい VT（心室頻拍：ventricular tachycardia）の診断が最も大事であるが，**VT の 2 割程度が不整であるともいわれており，ときにその診断は難しい**．過小評価しないように気をつける．sustained VT とは 30 秒以上続く HR100 以上の VT と定義され，即座の対応を要する．

a）NSVT

　現状，NSVT（非持続性心室頻拍：non sustained ventricular tachycardia）に対しての抗不整脈薬投与を支持するデータはない．できることは，基礎心疾患の有無の把握に努めるのみである．

b）単型性 VT

　不安定と判断した際は同期下除細動を検討するが，安定している場合は，リドカイン，アミオダロン，ソタロールなどの薬物学的除細動の検討も行う．低心機能にはアミオダロンが推奨される，QT 延長が存在する場合は注意する．

c）多型性 VT

　一般的には心筋虚血が示唆され，心室細動への移行に注意する．ただちに電気学的除細動が必要になる．薬物学的除細動としてはリドカイン投与，アミオダロン投与が検討されるが，背景疾患の管理に関わることとして，可能であれば，昇圧薬や強心薬の減量も望まれる．

d）Tdp（Torsades de Pointes）

　QT 延長から発生する多型性 VT の通称である．機序としては，薬剤性，電解質異常（低カルシウム血症，低カリウム血症），くも膜下出血，先天性などがある．緊急治療はマグネシウム投与，イソプロテレノール投与（HR を上昇させ QT 時間を短縮させる）である．

■文献

　1）Tarditi DJ. Semin Respir Crit Care Med. 2006: 221-9. PMID: 16791756.

〈吉田拓生〉

V．循環

2 頻脈に対する抗不整脈薬の落とし穴

　頻脈には心房で起こる上室性頻脈，心室で起こる心室性頻脈，そして洞性頻脈がある．不整脈には「頻脈性不整脈」と「徐脈性不整脈」がある．頻脈性不整脈は頻脈を伴う不整脈であり，上室性不整脈と心室性不整脈に分類される．

　頻脈性不整脈の治療の原則として血行動態が不安定な頻脈を認めた場合は，薬剤投与よりも緊急カルディオバージョンを優先する．血行動態が安定している場合は薬物療法（抗不整脈薬）を考慮する．しかし，電解質や体温，容量負荷などの異常が認められれば，抗不整脈薬を投与する前に補正を行う．抗不整脈薬には催不整脈作用と陰性変力作用があり，薬剤投与後に新たな不整脈や低血圧など致死的な副作用を生じることがあるため，注意深く循環モニタリングをする[1]．

　上室性不整脈で頻度の高い疾患は発作性上室性頻拍と心房細動である．

　発作性上室性頻拍は突然始まり突然停止する傾向があり，その持続時間は数分から数時間である．動悸や気分不快などの症状が持続する場合は治療適応となる．頸動脈マッサージや Valsalva 法（息こらえ），冷水刺激などの迷走神経刺激手技が有効である．改善しない場合，アデノシン三リン酸（ATP）の急速静注，ベラパミル（ワソラン）の静注がある[2]．

- ●ATP（アデホスコーワ注）1A（10 mg）　急速静注

　ATP は房室結節伝導や洞結節調律を抑制する．徐脈から洞停止や心室細動に移行することがあるため，ATP を投与中は心電図モニター監視を行う．また，除細動器と蘇生の準備をしておく．薬剤投与により一過性の嘔気が出現することを事前に患者に伝えておく．

- ●ベラパミル（ワソラン静注）1A（5 mg）＋生理食塩水 10 mL　10 分以上かけて投与

　ベラパミルは血管拡張作用や房室結節・洞結節の抑制作用，陰性変力作用がある．低血圧や洞性徐脈に注意し，投与中に 12 誘導心電図を装着してバイタルサインを確認する．心不全の既往のある患者には慎重投与を有する．また，

半減期が2時間以上と長いことに留意する必要がある．薬剤投与中に頻拍が停止した場合は速やかに投与を中止する．

心房細動の治療は血行動態の破綻をきたす場合はカルディオバージョンを優先する． 不整脈以外の補正可能な病態があれば改善する．抗不整脈薬としてはCa拮抗薬，βブロッカー，Naチャネル遮断薬を使用する[3]．

- Ca拮抗薬：ベラパミル（ワソラン®静注）1A（5 mg）＋生理食塩水100 mL　30分で投与

Ca拮抗薬は陰性変力作用が少ないが，血管拡張作用が高い．循環動態が不安定な症例は使用しにくい．薬剤投与前にバイタルサインを確認し，12誘導心電図を装着しておく．

- β遮断薬：ランジオロール（オノアクト®点滴静注用）3V（150 mg）＋生理食塩水50 mL

β遮断薬は血管拡張作用が少ないが，心機能抑制が高い．薬を投与する前に心エコーで心機能評価を必要とする．心機能低下例には低用量から開始する．投与中に停止した場合は速やかに投与を中止する．

- Naチャネル遮断薬

Naチャネルとの結合力が強い薬剤（Ⅰa，Ⅰc）と弱い薬剤（Ⅰb）がある．**Ⅰa，Ⅰcは催不整脈作用や心筋抑制が強く，低血圧を生じやすい．** Ⅰbは陰性変力作用がNaチャネル遮断薬の中では比較的弱く，低血圧を起こしにくいが心房細動には効果が低い傾向にある．

心室性不整脈の頻度が比較的高い疾患には心室頻拍や心室細動がある．

心室頻拍には非持続性心室頻拍と持続性心室頻拍がある．非連続性頻拍は基礎心疾患を合併することが少なく，抗不整脈薬の適応は乏しい．電解質の是正などを行うか，無症候性であれば治療は必要ない．循環動態が不安定な持続性心室頻拍では，カルディオバージョンの適応となる．安定している場合はⅠ群あるいはⅢ群の抗不整脈薬を使用する．特殊な心室頻拍としてQT延長症候群に合併するtorsades de pointesは，ときに心室細動に移行する．薬物（抗不整脈薬や向精神薬）や電解質（低カリウム血症，低マグネシウム血症）が原因で生じる．血行動態が破綻している場合は電気的除細動の適応となるが，安定していれば，QT延長が疑われる薬剤の中止，電解質の補正や硫酸マグネシウム投与を行う．

心室細動は血行動態が破綻しているので除細動および蘇生行為を行う．アミ

オダロン，ニフェカラントを使用する．難治性の場合は経皮的心肺補助装置の適応となる．再発予防のため，アミオダロンやニフェカラントなどを用いる．

- アミオダロン（アンカロン®注射）2A（300 mg）＋5％ブドウ糖 20 mL 急速投与

アミオダロンは半減期がきわめて長く，torsade de pointes や血圧低下，徐脈が現れることがあるので心電図の連続監視を十分に行う[4]．

- ニフェカラント（シンビット®静注用）1V（50 mg）＋生理食塩水 50 mL 5 分間で投与

ニフェカラントは心機能抑制が少なく心室細動の除細動閾値を低下させる利点があるが，QT 延長による torsade de pointes が発生する危険性があり，QT 延長症候群のある患者には使用しない．12 誘導心電図でバイタルサインの確認をする．

洞性頻脈は洞結節が通常よりも早い電気的信号を送るため頻脈となる病態であり，発熱，循環血液量減少，アルコール，甲状腺機能亢進，精神的疾患（恐怖や不安など）による要因によって交感神経が亢進することで生じる．治療は薬剤を用いて単純に心拍数を遅くすることではなく，洞性頻脈の原因を調べて対応することである．洞性頻脈が循環動態に影響している場合や動機や気分不快などの症状が強い場合は抗不整脈薬の適応となる[5]．

■文献

1) 浦部晶夫，編．今日の治療薬 2018. 2018.
2) 不整脈薬物療法に関するガイドライン．2009 年改訂版．
3) 心房細動治療（薬物）ガイドライン．2013 年改訂版．
4) American Heart Association Advanced Cardiovascular Support Provider Manual. 2006.
5) 清水敬樹，編．ICU 実践ハンドブック．2009.

〈村上博基　西山 慶〉

V. 循環

3 ショックの早期評価，血圧以外に評価すべきこと

1) ショックが存在するか

ショックは，血圧低下と同義ではない．古典的には，組織における酸素必要量に対して酸素供給量が足りていないこと，と定義されている．血圧低下はショックの一症候に過ぎず，ショックを示唆する所見として血圧低下以外では，意識障害，呼吸数増加，心拍数増加，末梢冷感，冷汗，尿量低下，乳酸値上昇，中心静脈酸素分圧低下，などがある[1]．目の前の患者がショックであるかは，取り得る限りのすべての所見を総動員して判断する．

2) 古典的な分類

診断を進めていく際には，いわゆるショックの古典的分類: 心原性ショック，循環血漿量減少性ショック，分布異常性ショック（敗血症性ショック，神経原性ショック，アナフィラキシーショック），閉塞性ショック（肺塞栓，緊張性気胸，心タンポナーデ），の，いずれに該当するか考えて整理する．

3) ICU での疫学

頻度は敗血症性ショックが最多で，心原性ショック，循環血漿量減少性ショックが続き，閉塞性ショックは比較的まれである．2010 年に New England of Journal of Medicine で発表されたショック患者（1600 人）に対するノルアドレナリンとドパミンの比較介入試験[2] では，その患者内訳は，敗血症性ショック 62%，心原性ショック 16%，循環血漿量減少性ショック 16%，分布異常性ショック他 4%，閉塞性ショック 2% であった．

4) ショックの類型診断

ショックの有無の判断と同様，ショックの原因評価でもすべての情報（病歴，身体所見，検査所見）を総動員する．原因によっては，検査所見単独で診断できる場合もあるが，アナフィラキシーショックは病歴と身体所見が不可欠であるし，分布異常性ショックと循環血漿量減少性ショックの鑑別をエコー単独で行うことは難しい．あくまで総合判断が大事であるが，種々の判断材料の中でも的を絞ったエコー検査，「point of care ultrasonography」の重要性は様々な

文献で主張されている[3].

5）ショック患者の心エコー所見

ショック患者では，特に以下 4 つの所見に着目する

a）下大静脈

径と，呼吸性変動を評価する．もし下大静脈は拡張し呼吸性変動が減弱していた場合は，下大静脈圧が上昇する可能性のあるショック，すなわち心原性ショックや閉塞性ショックの病態を想定する．逆に下大静脈は虚脱し呼吸性変動が大きいときは，循環血漿量減少性ショックや分布異常性ショックなどの血管内から容量が逃げていくタイプのショックを想定する．注意点として，人工呼吸器管理などで陽圧換気下になれば下大静脈は拡張するし，自発呼吸下であれば例えば正常な血行動態であっても下大静脈が虚脱様に見える場合がある．現実的な使用法は，極端な所見のみを有意な情報として捉えるべき，という点だ．逆に，陽圧換気を行っているわけではないのに下大静脈が拡張し呼吸性変動が消失しているときは，閉塞性ショックや心原性ショックの可能性を検討する．

b）心嚢液

心タンポナーデの診断に関して，心嚢液貯留以外に有意な所見がない場合は比較的容易であるが，心嚢液の貯留スピード次第では循環動態に影響していない場合もある．心タンポナーデであるかどうかは病歴，臨床像と照らし合わせて判断する．心嚢液貯留の存在診断自体は一目瞭然であるが，例えば局所的な貯留（例えば心臓外科術後症例など）や，出血成分を多く含み白く見えるときなど，一見，評価が難しいこともある．

c）左心室

収縮能低下がみられた場合は心原性ショックを想定するが，新規に発生しショックの原因になっているかどうかは，過去の心機能，病歴との総合判断である．逆に過収縮の所見は心室内の容量不足の病態が存在するときに，代償反応としてみられ，例えば出血や脱水，敗血症だけでなく，肺塞栓のように左室への血液流入が少なくなる病態も想定する．

d）右心室

特に閉塞性ショックを想定している際に注目すべき部位であり，右心内圧上昇による右心負荷所見の有無を確認する．右心負荷所見とは，右心拡大と心室中隔扁平化である．

6）ショックに対するプロトコール

　上記の所見を利用して，種々プロトコールが提唱されている．RUSH protocol（Rapid Ultrasound in SHock）が有名であり，ポンプ（心囊液，左室収縮能，右心負荷所見），タンク（下大静脈，頸動脈，肺），パイプ（大血管）を合言葉にショックの鑑別を進めていくプロトコールである[4]．ただし評価項目が多いとの批判もある．他，肺エコーに簡単な心エコー（心囊液，右心拡大）を行い，輸液制限の戦略を盛り込んだFALLS protocol（Fluid Administration Limited by Lung Sonography）もショック鑑別のプロトコールとして知られている[5]．

■文献

1）Vincent JL. N Engl J Med. 2013: 1726-34. PMID: 24171518.
2）De Backer D. N Engl J Med. 2010: 779-89. PMID: 20200382.
3）Mayo PH. Chest. 2009: 1050-60. PMID: 19188546.
4）Perera P. Emerg Med Clin North Am. 2010: 29-56. PMID: 19945597.
5）Lichtenstein DA. Chest. 2015: 1659-70. PMID: 26033127.

〈吉田拓生〉

V. 循環

心不全の評価：心収縮が良好な心不全（HFpEF）の評価

1）疫学

急性心不全のうち，今や約半数は収縮能が低下しないタイプの心不全であり，その病態は HFpEF（Heart Failure preserved Ejection Fraction，ヘフペフと呼ばれることが多い）と名付けられている．診断能向上や平均寿命の延長の影響からか，患者数は現在増加傾向にあり，今後，急性心不全の主たる機序になると想定される．観察研究では，死亡イベント，入院率が HFrEF（収縮能低下タイプの心不全：Heart Failure reduced Ejection Fraction，ヘフレフと呼ばれることが多い）に迫るという報告があるが，介入研究では，HFrEF に比べ予後良好という報告が多い[1]．

2）病態

心臓に拡張障害が発生する機序として，古典的には高血圧性にリモデリングが発生する病態が想定されていた．最近は併存疾患に関連した全身の血管内皮の炎症が心筋の炎症と線維化を招き，酸化ストレスが上昇し，この変化が，心筋のリモデリングを生み骨格筋の酸素運搬も低下させる，というモデルが提唱されている．リモデリングに関連して心房細動も併発しやすい．以上を背景に，拡張障害を負ってしまった心血管系が何らかの全身状態の変化に対応できず，急激な肺水腫が発生した病態がいわゆる急性心不全である[2]．基本的に診断には心エコーが必須である．

3）心エコー

まずは基盤となる心臓のアセスメントを行うべく EF，全体観察を行う．引き続き，血行動態の詳細な把握のためカラードプラを行う．

a）EF

HFpEF の EF に関して，種々の観察研究では 40〜55％ と設定され，その値には幅があるが，主要ガイドラインでは 50％ を境界としている．過去に低心機能が判明しており，治療後に改善した急性心不全患者は，HFrEF とされるべきで，HFpEF の範疇には入れない．

b）全体観察

　左室内腔容積は拡大していないことが多いが，左房圧の上昇を反映して左房が拡大する．典型的な所見として左室心筋肥大もあげられるが，所見が得られないことも多い．注意点は，HFpEF 以外の，左室収縮能良好である急性心不全の原因（重度の弁膜症，心膜疾患）を見逃さないことである．

c）カラードプラ

　カラードプラでのアセスメントで代表的な計測は E/A 比[3] と E/e' 比[4] である．特に，E/A 比の観察は，「point of care ultrasound」の範疇でアセスメント可能で，非循環器専門医でも評価できるようにしておく．

● E/A 比

　通常，僧帽弁を通る血流は E 波と A 波からなる二峰性となっており，この血流速度を測定し，E 波，A 波の大小を観察することで LVEDP（左室拡張末期圧：left ventricular end-diastolic pressure）を推定できる．若年者は通常 E 波＞A 波であり，50 歳前後を過ぎた以降は加齢による左室弛緩能の低下からか E 波＜A 波（abnormal relaxation pattern）となる．LVEDP が上昇すると相対的に E 波の波高が大きくなり E 波＞A 波（pseudo normal pattern と呼ばれる）に変化し，さらに LVEDP が上昇すると E 波のみになる．よって E/A 比を観察することで LVEDP 上昇かどうかの推察が可能である．注意点は，上記のごとく，元より E 波＞A 波である若年者や，心房細動関連（A 波は消失，発作性心房細動から洞調律復帰した後は A 波減弱）症例には使えないことである．

● E/e' 比

　組織ドプラを用いて，僧帽弁の弁輪部の動きを測定し（e' 波），E 波との比を計算することで LVEDP をアセスメントできる．E/e'＜8 の場合は LVEDP 上昇の可能性は低く，15＜E/e' の場合は LVEDP 上昇の可能性が高い．心房細動の際には 1 心拍ごとの E 波，e' 波が一定しないため，評価できない．

■文献

1）Redfield MM. N Engl J Med. 2016: 1868-77. PMID: 27959663.
2）Oren O. Am J Med. 2017: 510-16. PMID: 28163048.
3）Nagueh SF. J Am Coll Cardiol. 1997: 1527-33. PMID:9362412.
4）Ommen SR. Circulation. 2000: 1788-94. PMID: 11023933.

〈吉田拓生〉

V. 循環

5 心不全への介入: クリニカルシナリオとその注意点

1) クリニカルシナリオとは

クリニカルシナリオ（clinical scenario: 以下 CS）とは，急性心不全に対して，発症早期の収縮期血圧で層別化し，発症 6〜12 時間以内の早期治療指針を提示したものである[1]．これは，エビデンスに乏しいといわれる急性心不全の治療に関して，ヨーロッパとアメリカの循環器科医，集中治療医，救急医が一同に介して，早期の積極的治療が患者予後を改善させるかもしれない，という仮説のもと提言された．

急性心不全における観察研究では早期介入の効果が示唆されており，約 15 万人弱の急性心不全患者を検討した ADHERE study という大規模後ろ向き観察研究の事後解析では，救急部門で血管作動薬を開始した方が入院期間，院内死亡率ともに減じる効果があるとされた．また，収縮期血圧は急性心不全の予後を最も左右する因子であることが判明したため，CS は収縮期血圧で層別化されている．CS 1 は 140 以上，CS 2 は 140〜100，CS 3 は 100 未満だが，カットオフ値の根拠はなく，エキスパートオピニオンである．急性冠症候群の関与があるものを CS 4，右心不全が主病態であるものを CS 5 と別途分類する．

a) CS 1

収縮期血圧 140 mmHg 以上のうっ血に伴う呼吸苦を CS 1 とする．急激に左室内圧と収縮期血圧が上昇し，呼吸苦が出現する．全身の浮腫は目立たず，体液過剰でない．多くは HFpEF に分類され，心血管系のコンプライアンス低下が原因である．挿管率などの短期予後は良好である．対応は NPPV，硝酸薬である．体液過剰が明確な際は利尿薬を検討するが，必要なことはまれである．

b) CS 2

収縮期血圧が 100〜140 mmHg の呼吸苦を CS 2 とする．CS 1 に比べ，症状の発現は徐々で，体液過剰を反映した体重増加を伴う．貧血や低アルブミン血症を呈していることも多く，その際は慢性心不全の併発を強く疑う．

治療は，NPPV，硝酸薬，体液過剰が認められる場合の利尿薬であり，CS 1

と特に変わらない．ただし，CS 1 に比べ CS 2 には体液貯留症例が多く含まれるため，利尿薬が治療の中心となる．

c）CS 3

収縮期血圧が 100 未満の呼吸苦が CS 3 とされている．CS 1，CS 2 と違い，浮腫の有無は重要ではなく，全身の低灌流が主病態である．急性発症も慢性発症もある．多くは代謝性アシドーシスを呈する．

治療としては強心薬（ドブタミンやミルリノン）を検討し，低血圧，低灌流が継続するようであれば血管収縮薬も併用する．ただし強心薬は，血管拡張作用を有しており逆に血圧低下を誘発する可能性や催不整脈作用もあり，その使用には十分注意する．

d）CS 4

収縮期血圧の値にかかわらず，急性冠症候群が関与した急性心不全で，冠動脈病変に対する特異的治療を行う．

e）CS 5

右心不全が主病態の心不全である．症状の発症は急性も慢性もある．肺水腫を呈していないことも多く，過剰利尿による左室内容量不足に注意する．収縮期血圧が 90 mmHg 以上であれば利尿薬を検討し，90 mmHg 未満であれば強心薬を検討する．血管収縮薬が必要なこともある．

2）注意点

クリニカルシナリオは，明確な根拠に裏打ちされたものではなく，大まかな方向性として捉えておく．収縮期血圧のみで治療方針を決めるわけではない．あくまで症例ごとに丁寧にアセスメントして治療戦略を練る．原著論文中にも，「Indeed, clinical judgment is extremely important for the management of all patients with AHFS」との記載がある．各対症療法の立ち位置は，NPPV，硝酸薬投与が第 1 で，第 2 に体液貯留がある際の利尿薬といった感じだが，CS 発表以後，急性心不全に対する利尿薬早期投与の予後改善効果を指摘した日本発の多施設観察研究[2] などがあり，今後の知見集積が待たれる．

■文献

1）Mebazaa A. Crit Care Med. 2008: S129-39. PMID: 18158472.
2）Matsue Y. J Am Coll Cardiol. 2017: 3042-51. PMID: 28641794.

〈吉田拓生〉

V. 循環

急性心原性肺水腫の患者に，安易にモルヒネを使用しない

A. 急性心不全にモルヒネ！？

　モルヒネは急性心原性肺水腫に対してよく使われてきた薬だが，その使用には注意が必要である．病態生理学的には，中枢性にも呼吸苦軽減効果があり，かつ血管拡張を促進し末梢静脈系での血管床を拡大し，結果としてうっ血の改善につながる，と信じられてきた．急性心不全の病態として，カテコラミンの活性化に伴う血管系の緊張，それに伴うさらなる心不全の悪化，結果的に呼吸苦が増悪し，さらなるカテコラミンの活性化，という悪循環を断ち切る意味で，モルヒネの使用が推奨されてきた．

B. 生理学的には

　生理学的データは改善するという報告が多く，呼吸数低下，SpO_2上昇，心拍数低下，血圧低下を認める．肺動脈圧，肺動脈楔入圧の変化は一定せず，心拍出量減少など，血行動態のアセスメントとして重要とされる要素は不変という結果も多い．いずれも，比較対象がない小規模の研究が多く，臨床への実用として結論づけられる知見はない．

C. 臨床的には

　1990年代後半から2000年代前半までに小規模の観察研究において，モルヒネ使用に関連した死亡率上昇，ICU入室や気管挿管の必要性などの指摘がされていたが，約15万人弱の急性心不全患者を検討したADHERE studyという大規模後ろ向き観察研究の二次解析において，**モルヒネの使用は，人工呼吸器の必要性の上昇，入院期間延長，ICU入室の必要性，死亡率上昇と関連がある**，と報告された[1]．

D. 現時点では

　モルヒネの治療効果を直接的にみた介入研究はないため，断定的な物言いはできないが，現在の論調としては，急性心不全の治療においてモルヒネは避けるべきとする文献は多い[2,3]．患者個々の例外的な事情がなければ，**急性心不全に対する使用は避けておく**のが妥当だろう．

■文献

1）Peacock WF. Emerg Med J. 2008: 205-9. PMID:18356349.
2）Sosnowski MA. Emerg Med Australas. 2008: 384-90. PMID: 18973635.
3）Graham CA. Emerg Med Australas. 2009: 160. PMID: 19422415.

〈吉田拓生〉

V. 循環

急性心筋梗塞を見逃さないために

　急性冠症候群の中にはST上昇型の急性心筋梗塞，ST上昇のない急性心筋梗塞，不安定狭心症がある．的確な病歴聴取と心電図検査，心エコー，生化学マーカー検査が診断に有用である[1]．

A. 病歴聴取
- 発症様式：急性発症する．
- 痛みの性状：胸骨後部の圧迫感や絞扼感を訴える．高齢者や糖尿病患者では典型的な胸痛を生じないことがある．
- 放散痛：左顎から左肩，左上肢にかけての放散痛が認められる．
- 随伴症状：発汗，嘔気・嘔吐など消化器症状がでることがある．
- 持続時間：安静時の20分以上持続する胸痛．
- 冠危険因子：年齢（男性60歳以上，女性65歳以上），閉経後女性，若年性冠動脈疾患の家族歴，喫煙，肥満，コントロール不良の糖尿病，脂質異常症，高血圧がある[2]．

　急性心筋梗塞は胸部の圧迫感や絞扼感などの症状がみられなくても，肩や上腕の放散痛，上腹部痛などの消化器症状だけが前面にみられるときがある．急性心筋梗塞を疑った時は速やかに心電図検査を行う[1]．

B. 12誘導心電図

　急性心筋梗塞の心電図で重要な所見は，①2つ以上の隣接する胸部誘導で1mm以上のST上昇，2つ以上の隣接する四肢誘導で1mm以上のST上昇，②T波尖鋭化，③異常Q波の出現である．異常Q波はR波の高さの1/4以上の深さで，幅が0.04秒以上のQ波のことである．急性心筋梗塞は梗塞部位と大きさと発症から経時的に心電図所見が変化する（図1）．心電図変化が明確でない場合は5〜10分ごとに再検査することが見逃さないポイントである[3]．

　異型狭心症は攣縮による冠動脈閉塞で心電図上ST上昇がみられることがあ

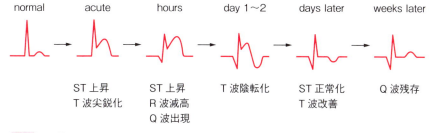

図1 急性心筋梗塞の心電図の経時的変化

るが，血管拡張薬（ニトログリセリンなど）投与により消失する．広範囲なST上昇と比較的軽い胸部症状を伴う場合は心筋炎や心膜炎を疑う[3]．

非ST上昇型心筋梗塞は2つ以上の隣接する胸部誘導で0.5 mm以上のST低下または陰性T波，2つ以上の隣接する四肢誘導で0.5 mm以上のST低下または陰性T波の所見が見られる．心電図検査で診断に難渋する時は生化学マーカー検査が有用である．

C. 血液検査

急性心筋梗塞では心筋細胞の傷害により，細胞質内のCK, CK-MB, トロポニンTなどの心筋壊死を示す生化学マーカーが末梢血中に遊出する．CKは最も一般的な心筋バイオマーカーであり，心筋梗塞発症後3〜8時間で上昇し，10〜24時間で最大となる．CK-MBは心筋特異性が高く，総CKに占めるCK-MBの比率は正常では2%程度である．急性心筋梗塞ではこの比率が5%を超える．CK-MBがCKに伴って上昇し，比率が5%以上の場合，心筋傷害が示唆される．トロポニンTはCK, CK-MBと比べるとより心筋組織に感度・特異度が高く，CK-MBと並行して心筋梗塞発症後3〜6時間で上昇し，12〜48時間でピークとなる．CK, CK-MBの上昇が軽度でもトロポニンTの上昇により心筋壊死が確定的になる．

D. 経胸壁心エコー

心エコーでは冠動脈支配に一致した局所壁運動異常が観察できるだけでなく，左心機能および心筋梗塞の機械的合併症（左室自由破裂，心室中隔穿孔，乳頭筋断裂）の評価ができる．他の疾患（急性大動脈解離，急性肺塞栓，急性

心膜炎など）との鑑別に有用である．

　しかし，傷害された心筋が全体の 20％以下の場合，壁運動異常が観察できないことがある．

E. 胸部 X 線写真

　他の疾患との鑑別に有用であり，急性心筋梗塞では心陰影の拡大や肺うっ血や胸水貯留の所見が見られることがある．

■文献
1）日本蘇生協議会．JRC 蘇生ガイドライン 2015.
2）ST 上昇型急性心筋梗塞の診療に関するガイドライン（2013 年改訂版）.
3）日本救急医学会，監．救急診療指針．改訂 4 版．2011.

〈村上博基　西山 慶〉

V. 循環

8 non-STEMI を見逃さないために

　非 ST 上昇型心筋梗塞（non-STEMI）は不安定狭心症や ST 上昇型心筋梗塞（STEMI）とともに急性冠症候群（acute coronary syndrome: ACS）に含まれる．非 ST 上昇型心筋梗塞は冠動脈の完全閉塞をきたさない，あるいは閉鎖が一時的な病態である．

　ACS を疑わせる症状，前胸骨部から左前胸部にかけての胸痛を有する患者が来院した場合は，ただちに（10 分以内に）12 誘導心電図を記録する．non-STEMI では，2 つ以上の隣接する胸部誘導あるいは四肢誘導で 0.5 mm 以上の ST 低下または陰性 T 波が見られる．ただし，心電図に異常がないという理由で ACS の可能性を否定することはできない．発症からきわめて早期の場合には，胸痛が認められても心電図変化がまだ出現していない場合が少なくないからである．初回心電図で診断できない場合でも胸部症状が持続する場合は，15〜30 分ごとの間隔で時間をおいて 12 誘導心電図を記録し，比較する．

　ST 部分の低下が認められる患者は不安定狭心症か非 ST 上昇型心筋梗塞の可能性が考えられる．両者の鑑別は生化学バイオマーカーが検出されるか否かによる．生化学マーカーとしてクレアチニンキナーゼ（CK，CK-MB）および心筋組織に特異的なトロポニン（トロポニン T，トロポニン I）を測定する[1]．ST 上昇型心筋梗塞と比較すると非 ST 上昇型心筋梗塞のクレアチニンキナーゼ（CK，CK-MB）の上昇は，正常値の 2 倍程度と軽度である．トロポニンは感度・特異度が CK，CK-MB に比べて高い．鋭敏なマーカーであるトロポニン上昇により非 ST 上昇型心筋梗塞を検出することができる[2]．ACS における胸痛の性質は重苦しい，圧迫される，締め付けられるという表現が多く，痛みというよりは不快感として訴えることもある．しかし，非定型的な症状や軽微な症状が ACS の表現型であることもまれではないため，症状の性状のみからの判断で ACS を除外しない．また，胸痛だけでなく，既往歴，冠危険因子

や家族歴についても聴取する[2].

　胸部症状が存在し，心電図で異常が明らかでない ACS の疑いのある患者には心エコー検査を行う．**胸部症状の出現時に心エコー検査により左室壁運動異常が観察されれば心筋虚血と診断できる**．

■文献

1）非 ST 上昇型急性冠症候群の診療に関するガイドライン（2012 年　改訂版）．
2）福井次矢．ハリソン内科学．第 4 版．2013．

〈村上博基　西山 慶〉

V. 循環

9 後壁梗塞を見逃さないために

　後壁梗塞は左回旋枝動脈の狭窄や閉塞によって生じる．前壁梗塞や下壁梗塞に伴って生じ，ST 上昇型心筋梗塞の約 20％の割合を占める．単独の後壁梗塞の頻度は 3％と低い．**後壁梗塞は左心室の機能障害や心室壁の瘤形成および瘤破裂のリスクを伴うため，他の心筋梗塞と比較すると死亡率が高い**．後壁梗塞のリスクファクターには喫煙，高血圧，糖尿病や脂質異常症などがある．

　通常の 12 誘導心電図では心臓の後壁が位置する背中側の誘導を記録しないため，**後壁梗塞による ST 上昇の波形を心電図で直接とらえることができない**．そのため，後壁梗塞の診断は難しい．しかし，前壁の誘導（V_1〜V_3）で心電図異常がみられることがあり，特に V_2 は重要な誘導である．前壁は後壁の反対側にあり，心電図波形が反対に表れることからミラーイメージといわれている[1]．

　後壁心筋梗塞では，ST の上昇が反対側の V_1〜V_3 において ST 低下，通常見られる異常 Q 波は上向きの R 波の増高，また陰性 T 波は陽性 T 波として認められる．また，正常で見られる「R 波の高さ＜S 波の深さ」が後壁梗塞では「R 波の高さ＞S 波の深さ」となる．特に V_2 において ST 低下と陽性 T 波，R/S 比＞1 が見られるのが特徴である（図 1）．

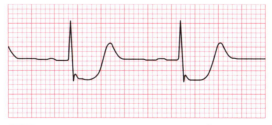

図1　後壁梗塞による V_2 の心電図変化[1]

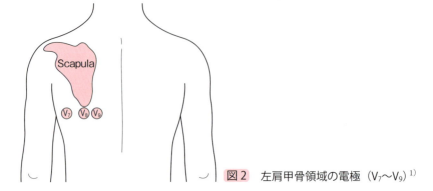

図2 左肩甲骨領域の電極（V$_7$〜V$_9$）[1]

　後壁梗塞は，後壁の近くに電極（V$_7$〜V$_9$）を付けることで診断が容易になる．典型的な心筋虚血を示唆する心電図変化は背中側の脊椎と左肩甲骨の領域に表れる．V$_7$：左後腋窩，V$_8$：左肩甲骨の先端，V$_9$：左傍脊椎領域に電極を付け，V$_6$に水平になるようにする（図2）．一般的な心電図ではV$_7$〜V$_9$はないため，例えばV$_4$〜V$_6$をV$_7$〜V$_9$の位置につけて代用する．V$_7$〜V$_9$においてSTの上昇変化が認められれば後壁梗塞を診断できる．

　また，血液検査で心筋障害を示唆する生化学マーカー（クレアチニンキナーゼや心筋トロポニン）を測定して，マーカーの上昇を認めれば，心筋虚血の診断の手助けとなる．

■文献
1) Posterior Myocardial Infarction by Edward Burns. Last updated April 2, 2017.

〈村上博基　西山 慶〉

V. 循環

10 冠動脈ステント留置前の出血検索

　狭心症や心筋梗塞などの虚血性心疾患の治療では経皮的冠動脈インターベンション（percutaneous coronary intervention: PCI）が選択されることが多く，ほとんどの場合でステントが留置される．PCI後の抗凝固療法はアスピリンとP2Y12阻害薬であるチクロピジンの併用による抗血小板剤2剤併用療法（dual antiplatelet therapy: DAPT）が標準治療である．ただし，DAPTを継続すべき期間については明確に決まっていない．1年未満の短期間で十分との意見もある一方で，より長期間を推奨するデータもある[1]．

　心房細動患者でワーファリンなどの抗凝固薬を長期服用中の患者にPCIを行う場合，抗血小板薬の追加により出血リスクを増す危険性がある．PCI後の心房細動患者において，抗凝固薬に抗血小板薬を追加した方が，心筋梗塞や脳卒中などの有効イベントを抑制したとの報告がある[2]．わが国では脳虚血や糖尿病を合併している心房細動患者が増加しており，抗凝固薬に抗血小板薬を追加した治療を推奨する意見がある．しかし，現状では抗凝固薬を内服中の患者にステント留置を行った場合の，至適な抗血小板療法のプロトコルは確立されていない．

　高齢化社会を迎え，消化管出血などの出血性合併症を有した心疾患患者は増加傾向にあり，ステント挿入予定患者には出血性合併症のリスク評価・スクリーニングを行うことが望ましい．リスク評価後の対応プロトコル作成は今後の課題である．

■文献

1）中川義久. 冠疾患患者における抗血小板療法と抗凝固療法. 冠疾患誌. 2017: 117-9.
2）Dewilde WJ. Lancet. 2013: 1107-15. PMID: 23415013.

〈村上博基　西山 慶〉

V. 循環

11 カテコラミンルートの管理: そのローカルルールは OK か？

　カテコラミンは，循環作動薬のなかで特に強心作用のある薬剤（アドレナリン，ノルアドレナリン，ドパミン，ドブタミン）を指す．この薬剤を投与する静脈ルートをカテコラミンルートと呼ぶ場合がある．輸液ラインの管理については，さまざまな施設ごとの歴史に従ったローカルルールがある．ここでは，広く血管拡張薬も含めて持続循環作動薬を投与する静脈ルートの管理に共通する注意点について述べる．

　持続循環作動薬の静脈内投与は，通常中心静脈カテーテルから行う．個々の循環作動薬を側管から流し，メイン輸液をやや多め（成人で 15〜40 mL/h）の流量で持続投与することが一般である．循環作動薬のみを持続投与すると，それらを終了した際に，そのルートに満ちた薬剤の処理に困ることになる（逆血により，ルートに満ちた薬剤を除くのが安全だろう．ルートに満ちた薬剤を生理食塩水などで緩徐に体内に押し流し，ロックする方法もあり得るが，その薬剤の急速静注になりかねない）．急激なメイン輸液の流量変化により，ルート内にある高濃度の循環作動薬が一気に血管内に流入することは，問題である．また，持続投与ルートから，追加のボーラス投与を行うことにも問題がある．マルチルーメンの中心静脈カテーテルを使用して，ボーラス投与する薬剤には別のルーメンを用いる．なお，メインルートをフリフォール防止機能付きのポンプと輸液ラインにしておくと，メインのポンプのアラーム対応などでポンプの動作確認をする際にメインルートが急速に流れ，ルート内の循環作動薬が誤注入されるトラブルを防ぐことができる．

　持続投与の循環作動薬のシリンジの交換にも注意が必要である．シリンジが空になる前，まだ投与中の薬剤が終了していない間から，2 つ目のシリンジポンプで同薬剤を徐々に投与して置換する方法（併用交換，2 ポンプ法などと呼ばれる）が一般的に用いられている．スマートポンプは，こうした人的な方法に勝るものとして注目される[1]．なお，カテーテル関連血流感染の予防の目的での中心静脈ライン全体の交換については，CDC のガイドラインに従って，

その全体を1週間ごとに定期的に交換する施設が多く[2]，交換時には同様に注意を要する．

　初期投与遅延にも注意が必要である．50 mL のシリンジでは，20 mL のシリンジよりも設定して開始した後に目的の投与スピードに実際に到達するまでの時間は長い[3]．設定スピードが2 mL 以下などと遅いときは，さらに実際に到達するまでの時間が長くなるため，持続投与スピードの遅い小児症例では注意が必要である．接続前に1〜2 mL 程度を流しておくことで，初期投与遅延を減らす効果がある．

　シリンジポンプを縦に連ねて設置すると，高いところに位置するシリンジポンプと低いところの間で，高いものから低いものに流入する押し負け現象が起りうる．これは持続投与量が少ない小児患者において無視できない．シリンジを患者のベッドと同じ高さに横に並べて設置することがこの問題の解決策とされる．

　さて，強心薬などの循環作動薬は，末梢静脈から投与してはいけないのか．ある単施設研究では，ノルアドレナリンやドパミンが末梢静脈から投与され，2％で血管外漏出が起き，重大な組織障害はもたらさなかったものの局所の処置が行われていた[4]．移動時に，平均で7時間程度であれば，小児患者に末梢静脈から強心薬などの循環作動薬を用いても局所の障害をもたらさず，安全であったとの報告がある[5]．中心静脈カテーテルが挿入されるまで，強心薬などの循環作動薬の投与を遅らせる必要はない．

■文献

1）Argaud L. Crit Care. 2007: R133. PMID: 18163908.
2）O'Grady NP. In: CDC, Guidelines for the Prevention of Intravascular Catheter-Related Infections. 2011.
3）Neff SB. Eur J Anaesthesiol. 2007: 602-8. PMID: 17261217.
4）Cardenas-Garcia J. J Hosp Med. 2015: 581-5. PMID: 26014852.
5）Turner DA. Pediatr Emerg Care. 2010: 563-6. PMID: 20657339.

〈細川康二〉

V. 循環

12 ICUでのドパミン: とかく悪者にされがちですが…？

　ドパミンは，2000年ごろまで，ショックに対して最もよく使用される薬剤だったといってよい．緩やかなアドレナリンβ作用と10μg/kg/min以上の高容量で生じるα作用により，適度な心拍出量の増加と血圧の上昇がある．それとともに5μg/kg/min以下の低用量でのドパミンの投与における腎ドパミン受容体を介した利尿作用はナトリウム利尿とは異なった機序によるもので，腎保護的とされていた．

　ドパミン投与に関しては，いくつか議論がある．まず，低用量ドパミンについてである．2000年，腎機能障害が認められる集中治療室入室患者に，2μg/kg/minの低用量ドパミンを投与する群をプラセボ投与群と比較するランダム化比較試験で，ピークのクレアチニン値に差がなく，腎代替療法の使用率にも差がなかった[1]．その後も，腹部臓器血流の増加に寄与しないといった報告が多く，今では，低用量ドパミンは尿量は増やすが，ルーチンの使用による腎保護作用（クレアチニンの上昇を抑制することや腎代替療法の割合を下げること）はないとする記載がER・ICUでは主流となった．また，低用量ドパミンは，死亡率にも影響しない[2]．

　ショックの治療に関して，敗血症性ショックなどのショックの患者を対象にドパミンとノルアドレナリンのいずれを使うかで臨床上の転帰を比較した研究で，2〜20μg/kg/minのドパミンと0.02〜0.19μg/kg/minのノルアドレナリンが比較され，死亡率に差はなかったが，ドパミン群で不整脈の発生率が高かった[3]．この論文を含むランダム化比較試験のデータをメタ解析した結果，ショック患者において，この2剤の投与による死亡率はノルアドレナリン群よりドパミン群で高かった[4]．さらに，バソプレシン，アドレナリン，ノルアドレナリン，ドパミンを敗血症性ショックに使用した際，ドパミンを使った群に比して，低用量のバソプレシンとノルアドレナリン群で死亡率が低いとするネットワークメタ解析の結果もある[5]．なお，敗血症時に輸液量の調整をしても心拍出量が減少している場合，ドパミンではなくドブタミンを用いるのが，early goal-directed therapy（EGDT）としてすすめられたが，複数の多施設研究が実施された結果，EGDT は生命予後を変えないとされている[6]．

　心不全の治療ではどうか．心拍出量の低下したうっ血性心不全の患者でも，ドパミンの投与は腎血流を増やし GRF を増加させることが知られていた．しかし，非代償性うっ血性心不全の患者に，フロセミドに合わせて，5 μg/kg/min の低用量ドパミンを 8 時間使用することでは，息苦しさの指標を改善させず，腎機能の悪化にも影響を与えず，生命予後を変えなかった[7]．2 μg/kg/min の低用量のドパミンと脳性ナトリウム利尿ペプチド（BNP）nesiritide の72 時間投与をプラセボ対照で比較した結果，この両方の介入は，シスタチンC の値を変えず，その他の臨床指標を改善しなかった[8]．しかしながら，同じデータを用いた事後的解析では，左室駆出率（EF）が 40 以下の群では，ドパミン投与群で尿量が増え，生命予後が改善していた[9]．これから，ルーチンの低用量ドパミン投与は勧められないが，心機能低下時には強心作用を期待した使用価値が残ると考えられている．

　ドパミンをショックや腎機能低下のリスクのある重症の患者にルーチンで使用しても，腎機能低下は防げない．心機能の改善やショックの際にも利用が可能だが，**第 1 選択となる場面は限られる**．

■文献

1）Bellomo R. Lancet. 2000: 2139-43. PMID: 11191541.
2）Friedrich JO. Ann Intern Med. 2005: 510-24. PMID: 15809463.
3）De Backer D. N Engl J Med. 2010: 779-89. PMID: 20200382.
4）Vasu TS. J Intensive Care Med. 2012: 172-8. PMID: 21436167.
5）Oba Y. J Crit Care. 2014: 706-10. PMID: 24857641.
6）PRISM Investigators. N Engl J Med. 2017: 2223-34. PMID: 28320242.
7）Triposkiadis FK. Int J Cardiol. 2014: 115-21. PMID: 24485633.
8）Chen HH. JAMA. 2013: 2533-43. PMID: 24247300.
9）Wan SH. Circ Heart Fail. 2016: e002593. PMID: 27512103.

〈細川康二〉

V. 循環

13 SGC・IABP の功罪

　医療現場には，病態把握や治療のための様々なデバイスが存在する．そのすべてに目的・利点があり，合併症を含めた欠点が存在する．十分に利点・欠点を理解して使用することが，患者自身のためになる．救急・循環器領域で使用されるデバイスの中で代表的なものとして，Swan-Ganz catheter（SGC）とintra-aortic balloon pumping（IABP）が知られている．

　SGC は，先端に小さなバルーンがついており，それを膨らませることで先端を大静脈→右房→右室→肺動脈へと誘導する．挿入により，右室圧，肺動脈圧，肺動脈楔入圧を評価できる．合併症としては，中心静脈カテーテルと同様の動脈穿刺，気胸，血胸，カテーテル関連血流感染，肺血栓塞栓症などがある．

　SGC は簡便でベッドサイドで挿入でき循環動態を把握するための指標を計測できるため急速に普及した．しかし 1996 年 JAMA の報告で SGC 挿入患者と死亡率増加の関連が報告された[1]．2005 年 ESCAPE 試験ではうっ血のコントロールが不十分な左室駆出率 30%以下の患者群では，SGC を使用することで有害事象は増加したが死亡率には影響しなかった[2]．同じ時期に発表されたメタ解析でも，ICU 患者に対する SGC の使用と死亡率は関係がなかった[3]．2003 年には敗血症，ARDS などの重症患者に対する SGC の使用は予後改善には至らないが，死亡率も上昇させなかった[4]．同様に 2005 年に重症患者を対象とした報告においても，明らかな有害事象は認めないが，有用性もない[5]．先にあげた合併症のリスクを考えると，SGC をすべての ICU 患者に挿入するべきではないといえる．しかし合併症（感染，不整脈），死亡率のみを転帰指標[2,6]として全般的な使用の可否を議論するだけでは不十分かもしれない．より侵襲度の低い方法のみでは病態把握が困難であり，とりわけ肺動脈圧や心拍出量，$S\bar{v}O_2$ の連続的変化を厳密に把握する必要がある症例において，短期間挿入の有用性は否定されているわけではない．急性肺塞栓に伴う右心不全症例などは必要度の高い症例群と予測されるが，有用性を示すデータは不足している．臨床現場では適切な対象群を選択しながら慎重に使用する．

IABP は，下行大動脈内にバルーンを挿入し，心臓の拍動に同期してヘリウムガスでバルーンを拡張・収縮させることで圧補助を行う補助循環装置である．バルーン拡張により冠動脈血流量の増加，バルーン近位灌流領域での平均動脈圧の上昇をもたらし，バルーン収縮により後負荷の軽減，心筋酸素消費量の減少をもたらす．適応は，虚血を伴う心原性ショックであり，カテコラミンを使用せず血行動態を安定させうるデバイスである．しかし自己心臓が動いていなければ使用できず，圧補助といっても心拍出量増加は 25％程度であり[7]，右室補助もできないため，真の重症心不全には veno-artery extracorporeal oxygenation（VA ECMO）や IMPELLA®が適応となる．

IABP は，循環器領域では現在も頻用されているものの，近年の報告では IABP に対する風向きは優位とはいえない．2011 年の CRISP AMI 試験ではショックを伴わない ST 上昇型心筋梗塞（STEMI）患者での IABP の使用は，梗塞サイズと 6 カ月後の死亡率に有意差は認めなかった[8]．また The American College of Cardiology Foundation/American Heart Association（ACCF/AHA）ガイドライン 2013 では心原性ショックに対する使用推奨がクラス 2a（レベル B）へと引き下げられ，IABP が考慮するされる状況は限定的としている．IABP-SHOCK Ⅱ試験では，心原性ショックに対する IABP の使用は 30 日死亡率を改善せず，また 6 カ月後，12 カ月後でも死亡率の改善がみられなかった[9, 10]．純粋な左心不全など有効な可能性が残されている症例を見極め適応を決定する．

■文献

1）Connors AF Jr. JAMA. 1996: 889-97. PMID: 8782638.
2）Binanay C. JAMA. 2005: 1625-33. PMID: 16204662.
3）Shah MR. JAMA. 2005: 1664-70. PMID: 16204666.
4）Richard C. JAMA. 2003: 2713-20. PMID: 14645314.
5）Sandham JD. N Engl J Med. 2003: 5-14. PMID: 12510037.
6）The National Heart, Lung, and Blood Institute Acute Respiratory Distress Syndrome（ARDS）Clinical Trials Network. N Engl J Med. 2006: 2213-24. PMID: 16714768.
7）Scheidt S, N Engl J Med. 1973: 979-84. PMID: 4696253.
8）Patel MR. JAMA. 2011: 1329-37. PMID: 21878431.
9）Thiele H. N Engl J Med. 2012: 1287-96. PMID: 22920912.
10）Thiele H. Lancet. 2013: 1638-45. PMID: 24011548.

〈木田佳子〉

VI. 感染

1 感染防御策を遵守しよう： 破綻しないコツ？！

A. 感染防御策の構成と破綻要因

　WHO（World Health Organization）からAMR（antimicrobial resistance）に関するグローバルアクションプランが採択され，加盟国は，国家として薬剤耐性に対して取り組まなければならなくなった．その所以は院内感染・薬剤耐性の影響によって多くの患者が死亡し，多額のコストが生じていることにある．感染防御に関する注目は想像以上に高まっており，医療従事者として働くうえで感染防御策の遵守は必須である．感染防御は表1で示した構成要素から成り立つが，遵守率を高めるために様々な方法が試され，評価・監視がなされることが何よりも重要である．構成要素に対して，ケアバンドル（ケアの標準化）を用いることが推奨されており，院内感染減少に一定の効果が得られている．

　構成要素のなかの手指衛生に関しては，いまだに効果的な教育が確立しておらず，多くの感染管理者の頭を悩ませる．手指衛生を遵守することにより多くの院内感染の予防につながるが，その遵守率は以前から低い[1]．また，2014年に本邦から報告された研究結果でも，手指衛生の遵守率は医師15％，看護師27％と驚愕の数字であった[2]．重症患者をなんとしてでも救いたいという医療従事者の熱い志が，逆に様々な病原性微生物の伝播に寄与してしまっているのが現状である．集中治療室の入室患者を院内感染から守るために，手指衛生遵守率を低下させる要因を理解することや遵守率を高めるための手法の運用

表1 感染防御の構成要素

・患者隔離と個人防護具の適正使用
・手指衛生
・医療器材消毒・無菌操作
・環境整備
・モニタリング・解析・教育など

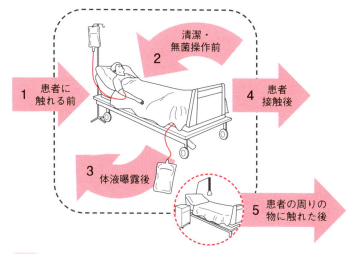

図1 手指衛生を行う5つのタイミング
(http://www.who.int/infection-prevention/campaigns/clean-hands/5moments/en/から,一部改変して掲載)

が望まれる.

B. 手指衛生を阻害する因子

　日常臨床において,医師や看護師,薬剤師などたくさんの医療従事者が患者の身体や医療デバイスに触れている.適切な手指衛生が保たれていないと医療者自身が感染症を伝播する.WHOでは,"My 5 Moments for Hand Hygiene"として,この手指衛生が推奨されるタイミングを紹介している(図1).医療従事者はこれらすべてを遵守することが望まれるが,実際の現場ではどうだろうか.日本の手指衛生の遵守率は著しく低く,実施できていない個人・施設が多くを占めるだろう.2009年に出されたWHOの手指衛生に関するガイドラインには,遵守率を低下させる原因として多様な因子が考えられている(表2).手指衛生を遵守させる要因は複数ある.

C. 遵守のためのコツ

　手指衛生を遵守させるために重要な要素は4つである[1].
- 適切な手指衛生に関する知識
- 職員の手指衛生の手技体得

表2	手指衛生の遵守率が低下する要因

人的要因
- （看護師と比較して）医師，看護補助，理学療法士，検査技師
- 男性
- 集中治療室・外科病棟・手術室勤務者
- 仕事量に対する人的不足・多忙・短時間（2分未満）のケアのとき
- ケアがその他の業務で中断されたとき

環境要因
- 手指衛生用品の刺激性，乾燥など
- シンクなどへのアクセスが悪い
- 手指衛生物品の不足

教育体制
- 教育体制の不備
- ガイドラインの周知不足
- 同僚や上司にロールモデルがいない
- 手指衛生の実施率やその効果の科学的な検証不足

（http://www.who.int/gpsc/5may/tools/9789241597906/en/ を改変して記載）

- ケアの際に必ず，手指衛生と手袋着用を行うことができる環境調整
- 手指衛生の手技評価，遵守率のモニタリング・適切なフィードバック

これらを複数を組み合わせた介入により遵守率は改善できる[3]．しかし，どのような人でも慣れてしまうとサボり始めてしまうのが実情であり，手指衛生もそれに当てはまる．上記のようなバンドルにより一度は手指衛生遵守率が改善しても，数カ月経過すると遵守率が低下してしまうので[4]，専任チームによる継続的な介入・評価が必要である．

■文献
1）Shekelle PG. Evid Rep Technol Assess. 2013: 1-945. PMID: 24423049.
2）Sakihama T. J Patient Saf. 2016: 11-7. PMID: 24717527.
3）Huis A. Implement Sci. 2012: 92. PMID: 22978722.
4）Raskind CH. Infect Control Hosp Epidemiol. 2007: 1096-8. PMID: 17932834.

〈鈴木秀鷹　安田英人〉

Ⅵ. 感染

2 末梢動/静脈ライン確保時の注意：感染防御策，皮膚消毒，部位など

　血管内留置カテーテルの挿入は日常的に行われている医療行為である．血管内留置カテーテルのうち中心静脈カテーテルに関してはエビデンスも蓄積されているが，末梢静脈カテーテルや動脈カテーテルに関してはまだまだデータに乏しく，それが故に医療従事者にとっても馴染みが薄い．末梢静脈カテーテル挿入時は，非滅菌手袋を装着し，酒精綿で消毒した後に血管の走行を指先で確認しながら挿入する．動脈カテーテル挿入時は滅菌手袋を装着することは当然であるが，皮膚消毒薬に何を用いるべきか，カテーテル固定をどのようにすべきかまでは気を使っている医療従事者は多くない．こんな当たり前に目にする光景の中にも静脈炎やカテーテル関連血流感染症（catheter related blood stream infection: CRBSI）のリスクとなるピットフォールが隠れている．

A. カテーテル挿入時に必要な感染防御策

　挿入が困難な血管にも確実に挿入できるテクニックは魅力的だが，そのようなテクニックよりももっと重要なことはカテーテル関連感染合併症を予防することに尽きる．近年では様々な感染防御策が検討されてきているが，ここではaseptic non-touch technique（ANTT）という概念に基づいたピットフォールを紹介する．ANTT は微生物の混入を最小限にすることで侵襲的な処置に伴う感染から患者を防ぐために必要なカテーテル穿刺部位を清潔に保つための感染防御策であり，当然血管内留置カテーテルの挿入も侵襲的な処置に含まれる．ANTT では手技を行っている間だけに限らず手技の前後における感染予防策に言及しており，器具や操作部位を無菌的に維持するためのポイントを解説している．カテーテル挿入時，挿入する部位を key-sites，そこに直接触れる手袋やカテーテルを含む医療器具を key-parts と定め，処置中にそれらを無菌的に維持することができるかがポイントである．器具を無菌的に使用するための滅菌野の設置や key-sites に直接触れないように処置を行えるかどうかのアセスメントもこれに含まれる[1]．しかし現状ではこれらのポイントは少なか

らず見落とされている.

　末梢静脈カテーテル挿入時に滅菌手袋の装着は必要だろうか. ガイドライン上も末梢静脈カテーテル挿入時には非滅菌手袋の使用が可能としている. しかし, これは消毒後に挿入部位に触れないことを前提としており[2], まさにANTT の概念に相当する. 消毒後に指先で血管の走行を確認しながら挿入する場合には滅菌手袋を使用しなければならない. これは多くの医療従事者の中でピットフォールになっているのではないだろうか.

　動脈カテーテル挿入における感染防御策は挿入部位により異なる. 挿入者は少なくともキャップ, マスク, 滅菌手袋, 無菌穴あきドレープを使用しなければならない. 橈骨動脈と比較して大腿動脈を用いた場合, CRBSI の発生率が上昇することが示唆されており（短時間であれば変わらないという報告もある）, 大腿動脈からの挿入を選択する場合, 挿入者は高度滅菌バリアプリコーションを実施する[2].

B. 消毒薬はどれも同じではない

　皮膚消毒の目的は血管内留置カテーテルに皮膚の常在菌を付着させないことであるが, その効果は皮膚消毒薬ごとで異なる. 皮膚消毒薬にはアルコール製剤, ポビドンヨード製剤, クロルヘキシジン製剤の3種類が主に使用されている. 中心静脈カテーテルや動脈カテーテルに関してはクロルヘキシジンアルコール含有の皮膚消毒薬による処置はポビドンヨードまたはアルコールと比較してカテーテルコロニー形成または CRBSI の割合が低い[3].

　末梢静脈カテーテルに関しては, ガイドライン上はアルコールでよいことになっているが, アルコールよりもクロルヘキシジンアルコールの方がカテーテルコロニー形成や CRBSI の発生率が低下するという報告もあり, 考慮に値する. クロルヘキシジンアルコールの濃度に関してはまだまだ未知であり, 現状では0.5%でも1%クロルヘキシジンアルコールでも効果は変わらない[4].

C. 挿入部位の選択における考え方

　血管を選択する際, 容易に挿入できそうな血管ばかり選んでいないだろうか. 末梢静脈カテーテル挿入部位の選択は合併症に関連する. 静脈炎などの末梢静脈カテーテル合併症の発生機序に, カテーテルによる血管壁損傷があり, これは細い血管を選択した場合に生じやすい[5]. 重要なことは, 固定性が高いカテー

表1 末梢静脈カテーテル挿入部位選択のポイント

ポイント	具体案
刺入部の汚染を防ぐ	下肢よりも上肢を優先する. ドレッシング(固定)がしっかりできない部位は避ける.
血管壁の損傷を防ぐ	可動性の少ない肢を選ぶ(利き手を避ける,肘部を避ける). 細い血管を避ける. ドレッシング(固定)がしっかりできない部位は避ける.

テルやドレッシング方法,挿入部位を選択することである.末梢静脈カテーテル挿入部位選択のポイントを表1にまとめる.これらの点を理解して末梢静脈カテーテル管理を実施している医療従事者はまだまだ少ない.最適な挿入部位は,**利き手ではない前腕で可能な限り太い血管である**.

動脈カテーテルについては中心静脈カテーテルとほぼ同じ考えでよい.大腿動脈が倦厭されがちであるが,短期間であれば大腿動脈から挿入されていてもCRBSIのリスクが高くならないことから,緊急時の大腿動脈からの動脈カテーテル挿入も可能であるが,96時間程度を目処に橈骨動脈などへの入れ替えを考慮する[6].

■文献

1) Rowley S. Br J Nurs. 2010; 19: 5-11.
2) O'Grady NP. Guidelines for the Prevention of Intravascular Catheter-Related Infections, 2011. 2011: 24-55. PMID: 21460246.
3) Maki DG. Lancet. 1991: 339-43. PMID: 1677698.
4) Yasuda H. Critical Care. 2017: 320. PMID: 29268759.
5) Dunda SE. Phlebology. 2015: 381-8. PMID: 24844248.
6) Scheer B. Critical Care. 2002: 199-204. PMID: 12133178.

〈河口拓哉　安田英人〉

VI. 感染

3 | 皮膚消毒薬: ポビドンヨードの問題点

ポビドンヨードは多くの医療施設で，最も頻用されている消毒薬であろう．しかしながら，その使用方法や消毒対象に関する知識は驚くほど曖昧であり，誤った使用法がなされているケースが非常に多い．たかが消毒薬と思う医療従事者は少なくないが，消毒も立派な医療行為であり，その正しい知識・ピットフォールを理解しておくことは必須である．

A. ポビドンヨードとはどのような消毒薬か？

ICU における日常業務の中でポビドンヨード（ヨードを水溶性のある poly-vinyl pyrrolidone に結合させたもの）が使用される場面は，末梢静脈路など各種カテーテル挿入前の皮膚消毒や，血液培養の前の皮膚消毒，創部の消毒，尿道カテーテル留置前の陰部の消毒などだろう．ポビドンヨードは抗菌スペクトルの広い薬剤で，細菌だけでなく，結核菌や真菌，さらにはウイルスをも死滅させる中水準消毒薬に分類される．皮膚への刺激性は低く，副作用は比較的少ないとされ，創部や口腔内，陰部の消毒も可能で，これまで広く皮膚消毒薬として使用されてきた．「消毒薬といえばポビドンヨード」，と認識している医療従事者は少なくないだろう．

B. 消毒してからきちんと，2分間待っていますか？

ポビドンヨードの抗微生物作用は，水中にて遊離したヨウ素が細菌の細胞膜やウイルスを構成する蛋白質を酸化作用することによりもたらされる．ゆえに，遊離ヨウ素の濃度に比例して抗微生物作用が強まるのだが，通常消毒薬として使用される 10% のポビドンヨード製剤を使用した場合，遊離ヨウ素濃度は低く（1 ppm 程度），そのため有効な消毒作用が発揮されるためには塗布後に最低でも 2 分間以上待たなければ有効な効果を得られない．「乾いたときに効果が発揮される」と言われるのはこのためである．それゆえ，三方活栓を 10% ポビドンヨードで消毒するという行為も誤りである．なぜなら三方活栓に塗布

150 ● VI. 感染

しても短時間ではじかれてしまうため, 有効な消毒効果を期待できないためだ.

また, ポビドンヨードを皮膚に塗布し, すぐにハイポアルコールで脱色するという行為が散見されるが, これはポビドンヨードの遊離ヨードをヨードイオンに還元してしまうため, ポビドンヨードの作用を不活性化してしまう無意味な行為である. そのほか, ポビドンヨードは後述するクロルヘキシジンアルコールに比して消毒効果の持続時間が短いことは認識しておくべきだろう.

C. 消毒したあと, きちんと拭き取っていますか？

ポビドンヨードはたしかに副作用が少ないと言われている. だからといって, 消毒に使用したポビドンヨードをそのまま放置していないだろうか. 消毒後に皮膚に残ったポビドンヨードによる接触性皮膚炎が報告されている. 手術時, 術野の消毒に使用したポビドンヨードをしっかりと拭き取らなかったがために, 術後に消毒部に水疱を認め, これが瘢痕化して訴訟に至ったケースもある[1]. 消毒薬として使用した後には, 必ず拭き取ることを忘れないようにしたい. そのほか, 腟粘膜に使用した場合に血中ヨード濃度が上昇して甲状腺代謝異常をきたした報告[2], 広範囲の熱傷患者に使用して代謝性アシドーシスや腎不全をきたした報告などもある[3,4]. ヨードそのものによるアナフィラキシーの報告もあるので, 使用前に既往歴の聴取をすること[5,6]. また, すでに開封されたポビドンヨード液の容器内が細菌により汚染されていたがために, その溶液を消毒薬として使用して集団感染を引き起こした事例報告もある. 消毒薬中でも細菌は繁殖しうるという点にも注意をしたい.

D. ポビドンヨードとクロルヘキシジンアルコール, どちらが優れた消毒効果を有する？

ポビドンヨード以外で広く使われる消毒薬にクロルヘキシジンアルコールがある. 中心静脈カテーテルの留置前の皮膚消毒も, ポビドンヨードあるいはクロルヘキシジンアルコールが使用されている.

CDC「手術部位感染予防のためのガイドライン（2017年）」[7] では, 手術部位感染予防としての消毒薬として, 有意差をもってクロルヘキシジンアルコールがポビドンヨードよりも優れた効果をもたらすとしている. また, CDC「血管内カテーテル関連感染の予防のためのガイドライン（2011年）」[8] では, 中心静脈カテーテルや末梢動脈カテーテル留置時, ドレッシング交換時の消毒は,

0.5％を超える濃度のクロルヘキシジンアルコール製剤を用いることを推奨している．血液培養採取時の消毒においても，クロルヘキシジンアルコールのほうが，汚染率が低い．現在では皮膚消毒を要するあらゆる場面においてポビドンヨードよりもクロルヘキシジンアルコールが推奨されていることをあらためて認識しておく．

　クロルヘキシジンアルコールは粘膜への使用（腟，膀胱，口腔など）がショックを誘引した報告が複数あり，日本国内では粘膜適用が禁忌となっている．このような場合には，ポビドンヨードでの消毒を優先すべきだろう．しかしながら，過去の漫然とした慣習に基づいて，盲目的に「すべての消毒＝ポビドンヨード」という認識を持つことは避けよう．

■文献

1) 原　哲也. 日本臨床麻酔学会誌. 2004: 531-4.
2) Vorherr UF. JAMA. 1980: 2628-29. PMID: 7431610.
3) Aiba M. Surg Today. 1999: 157-9. PMID: 10030741.
4) Pietsch J. Lancet. 1976: 280-2. PMID: 55590.
5) Ancona A. Contact Dermatitis. 1985: 66-8. PMID: 4064652.
6) Waran KD. Lancet. 1995: 1506. PMID: 7769914.
7) Centers for Disease Control and Prevention（CDC）. Guidelines for the Prevention of Surgical Site Infection; 2017.
8) Centers for Disease Control and Prevention（CDC）. Guidelines for the Prevention of Intravascular Catheter-Related Infections; 2011.

〈大山裕太郎　安田英人〉

Ⅵ. 感染

4 耐性菌リスクとは何か？

　耐性菌リスク，という言葉をよく耳にする．しかし，この言葉は，使われる目的によっても状況によって微妙に異なる．

1）なぜ，耐性菌リスク評価をする必要があるのか

　重症感染症の治療介入のポイントは，感染症の発生を強く疑うあるいは診断した時点で，原因微生物が判明するよりも前に，抗菌薬を"経験的"に投与することである．経験的治療の適切性が生命予後に影響するという知見は，人工呼吸器関連肺炎（ventilator-associated pneumonia: VAP）や血流感染症を中心に数多くの報告がある．メタ解析によれば，VAPにおいて経験的治療が適切であった場合，生存のオッズ比は危険因子調整後 3.03［1.12-8.19］である[1]．血流感染症でも同様に，調整オッズ比 2.28［1.43-3.65］である[1]．加えて，経験的治療が不適切であれば，後に適切な抗菌薬に変更したとしてもその予後は改善しないとされる[2]．したがって，**いかに適切な経験的治療を選択するか**が重要となる．

2）経験的治療の選択

　経験的治療の選択において最も重要なことは，**いかに原因となる微生物を類推するか**である．微生物の類推がなければ，適切な薬剤が選択できない．感受性のある薬剤を"外さない"ための最も安易な手段としては，経験的治療を限りなく広くとり，そのために複数の抗菌薬を組み合わせて投与する手法が考え得る．特に，薬剤耐性菌をカバーしようとすればするほど，この傾向が増す．しかし，過剰な広域多剤の抗菌薬の使用は，抗菌薬適正使用の観点と矛盾する．一方で，グラム陰性桿菌敗血症に対する抗菌薬の併用療法は単剤療法に比べて生命予後を改善させず，その副作用により腎不全合併症を高める[3]．

　よって，現実的には，個々の患者およびセッティングにおいて，**"耐性菌リスク"を評価**し，経験的抗菌薬を厳密に選択する作業がいる．

3）耐性菌リスクの具体的評価

　耐性菌リスクをどのようにして評価すべきであろうか？　重要なことは，耐

| 表1 | 耐性菌危険因子 |

①免疫抑制状態
②過去 90 日以内の入院
③機能障害（バーセル指数＜50）
④過去 6 カ月以内の抗菌治療
⑤ ICU または人工呼吸器管理

多剤耐性菌の定義：MRSA, 緑膿菌, アシネトバクター・バウマニ,
基質拡張型 β ラクタマーゼ（ESBL）産生菌
低リスク群：0〜1 個, 高リスク群：2 個以上

(Shindo Y. Am J Respir Crit Care Med. 2013: 985–95[6])

性菌，の捉え方が，"場"により異なる点である．肺炎でいえば，市中肺炎と院内肺炎では，病原菌疫学が異なり，後者の方がより耐性度の高い病原菌が原因となることが多い．日本の報告では，市中肺炎における緑膿菌の分離頻度は2％にすぎないが，院内肺炎では 14％（人工呼吸器関連肺炎では 35％）である[4]．また，緑膿菌に対するメロペネムの感受性は市中分離菌で 94％に対し院内分離菌では 85％，シプロフロキサシンでは 81％対 75％である[5]．

　市中肺炎における，"耐性菌"とは，通常の市中肺炎に有効な抗菌薬でカバーできないまれな病原菌，を指す．すなわち，肺炎球菌や，インフルエンザ桿菌，メチシリン感性黄色ブドウ球菌をカバーする第 3 世代セフェム系抗菌薬やスルバクタム/アンピシリン（いわゆる，CAP レジメン）が無効な病原菌を指す．これに対して，院内肺炎においては，緑膿菌をはじめとする治療難渋性グラム陰性桿菌群をカバーする前提で，多剤耐性のものを"耐性菌"として捉え，これに対する追加のカバーを考える．

　市中肺炎と医療・介護ケア関連肺炎を含む，救急外来を受診する肺炎において，非 CAP レジメンを選択すべき耐性菌蓋然性の高い患者群を評価する耐性菌リスク評価としては，Shindo ら[6]の研究がある（表1）．患者背景，重症度および治療介入（特に抗菌薬治療）に基づきリスク評価を行い，治療薬を選択することでより適切な治療が提供できる．

　院内肺炎（人工呼吸器関連肺炎）におけるリスク評価としては，2017 年に報告された米国感染症学会/胸部疾患学会による評価がある．解析の結果，多剤耐性菌リスクに有意に関連する因子は，過去 90 日以内の抗菌薬投与歴のみであった．多剤耐性菌リスクは，国，施設，病棟毎に異なるため，比較的多剤

表2	耐性菌危険因子

6 カ月以内の抗菌薬投与歴

活動性の低下: バーサルンデックス<50 または PS 3*以上

3 カ月以内に 2 日以上の入院歴

入院 5 日以降に発症

透析患者

免疫抑制状態: 好中球減少, 先天性免疫不全, 脾臓摘出, 抗がん剤治療, 血液疾患, 免疫抑制剤の投与, HIV 感染, ステロイド (プレドニン換算 10 mg/day 以上を 2 週間以上)

PS: performance status
*限られた自分の身のまわりのことしかできない. 日中の 50%以上をベッドか椅子で過ごす.
低リスク群: 0～1 個, 高リスク群: 2 個以上

(Maruyama T. Clin Infect Dis. 2018 Aug1[7])

耐性菌リスクの低い日本における同様の解析は必要であろう.

Maruyama ら[7]は, 診療の場を考慮せずすべての肺炎に対して適用可能な"多剤耐性菌リスク"と (表2), これを用いた層別化による抗菌薬選択の有用性を報告した. このリスク評価により, 治療の場にかかわらず広域すぎない経験的抗菌薬が選択でき, 適切性が十分高かった. 今後, 他の感染症においても同様の検証を行う価値があるが, いずれにせよ重要なことは, どのような耐性菌を評価したいのかを個々の感染症別に知っておくことであろう.

■文献

1) Kuti EL. J Crit Care. 2008: 91-100. PMID: 18359426.
2) Ibrahim EH. Chest. 2000: 146-55. PMID: 10893372.
3) Paul M. Cochrane Database Syst Rev. 2014: CD003344. PMID: 24395715.
4) 日本呼吸器学会成人肺炎診療ガイドライン 2017 作成委員会. 成人肺炎診療ガイドライン. 2017.
5) 福田沙織. The Japanese Journal of Antibiotics. 2011: 367-81.
6) Shindo Y. Am J Respir Crit Care Med. 2013: 985-95. PMID: 23855620.
7) Maruyama T. Clin Infect Dis. 2018 Aug 1. [Epub ahead of print]. PMID: 30084884.

〈志馬伸朗〉

VI. 感染

5 ICU 入室患者における fever workup

A. 高い体温の評価

ICU の患者において"高い体温"は，頻繁に遭遇するバイタルサイン異常であり，臨床医は日々その扱いについて悩んでいるだろう．日本の疫学研究でも ICU 患者の半数以上が，正常よりも高い体温を呈している[1]．

高い体温へのアプローチとして最も重要なのは，その原因検索である．まず，高い体温の原因が，発熱なのか，高熱症なのかを区別する必要がある．高熱症は，特徴的な背景下に起こる．体温調節機構を破綻させる高温の環境因子の存在や体温調節反応としての寒冷反応がないことなどは熱中症を，抗精神病薬などの薬物治療背景は悪性高熱を疑わせる．

発熱である場合，その原因は大きく感染症と非感染症に分けられる．非感染症の原因は多彩であり，ICU 患者では手術，外傷，熱傷，膵炎，血栓症，薬剤熱などが主要な非感染性要因となり得る．感染性の発熱かどうかを評価することは，発熱の原因に直接介入可能である点において重要である．

B. fever workup

入院患者に感染症が疑われた場合，鑑別の手法として「fever workup」を実施すべきといわれている．これは，呼吸器，尿路および血流といった頻度の高い感染症を診断するためのもので，一般的には，1）胸部 X 線検査，2）尿一般検査，に加えて，3）尿，気道分泌物，血液の塗抹/培養検査（panculture）が用いられる．しかし，この fever workup，特に punculture の適応と評価には注意が必要である．

発熱の原因の約半分は感染症，残りの半分は非感染症である．また，重症患者では感染性要因と非感染性要因は比較的頻繁に重複する．発熱を基点として感染症を診断するアプローチは，発熱の原因として感染症の蓋然性がきわめて高い場合に正当化されるものであり，そもそも ICU 患者ではこの前提が乏し

い.

　外傷や手術は非感染症性発熱の主要な原因である．術前より感染症を有さない患者における術後患者の 4 日未満の発熱の 90％以上は手術侵襲に関連した感染とは無関係であり[1]，臨床的な所見がない限り一律に workup を行う意義は少ない．術後患者の体温を評価“しない”ことの有益性すら検討されている[2]．

C. punculture の問題点

　punculture の前提に，感染臓器の絞り込みの概念が欠けている（あるいは臨床医からその思考を奪う）ことも問題である．感染症の診断において重要な点は，医療面接と身体診察，あるいは画像所見などからの感染臓器や部位の絞り込みである．つまり，網羅的に呼吸器や尿路をスクリーニングするのではなく，解剖学的感染源を疑い，そこから適切な検体を採取し，微生物検査を行うことが重要である．尿路や気道における分離菌が定着なのか感染原因菌なのかについては，臨床診断を加味して慎重に評価する必要があり，少なくとも白血球の存在しない（≒膿性でない）尿や気道分泌物を，いきなり“培養”に提出すべきでない．

　なお，血液培養に関しては，血流という臓器が見えにくいこと，血流感染の肯定や否定は感染症そのものの確定診断，臓器診断，および治療期間設定に直接的につながりうる点から，尿や気道分泌物検査よりは施行優先度は高い．しかし，汚染菌検出に伴う不利益（コアグラーゼ陰性ブドウ球菌の汚染菌としての検出に伴うバンコマイシンの過剰使用リスク）もまた甚大なことに留意すべきである[3]．そこで，体温以外の所見も考慮し診断精度を高めるための血液培養陽性予測ルールも考案されている[4]（表 1）．

D. 標的の絞り込みとデバイスの評価

　ICU での fever workup は，不確実性と危険性を孕んだ手法である．特に panculture の過剰な適用は，誤った臨床診断および抗菌薬の過剰投与につながり，診断および治療関連の医療コストを増す．特に ICU での感染症を考慮する際には，体温上昇の原因としての感染症の蓋然性評価から始まり，感染症として頻度の高い医療（デバイス）関連感染症としての，①人工呼吸器関連を含む院内肺炎，②カテーテル関連尿路感染症，③カテーテル関連血流感染症，

表1 血液培養検査の予測ルール

	項目	点数
主要所見	感染性心内膜炎の疑い	3
	体温＞39.4℃	3
	血管内デバイス	2
副次所見	体温 38.3〜39.4℃	1
	年齢＞65 歳	1
	悪寒戦慄	1
	嘔吐	1
	収縮期血圧＜90 mmHg	1
	WBC＞18,000/mm^3	1
	桿状核球＞5%	1
	血小板数＜15 万/mm^3	1
	クレアチニン＞2.0 mg/dL	1

0〜1 点のとき，血液培養陽性率は 1%未満である．
（Shapiro NI. J Emerg Med. 2008: 255-64[4]）

④**手術部位感染症**，⑤**クロストリジウムデフィシル感染症**，を評価して，標的を絞った微生物検査を行う．

■**文献**

1）Fanning J. Prim Care Update Ob Gyns. 1998: 146. PMID: 10838267.
2）Vermeulen H. Clin Infect Dis. 2005: 1404-10. PMID: 15844061.
3）Van Hal SJ. Scand J Infect Dis. 2008: 551-4. PMID: 18584546.
4）Shapiro NI. J Emerg Med. 2008: 255-64. PMID: 18486413.

〈志馬伸朗〉

VI. 感染

グラム染色の適正使用：微生物検査室とのコミュニケーション

A. ER・ICUだからこそ光るグラム染色

ER・ICUで最も迅速性に富み，情報量が多く，その質も高いのがグラム染色である．迅速性が重要視される現場でこそ，グラム染色はその存在感を増す．検体採取から，10～20分あれば感染巣，細菌感染症か否か，菌は何かなどがわかる．白血球の数やCRPにはない，炎症の存在以上の情報を与えてくれる．

B. グラム染色が使える疾患

ER・ICUでグラム染色が使用でき，頻度が高い重要な疾患は，①肺炎，②尿路感染症（UTI），③髄膜炎である．その他皮下膿瘍，腹腔内膿瘍，腹膜炎，膿胸，関節炎なども，それぞれ，検体中に菌体を確認することで，感染症の有無，原因微生物の想定が可能である．

a）肺炎

先行抗菌薬投与がないと肺炎球菌性肺炎を80％診断できる[1]．日本の研究でも感度は菌種により40～70％程度だが，特異度は90％以上で，かつ菌種も予想できる[2]．良質の喀痰とはMiller & Jones分類でP1以上を指し，Geckler分類で4ないし5群を指す（表1）．逆に明らかにGeckler 5群で菌体が見えない時は，結核菌，またはマイコプラズマやレジオネラなどの異型肺炎やウイルス性肺炎を疑うきっかけとなる．

b）UTI

尿中細菌量が10^5 CFU/mL以上の場合，感度は81～97％，特異度は71～96％である[3]．非遠心尿で1菌体/HPF確認できれば，10^5 CFU/mLの菌量が想定される．逆に数視野に1つくらいしか菌体が見つからない場合は10^4 CFU/mL未満の可能性が高い．

c）髄膜炎

細菌性髄膜炎に対するグラム染色の感度は．菌種によっても陽性率は変わり，

表1 Miller & Jones 分類と Geckler 分類

Miller & Jones 分類		
M1	膿を含まない粘液	
M2	粘液痰に少量の膿が含まれる	
P1	全体の 1/3 以下が膿性	
P2	全体の 1/3〜2/3 が膿性	
P3	全体の 2/3 以上が膿性	
Geckler 分類		
群	白血球数/100 倍視野	扁平上皮細胞/100 倍視野
1	<10	>25
2	10〜25	>25
3	>25	>25
4	>25	10〜25
5	>25	<10
6	<25	<25

肺炎球菌では 86％，GNR では 50％程度，リステリアでは 50％未満である[4]．しかし特異度はほぼ 100％近い．菌体の存在は診断のみならず，治療薬の選択にも大きな情報を与える．

C. グラム染色の限界

グラム染色には，限界がある．その限界とは 2 つある．第 1 に検体のコンディションである．例えば明らかに唾液を染めると，肺炎の診断に寄与する結果は得られない．第 2 に顕鏡する術者の熟達度に結果の解釈が左右されることである．よく遭遇するピットフォールとして，アルコール脱色し過ぎて，グラム陽性菌を陰性菌といってしまう，検体を厚く塗り過ぎて剥がれてしまう，また，*Acinetobacter* spp. が GNC や GPC に見えること，さらに *Bacillus* spp. が GNR に見えることを知らないなどがある．グラム染色の精度は，術者による[5]．また，熟練者でもグラム染色の間違いはありうるため，常に限界を意識しながら道具として活用すべきである．

D. グラム染色: 現場で見るか？　検査室で見るか？

　迅速性を大きな武器にするグラム染色をどこでするか？　難しい問題である．現場で医師が実施すれば，より迅速性に富み，また臨床情報とのリンクがしやすく，かつ感染症診療の教育の効果も得られる．しかし非熟練者の場合，上述のミスを起こしうる．また試薬の管理や掃除の担当者の選定，安全キャビネットを用意できるかなどクリアすべきハードルがある．一方, 検査室の場合，深夜帯など対応可能な時間，検体選定，細菌検査担当技師以外の質の担保，医師からの無茶な要求（菌名は何ですか？）など，問題が多い．この「染める場所問題」は結構複雑で，感染管理上の安全確保と，実臨床での実践性，継続性，簡便さなどバランスを取る必要があり，各施設で吟味すべきである．

E. グラム染色の適正使用: まず「染」から始めよ

　グラム染色の適正使用とは，メリットもデメリットも熟知して初めて可能である．そのためには，目の前の患者の検体を染め，顕鏡することから始めるしかない．そして願わくば, 技師と議論してほしい．コミュニケーションを深め，グラム染色を通じてお互いの顔色が赤い（陰性）か蒼い（陽性）か見える関係性をぜひ作ってもらいたい．

■文献

1）Musher DM. Clin Infect Dis. 2004: 165-9. PMID: 15307023.
2）Fukuyama H. BMC Infect Dis. 2014: 534. PMID: 25326650.
3）Wilson ML. Clin Infect Dis. 2004: 1150-8. PMID: 15095222.
4）Gray LD. Clin Microbiol Rev 1992: 130-45. PMID: 1576585.
5）Samuel LP. J Clin Microbiol. 2016: 1442-7. PMID: 26888900.

〈伊藤健太〉

Ⅵ. 感染

 培養検査結果を一歩先まで読めるようにする：MIC？　ブレイクポイント？

A. 感受性試験「いつ・どのように」

　感染症診療において，薬剤感受性は非常に重要な検査である．培養検体を提出した後，いつ感受性検査は可能になるだろうか？　感受性検査は，微量液体希釈法やディスク法などがあるが，その簡便さからマイクロプレートを用いた微量液体希釈法がよく使用される．微量液体希釈法は一定濃度に調節された菌液（通常 0.5 Mcfarland）を倍々希釈した抗菌薬があらかじめセットされたマイクロプレートのウェルに接種・培養し，菌が培養できなかった濃度が最小発育阻止濃度（MIC）を測定する方法である．菌液を作成するために，一定量の菌量が必要であるため，検体提出後，培地上に単菌種のコロニーが形成されて初めて検査が可能になる．十分量の菌量を得るために 1 日から数日要し，そこから微量液体希釈法を行うと，MIC 値を得るまでにさらに 1 日から数日を要すことを知っておく．MIC 値は 0.25 μg/mL の濃度まで菌が発育した場合，0.5 の濃度では菌の発育は阻止されていることとなり，0.5 μg/mL となる[1]．

B. MIC は「0.5 μg/mL」．これって抗菌薬は効くの？

　さて，MIC は 0.5 μg/mL とわかったとしても，これは *in vitro* の値であり，実際に抗菌薬を投与したときに，必要な濃度が必要な部位に届くかは PK/PD データなど，総合的な判断が必要になる．臨床現場で感染症に出会う度にその判断をするのは大変！ということで，それぞれの菌種に対して感受性と判断される MIC が，ブレイクポイント（BP）だ．BP は米国の CLSI（Clinical and Laboratory Standards Institute）[2] や欧州の EUCAST（European Committee on Antimicrobial Susceptibility Testing）[3] などが設定している．日本でも，日本化学療法学会が呼吸器感染症，敗血症，尿路感染症と臓器別に独自の BP を作成している[4]．日本では CLSI の BP が多くの施設で使用されている．CLSI の基準は，臨床研究や基礎研究から得られた最新の知見を反映するため

毎年更新されている.

BP は, 菌種ごとに薬剤感受性を感性（sensitive: S）, 中間（intermediate: I）, および耐性（resistant: R）に分類するものが多い. BP が S: ≦0.5, I: 1〜2, R: ≧4 とすると, MIC: 0.5 の場合, 菌に対して感受性ありとなる.

C. CLSI のブレイクポイントを用いる上での注意点

CLSI の BP を用いるときに, いくつか注意点がある. 米国の薬剤使用量を もとにして作成されているので, 日本の添付文章に記載してある薬剤投与量で は少ない場合がある. また, BP は肺炎球菌など一部の菌を除き, 菌別で記載 されており, 感染臓器は考慮されていないため, 抗菌薬の組織移行性を踏まえ ての抗菌薬選択が必要になる. 中枢神経, 眼, 前立腺, 骨, 膿瘍, バイオフィ ルムに対する組織移行性は特に悪いので, 感受性のある抗菌薬のなかでも組織 移行性のよい薬剤を選択する. また, CLSI の BP の更新に検査のキットや機 械が未対応であることも多く, 検査結果を鵜呑みにしてはいけない場合がある. 特に重症感染症や耐性菌感染症など, 結果の解釈に注意を要する場合は, 感染 症の専門家に問い合わせる. また**最も注意すべきが抗菌薬毎の MIC 値比較で あり, 行ってはいけない.** 前述したように各菌種・各抗菌薬に BP は定められ ており, 抗菌薬毎の MIC 値の大小は関係ない. レボフロキサシンの MIC 8 μg/mL で「R」でもセフェピム MIC 8 μg/mL で「S」ということがある. このように MIC 値の大小で間違った評価をしないように, 「S」, 「I」, 「R」な どの感受性結果のみ表示することもある.

D. 「感受性あり」なのに…

感受性検査はよく, 使用した抗菌薬が正しかったかの答え合わせに用いられ ることが多いが, あくまで感受性検査は *in vitro* の検査なので, 実際に臨床的 効果があるかは, 毎日の診察で感染巣特異的な所見の改善をもって考える. 感 受性試験で「S」なのに, 臨床的改善がみられない場合は, ①抗菌薬の投与量 が正しいか？ ②使用している抗菌薬は感染巣に臓器移行性があるか？ ③抗 菌薬の届かない病変（膿瘍など）がないか？ ④診断が間違っていないかを確 認する.

■文献

1) 菅野治重. 検査と技術. 1990: 1283-7.
2) Clinical and Laboratory Standards Institute: Performance Standards for Antimicrobial Susceptibility Testing; 28th Informational Supplement (Jan 2018 Update). M100-S28-U. Wayne, Pennsylvania: CLSI, 2018.
3) European Committee on Antimicrobial Susceptibility Testing: Breakpoint tables for interpretation of MICs and zone diameters. Version 8.1. Munich and Basel: European Society of Clinical Microbiology and Infectious Diseases. 2018.
4) 日本化学療法学会抗菌薬ブレイクポイント委員会. 日化療会誌. 2009: 343-5.

〈樋口 徹　伊藤健太〉

Ⅵ. 感染

8 正しい血液培養採取法

A. 背景

　血液培養検査は菌血症の診断のために用いられる．菌血症の診断は，感染原因菌や臓器の確定，抗菌薬の選択・治療期間など，抗菌薬加療を適切に行ううえでとても重要である．しかし，誤った血液培養検査をすることで，菌血症の存在を見逃したり，誤って検出された汚染菌を治療してしまうデメリットがある．適切な感染症治療を行ううえで，正しく血液培養検査を行うことは必要不可欠である．

B. タイミング・適応

　発熱時＝血液培養ではない．血液培養陽性は発熱時に陽性となりやすいが，発熱に限らない悪寒・戦慄時が高い陽性尤度比をもっていて，血液培養陽性となりやすい良いタイミングである[1]．それ以外では，敗血症疑い，原因不明の低体温や低血圧，免疫抑制患者での原因不明な臓器不全，意識障害，説明のつかない白血球増減や代謝性アシドーシス，抗菌薬変更時[2]が血液培養を採取すべき臨床状況である．かならず，抗菌薬投与前に採取する．

C. 量

　1セット（嫌気培養，好気培養）あたり20 mLを2セット，計40 mLを目標とする．理由は，1セットより2セットを採取することで感度が上昇すること，1セットでは汚染菌かどうかの判断が困難だからである．

　感染性心内膜炎を疑う場合，3セット採取する．それは，感度を上げるためである．感染性心内膜炎の診療において血液培養は特に重要で，血液培養陽性が診断基準の大基準にも組み込まれるほど診断に寄与するし，原因菌を確定することは長期治療において不可欠である．

　小児でも，極端に採取量を減らすことは避ける．採取量の一例を表1に示す

表1 体重あたりの血液培養採血量

体重（kg）	推奨する採血量（mL）	セット数	採取する総血液量（mL）	循環血液量に対する割合（%）
≦1.0 kg	2	1	2	4
1.1〜2.0	2	2	4	4
2.1〜12.7	"4/2"	2	6	3
12.8〜36.3	10	2	20	2.5
>36.3	20	2	40	1.8

（Kellogg JA. J Clin Microbiol. 2000: 2181-5 を参照に作成）

が，1 kg あたり 1 mL を指標にする．概ね体重 10 kg（表 1 では 12.7 kg だが）未満では小児用ボトルを使用する．小児用ボトルは好気ボトルのみであるが，小児用ボトルを使用することで，少量の血液検体でも陽性率が高まる．小児用ボトルの最大採血量は製品により異なるが 3 mL ないし 4 mL である．採取量の目標は，小児用ボトルを使用する場合 1 ボトルあたり 3 ないし 4 mL（製品により異なる），成人用ボトルでは 10 mL であり，それぞれの最大量を目標に採取する．

D. 採血箇所

1 セット毎に異なる箇所から採血をするが，動脈か静脈かは問わない．鼠径部は汚染菌の可能性が高くなるため避ける．挿入中のデバイスからは基本的に採血しないが，カテーテル関連血流感染症（CRBSI: catheter related bloodstream infection）を疑う場合，カテーテルを通してと末梢静脈から同時に採血する．同じ微生物が検出され，かつカテーテルから採取した検体が 2 時間以上早く培養陽性になった場合は CRBSI と診断する．

E. 手順（マスク着用下に行う）[3]

a）消毒

皮膚からのコンタミネーションを防ぐため重要である．コンタミネーションによる偽陽性は不適切な抗菌薬治療，入院期間延長，医療費増大につながる．まずアルコール綿で穿刺部位をよくこすって汚れを落とす．その後，消毒を行う．消毒には，0.5%以上のクロルヘキシジン（アルコール含有の有無を問わ

166 ● Ⅵ．感染

ない），10%ポビドンヨード，70%アルコールのいずれを使用してもよい[4] が，消毒後に1〜2分待つ．また，培養ボトルの蓋を事前に消毒しておく．

b）血液採取

無菌操作で採取する．手袋は非滅菌でも構わないが，穿刺部位に触れる場合は，滅菌手袋を着用する．採取した血液はまず，嫌気ボトルから，空気を入れないように分注する．十分量を確保できなかった場合は，好気ボトルにのみ入れる．

c）検体搬送

室温で取り扱い，速やかに微生物検査室へ届ける．

■文献

1）Tokuda Y. Am J Med. 2005: 1417. PMID: 16378800.
2）Chandrasekar PH. Arch Intern Med. 1994: 841-9. PMID: 8154947.
3）青木　眞．レジデントのための感染症診療マニュアル第3版．2015.
4）Liu W. Int J Nurs Stud. 2016: 156-62. PMID: 27222460.

〈京 道人〉

VI. 感染

9 抗菌薬はビールではない: 「とりあえず○○」はやめよう

1)「とりあえず」の病態生理

　熱があって CRP 高値？　じゃ, とりあえずメロペネムで. 居酒屋で一言「とりあえずビールで」よろしく「とりあえず抗菌薬で」という, ER や ICU での1コマである. いや, 私はそんな下品なことはしていない！CRP よりもバイタルだ！バイタルから敗血症を想起すれば, とりあえずメロペネムっしょ！と結局「とりあえず」の枠組みからなかなか脱却できないでいないか. 確かに抗菌薬が必要な疾患かどうか, 何を開始するかどうかと熟考の末, 患者を失ってしまっては元も子もないわけで, 原因追及よりも現状の把握および回復を重要視する ER・ICU では, 半ば当然の姿勢かもしれない. 現場では "Time is saving life" であり, 患者を救うためには抗菌薬耐性（antimicrobial resistance: AMR）に思いを馳せるよりも, とりあえず「早く」,「広く」抗菌薬投与したいという行動が優先されがちである.

2) 1 時間以内の抗菌薬投与のエビデンス

　敗血症における早期抗菌薬投与の有用性を支持するエビデンスは多くある. 抗菌薬投与が1時間遅れる毎に院内死亡率が2〜20％上昇する[1,2]. Surviving Sepsis Campaign Guideline（SSCG）でも1時間以内の抗菌薬投与は推奨されている[3]. しかし言うは易し, 行うは難しで, 実現可能性が評価されているわけではない. 実際, 抗菌薬投与開始の中央値は2時間強で, なかなか遵守が難しい[2]. またその遵守率は医師によって差が大きく（やる人はやるけど, やらない人はやらない）, 入院後発症の敗血症, 教育機関, ER の混雑などが投与遅延と関連している[2]. 一方, 小児敗血症では, 3時間以内の抗菌薬投与であれば, 予後に違いがなく,「1時間」にこだわる必要性は成人より低い[4]. 日本の敗血症ガイドライン（J-SSCG）でも1時間以内の投与はあくまで "エキスパートコンセンサス" として推奨されている[5].

3) 広域の意味

　SSCG では敗血症を疑った患者において, 広域抗菌薬を投与するように推奨

されている[3]．そもそも，何をもって広域とするか？　の記載はなく，どこにもメロペネムを選択しろとは書いていない．感染巣および起炎病原体に適切な抗菌薬が結果的に選択された場合，患者の予後が良くなるというデータは多くある[3]．「適切な」抗菌薬は最大公約数的に「広域な」抗菌薬に言い換えられ，結果的に「広域抗菌薬投与」が推奨されているのだ．一方，J-SSCG 2016では抗菌薬選択に関して各論の言及はされていない[5]．ガイドラインとして「広域」という言葉を現場に投げっぱなしにする態度を取らなかったのだ．筆者はこの「広域な」と「適切な」のギャップを埋めることが臨床医の仕事だと思う．

4）適切な抗菌薬を選択するために

可及的に速やかに適切な抗菌薬の選択が迫られ，非常に切迫した状況にあるのがER・ICUセッティングである．人は易きに流れるので，とりあえず「広域」と脊髄反射したくなる気持ちはわからなくはない．しかし必ずしもその「とりあえず」が適切であるとは限らない．カルバペネムを開始したが，レジオネラ肺炎かもしれない，カルバペネム耐性肺炎球菌の髄膜炎かもしれない．適切な抗菌薬選択には感染巣の評価と耐性菌のリスクが重要である．感染巣は現病歴，曝露歴，身体所見，迅速に実施可能な検査などから可及的に明らかにし，起炎菌を想定する．1つに絞れなくとも，ある程度まで感染巣が絞れれば，その最大公約数となりうる抗菌薬を選択すればよい．一方感染巣不明の敗血症は，予後が悪く，感染巣同定の努力は患者予後の改善にもつながる[6]．耐性菌のリスク評価は別項でまとめられているので参考されたい．

5）思考停止をやめてみよう，「とりあえず」

とりあえず抗菌薬という姿勢は，逆に他の重症疾患の鑑別の可能性を閉ざす思考停止になる．ERだから，ICUだから，重症だからというエクスキューズに甘えず，その場で最大限リスクを評価したうえで抗菌薬の必要性も含めて熟考したい．

■文献

1）Liu VX. Am J Respir Crit Care Med. 2017: 856-63. PMID: 28345952.
2）Peltan ID. Crit Care Med. 2017: 1011-8. PMID: 28426466.
3）Rhodes A. Intensive Care Med. 2017: 304-77. PMID: 28101605.
4）Weiss SL. Crit Care Med. 2014: 2409-17. PMID: 25148597.
5）Nishida O. Acute Med Surg. 2018: 3-89. PMID: 29445505.
6）Filbin MR. Crit Care Med. 2018: 1592-9. PMID: 29965833.

〈伊藤健太〉

Ⅵ. 感染

10 抗菌薬を de-escalation した患者が再び発熱したとき，抗菌薬を元に戻してはいけない

　de-escalation の定義は実は様々であるが，一般的には "初期治療として広域抗菌薬を使用．標的微生物とその感受性がわかったために狭域な抗菌薬に変更すること" を de-escalation とする[1]．

　例）院内の尿路感染症に対してセフェピムを使用．培養結果で第 1 世代セフェムまで感受性のある大腸菌が検出されたためセファゾリンに変更した．

　（誤解が多いが，経験的治療薬＝広域抗菌薬ではない．患者の状態に応じて初期抗菌薬は狭域から始めるステップアップアプローチもとりうる．この場合，最適抗菌薬は時に最初より広域になることもあるだろう．）

　ではいったん de-escalation した患者が再発熱をした場合どう考えたらいいだろうか．可能性は 3 つある．

A）初期治療薬でカバーできている微生物ではあるものの，臓器移行性が悪かったり膿瘍形成をしたりしている場合

　例）MSSA のカテーテル関連菌血症．当初バンコマイシンを使用した後，セファゾリンに変更したがカテーテルの抜去は行っていなかった．セファゾリンを 2 週間投与終了後にすぐに再発熱した．

B）最初の感染症とは別の感染症，または非感染症

　例）緑膿菌によるカテーテル関連の尿路感染症．当初ピペラシリン/タゾバクタムを使用していたが，感受性結果を確認してセフタジジムに変更した．治療開始から 10 日目に再発熱がみられたため，尿路感染のコントロール不良と判断してピペラシリン/タゾバクタムに変更したが，発熱は継続し水様便が頻回になり，便から *Clostridioides difficile* が検出された．

C）初期治療薬でカバーできていたが de-escalation 薬ではカバーできていない微生物が原因の感染症

　例）腹腔内感染症．当初ピペラシリン/タゾバクタムで治療を行っていたが，培養は陰性であり，セフェピムに変更したところ再発熱した．結果，嫌気性菌による遺残膿瘍ができていた．

表1	ICU における医療関連感染症

人工呼吸器関連肺炎
カテーテル関連血流感染症（末梢静脈ラインを含む）
カテーテル関連尿路感染症
手術部位関連感染症
副鼻腔炎
Clostridioides difficile 腸炎

表2	ICU における発熱を起こす非感染症

中枢神経障害（脳出血，けいれん，脳挫傷）
循環器疾患（心不全，心外膜炎）
呼吸器疾患（肺梗塞，無気肺，ARDS）
消化器疾患（消化管出血，肝炎，膵炎，腸管虚血）
血管系（血栓，静脈炎）
その他：薬剤熱，せん妄，輸血後発熱，など

(Rehman T. Chest. 2014: 158-65[2] より一部改変)

A）のパターンは比較的多い．腎膿瘍や脳膿瘍などの膿瘍形成，単純な血流感染症かと思っていたら髄膜炎や心内膜炎であった場合，人工物にコロナイゼーションしているために感染症として治癒が進まない場合などがある．

これらの場合に単純に de-escalation 薬から初期治療薬に抗菌薬を変更しても改善しない．感染症診療には大事な3つのDがある．すなわち，Drug（抗菌薬），Drainage（ドレナージ），Device removal（デバイス抜去）である．（Drugの代わりに Debridement をいれることもある）．いくら適正な抗菌薬を使用していても，膿瘍形成があって抗菌薬が届きにくければ感染症は治らない．その場合には膿瘍のドレナージや感染している人工物の除去が必要になる．

B）で強調されるべきは感染症診療の基本である．発熱イコール抗菌薬の開始ではなく，アセスメントを基本に忠実に行った後に治療を開始すべきである．ICU 内で発生する感染症の種類は多くはない．また，非感染症も含めて評価する必要もある．鑑別リストを表1，2にあげた．

C）は通常と異なり，標的微生物がわからないまま de-escalation が行われ，再発熱した場合にどう考えるかが問われている．基本的には培養検査結果をもって最適抗菌薬に変えることが望ましいが，実臨床では培養結果が得られな

VI．感染

かったり陰性であったりした場合でも，臨床経過から狭域な抗菌薬に変更することはありうる．その後再発熱した場合に，当初カバーできていた微生物により再増悪した可能性は考えるが，一方で新たな感染やコントロール不良な感染巣がある場合も多く，上記の A）や B）の考え方をまず行うべきである．

標的微生物を外してしまうような"不適切な de-escalation"の場合には，再発熱の際に経験的治療薬に戻すことでよくなる場合もあるが，その場面は多くはなくあらためて慎重な熱源の検索と微生物の想起が必要である．倦怠期が訪れたカップルが，付き合いたての頃と同じことを再度行っても 2 人の関係が改善しないように，ただ単純に元の治療を行うのではなく適切な状況分析と新たな介入が必要である．

■文献

1）Kollef M. Crit Care. 2001: 189-95. PMID: 11511331.
2）Rehman T. Chest. 2014: 158-65. PMID: 24394828.

〈伊藤雄介〉

Ⅵ. 感染

 広域抗菌薬は強力でも安心でも安全でもない：カルバペネム薬の出番とは？

　カルバペネムが来てくれたからもう安心！　まるで，地球防衛軍では歯が立たなかったバルタン星人と戦うウルトラマンのように，カルバペネムには信頼と安心感をもっている人も多いだろう．確かにカルバペネムは現行の抗菌薬のなかで切り札的に使える抗菌薬である．しかし，抗菌薬の選択は論理的に行うべきであり，決して医療者の安心のために使うべきではない．カルバペネムを使って安心していると，ときに足元をすくわれる．

> **症例 1**　消化管穿孔による腹腔内感染症
> 　ピペラシリン/タゾバクタムを使用して改善がなかった．メロペネムに変更後若干の解熱が得られたものの，患者の腹部症状は改善せず，次第にショック症状となり，画像検索では腹部に大きな膿瘍を認めた．

> **症例 2**　人工呼吸器関連肺炎の患者
> 　初期の痰培養から緑膿菌が少数検出されていたため，セフェピムを選択．なかなか改善がみられないためメロペネムを選択したが再度の培養検査は行わなかった．呼吸不全は進行し，後に採取した痰培養で *Stenotrophomonas maltophilia* が検出された．

> **症例 3**　大腸菌によるカテーテル関連尿路感染症の患者
> 　初期治療薬としてメロペネムが使用された．第 1 世代セフェム系薬に感受性があったが，経過が良好という理由で 2 週間メロペネムが継続された．治療終了後 1 週間で再発熱した．尿路感染症の再発が疑われてメロペネムが再開されたが，血液培養からはカルバペネム耐性の緑膿菌が検出された．

　症例 1 は感染症診療において抗菌薬がすべてではなく，1 つの手段でしかないことを示している（※前項感染症の 3 つの D 参照）．「カルバペネムを入れて安心」していると適切なタイミングでの外科介入を失ってしまう．米国感染

表1	カルバペネムが効かない微生物の例

MRSA
腸球菌
Stenotrophomonas maltophilia
カルバペネマーゼ産生菌
マイコプラズマ，レジオネラ，結核，真菌，など

（青木 眞. レジデントのための感染症診療マニュアル第 3 版. 2015. p.140[5]）を参考に一部改変）

症学会の腹腔内感染症ガイドライン[1] では，カルバペネムとピペラシリン/タゾバクタムの扱いはほぼ同じである．ピペラシリン/タゾバクタムとカルバペネムの違いは，ESBL 産生菌による敗血症性ショックやアシネトバクター感染症の一部などでカルバペネムに優位性がある点以外では，カバーしている微生物は大きく変わらない．ピペラシリン/タゾバクタムからただカルバペネムに変更するだけで安心してはいけない．

症例 2 ではカルバペネムが効かない菌種を認識すべきである．カルバペネムは院内での感染症の起因微生物である黄色ブドウ球菌（MRSA を除く）や腸内細菌科細菌，緑膿菌やアシネトバクターなどのグラム陰性桿菌を，耐性菌もふくめて幅広くカバーできる．しかし，カルバペネムも万能ではない．表 1 にあげたような菌には効かず，「カルバペネムを使っているから安心」ではない．

症例 3 はカルバペネム耐性菌の感染症である．「最初に使っていた抗菌薬が効いていたから」という理由で抗菌薬を最適化しないまま継続使用していると，耐性化のリスクを増す．「効いているカルバペネムだから継続」は安心でも安全でもない．

ではカルバペネムの出番はいつなのであろうか．表 2 にまとめた．

絶対適応となる状況は多くはない．また，あくまでこれらは初期治療薬としてカルバペネムを使う状況を示している．教科書的には ESBL 産生菌の菌血症症例の治療薬はカルバペネムであるが，尿路感染症であればセフメタゾールも有効である[2, 3]．

よく「緑膿菌をカバーするためにカルバペネムを使用」ということをみかけるが，これも必ずしも正しくない．例えば筆者の病院では緑膿菌の感受性率はカルバペネムであっても第 4 世代セフェムであってもアミノグリコシドで

表2 カルバペネムの出番（ただし初期治療として）

絶対適応
　①ESBL産生菌によるショック
　②標的微生物の感受性薬がカルバペネムしか残っていない場合
相対適応
　③急速に進行する敗血症性ショック（特に院内や好中球減少時）
　④重症な腹腔内感染症
　⑤重症な壊死性筋膜炎（溶連菌以外の可能性が否定できないとき）

表3 緑膿菌の各薬剤の感受性率

	PIPC/TAZ	CAZ	GM	CFPM	MEPM
感受性率（%）	91	91	89	94	94

あっても変わらない（表3）（これは各病院のアンチバイオグラムを参照されたい）.

　バルタン星人は実は最初から強かったわけではない. 初代バルタン星人がウルトラマンによって倒されたのち, スペシウム光線を跳ね返す武器をもったバルタン星人がまるで進化する耐性菌のように出現したのである[4]. カルバペネムは有能で切り札だが, 切り札は最後にとっておくから切り札であり, 単なる医師の安心のために使ってはいけない. ウルトラマンのカラータイマーのように切り札にも弱点がある.

■文献

1）Solomkin JS. Clin Infect Dis. 2010: 133-64. PMID: 20034345.
2）Rodriguez-Bano J. Clin Infect Dis. 2012: 167-74. PMID: 22057701.
3）Doi A. Int J Infect Dis. 2013: 159-63. PMID: 23140947.
4）wikipedia; https://ja.wikipedia.org/wiki/バルタン星人
5）青木　眞. レジデントのための感染症診療マニュアル第3版. 2015. p.140.

〈伊藤雄介〉

VI. 感染

12 de-escalation のお作法

1) de-escalation とは？

重症感染症において経験的治療を開始したのち，一般的には48〜72時間後に原因微生物の有無，菌種と薬剤感受性が同定される（近年では，迅速診断法が普及し，より早期の同定も可能となりつつある[1]）．この時点で臨床的重症度や感染臓器所見など臨床徴候の改善があれば，感受性結果をもとに当初使用されていた経験的抗菌薬を，より狭域・単剤で治療経験の確立した最適治療に変更したり，菌同定がない場合には治療を中止する[2]．これが de-escalation である．

de-escalation により，治療効果を担保しながら，広域・多剤抗菌薬の長期使用を回避し，関連副作用（耐性菌の選択，薬剤関連性腸炎，コスト増加など）を減じることができる[3]．de-escalation は，抗菌薬スチュワードシップにおける重要な介入の1つである．

2) 施行における問題点

残念ながらわが国の臨床現場にはまだまだ de-escalation は普及していない．広域・多剤の経験的抗菌薬を使用することは比較的たやすいが，変更することは決して容易でない．また，上手くいっている治療を変えることは難しい．しかしながら，より狭域の薬剤による最適治療が可能であるのに変更せず広域薬剤を使用し続けることは，不適切な使用（misuse）である[4]．

de-escalation を当然のこととして行うために，臨床現場の工夫が必要だろう．まず，de-escalation を行う前提が存在するかどうか検討する．一般的には，1）経験的治療開始前に良質な微生物学的検体の採取が行われている：原因微生物の同定・感受性検査が行われなければ，最適治療への移行あるいは中止は困難なので，抗菌薬投与前の微生物学的検査を適切な手法で行っていることが重要である．2）臨床的に臓器所見，重症度など臨床所見の改善がある，3）同定された原因菌がより狭域の抗菌薬に感受性である，4）他の感染巣が否定できる，5）好中球減少症などの重篤な免疫不全がない，ことが条件である[5]．

表1 原因菌別の最適治療

原因菌	抗菌薬	
	第1選択	注意点
連鎖球菌，肺炎球菌	ペニシリンG，アンピシリン	
MSSA	セファゾリン	
MRSA	バンコマイシン，リネゾリド，ダプトマイシン	感染臓器別に使い分ける．バンコマイシンのトラフ値は15〜20μg/mL
インフルエンザ桿菌	アンピシリン，セフトリアキソン	
クレブシエラ，大腸菌，プロテウス	セファゾリン，セフトリアキソン	ESBL産生菌＝メロペネム・ドリペネム
緑膿菌	セフタジジム，アズトレオナム	多剤耐性菌が存在するため感受性を必ず確認
エンテロバクタ，セラチア，シトロバクタ	セフェピム	
アシネトバクタ	スルバクタム/アンピシリン，メロペネム，ドリペネム	

いずれも感受性結果を確認の上で使用する
MSSA：メチシリン感性黄色ブドウ球菌，MRSA：メチシリン耐性黄色ブドウ球菌

近年では，好中球減少性発熱においても安全にde-escalationが行えるとされる[6]．次に，経験的治療を処方した時点で，次の標的治療はどのような薬剤に具体的に変更するのかをあらかじめ考えておく．このためには，病原微生物毎の標準治療薬（表1）を理解しておく．

■文献

1）Huang AM. Clin Infect Dis. 2013: 1237-45. PMID: 23899684.
2）Kumar A. Crit Care Nurs Clin North Am. 2011: 79-97. PMID: 21316569.
3）Gomez Silva BN. Cochrane Database Syst Rev. 2010: CD007934. PMID: 21154391.
4）Spivak ES. Clin Infect Dis. 2016: 1639-44. PMID: 27682070.
5）Micek ST. Chest. 2004: 1791-9. PMID: 15136392.
6）la Martire G, Eur J Clin Microbiol Infect Dis. 2018: 1931-40. PMID: 30051357.

〈志馬伸朗〉

Ⅶ. 腎臓

尿量低下を腎前性腎不全と決めつけない：輸液負荷の罪

　急性期病院入院患者の8〜16％に急性腎障害（acute kidney injury: AKI）が発症する[1]．AKIに対して，まず補液で対応する場面は多い．しかし，AKIのなかで補液で改善する可能性がある腎前性AKIは1/5に過ぎない[2]．一方で，過剰輸液が腎障害を悪化させることが知られている．輸液による体液量過多（10％以上の体重増加）のある患者は有意に腎機能の回復率が低い[3]，敗血症性ショック患者で輸液制限群と制限しない群では輸液制限群で有意に急性腎障害が少ない[4]などである．体液量過剰が腎機能障害へ影響する機序として，腎静脈高血圧による腎うっ血の関与が考えられている．腎静脈圧が上昇すると，静水圧上昇による腎間質浮腫から腎毛細血管や尿細管圧迫を生じ，糸球体濾過量が減少する，という理論である．静脈うっ滞が腎不全に関与することを示す研究がある[5]．

> **症例**　50歳代，女性．
> 　入院3日前から食欲不振，倦怠感が増悪し，尿量が減少した．倦怠感で食事がまったく取れない日々が続き，急性期病院外来を受診し入院となった．
> 　担当医は，食事摂取不良の病歴，血液検査所見（BUN 70 mg/dL, Cre 3.4 mg/dL），膀胱内尿貯留がないことから，循環血漿量減少に伴う腎前性AKIと判断し，大量補液を連日行った．
> 　第2病日も乏尿が続き，ついに第3病日には無尿となった．頻呼吸，起座呼吸，血圧高値，SpO_2低下をきたし，担当医は追加問診を行った．
> 　食事摂取不良となった頃から，両足に靴下の跡がつくようになり，ズボンも苦しくなったが，食事が取れていないのに太るなんておかしいと感じていたという．
> 　また，入院1カ月前に左下腿の腫脹，発赤，熱感，疼痛が出現し歩行困難となり，近医で鎮痛薬，抗菌薬の処方を受けたということがわかった．
> 　患者は気管挿管・人工呼吸管理，緊急血液透析を要しICUへ入室した．

その後，尿検査，血清 ASO，ASK の有意な上昇が判明し，追加検査も含め溶連菌感染後急性糸球体腎炎と診断した．連日体液量・血行動態評価を行い腎保護に努め，必要時に血液透析を行い保存的治療を継続した結果，徐々に尿量は改善し抜管，一般病棟へ退室．入院 1 カ月後にリハビリ目的に転院した．

この症例は，**乏尿に対して画一的に腎前性腎不全だと決めつけ，過剰輸液を行わない**ことの重要性を示唆している．「経験上，今は補液の時期だ」「腎後性はないだろう」「この病歴なら補液で改善する」などの先入観に基づく安易な補液は禁物である．

KDIGO ガイドラインでは AKI への対応として，以下のバンドルが示されている[6)]．

①適切なボリュームと血行動態管理

②腎毒性物質の回避

③高血糖の回避

また，これに加え，AKI 患者をみたときには次の事項をルーチンで遵守するとよい．

①腎後性の除外：尿道カテーテル閉塞，抗コリン薬，ベッド上安静などで尿閉をきたす．AKI をみたら必ずエコーで膀胱〜尿管を含めて腎後性因子を除外する．たとえ尿が出ていたとしても，膀胱内に大量に尿が貯留した溢流性失禁の可能性が残ることも，よくあるピットフォールの 1 つである．

②緊急透析の必要性の判断：AIUEO（A: Acidosis, I: Intoxication, U: Uremia, E: Electrolytes, O: Overvolume）で必要性を評価する．

③病歴聴取：AKI の治療方針決定には，どの病態が最も確からしいのか，その鑑別診断が必須である．

腎前性，腎性，腎後性の分類，さらには分類毎の鑑別を行うためには，病歴聴取が最も効果的である．腎毒性物質の使用歴についても，詳細に聴取する．

④尿一般・沈渣の提出：腎臓内科医への早期コンサルテーションが必要となる内因性腎疾患の発見は重要である．上記の病歴聴取に加え，尿一般・沈渣の所見がその疾患に特徴的であることも多い（表 1）．

表1 内因性腎疾患の発見契機となりうる所見

急性尿細管壊死	顆粒円柱，尿細管上皮
糸球体腎炎	変形赤血球，赤血球円柱
間質性腎炎	白血球尿，白血球円柱

■文献

1) Sawhney S. Am J Kidney Dis. 2017: 18-28. PMID : 27555107.
2) Liano F. Kidney International. 1996: 811-8. PMID : 8872955.
3) Bouchard J. Kidney Int. 2009 : 422-7. PMID : 19436332.
4) Hjortrup PB. Intensive Care Med. 2016 : 1695-705. PMID : 27686349.
5) Nohria A. J Am Coll Cardiol. 2008 : 1268-74. PMID : 18371557.
6) Meersch M. Intensive Care Med. 2017 : 1551-61. PMID : 28110412.

〈石井潤貴〉

Ⅶ. 腎臓

 尿量低下あるいは腎機能低下＝フロセミドでいいのか？

　フロセミドはER・ICUにおいて使用頻度が非常に高い利尿薬であり，その有用性を実感する場面は多い．フロセミドは静脈内投与が可能で，効果発現までの時間が数分以内と早く，また強力なナトリウム利尿作用を有するなど，救急・ICUでの超急性期の治療において，急速利尿を期待する場合に使用しやすい薬剤であることは確かである．一方で，必ずしも適応とはいえない状況や，むしろ状態を悪化させかねない状況での投与も散見される．例えば，尿量低下や腎機能低下といった状況において，単に尿量増加を目的としてフロセミドを投与することは，必ずしもフロセミドの正しい使い方といえない．**尿量低下や腎機能低下といった状況において重要なのは原因検索であり，対症的に利尿薬で見かけの尿量を稼ぐことではない．**原因として腎前性もしくは腎後性腎不全が考えられる場合にフロセミドを投与すると，かえって状況を悪化させる可能性すらある．フロセミドの急性腎障害における予防効果や予後改善効果は今のところ明らかとなってないばかりか[1]，フロセミドの投与によりかえって血清クレアチニン値のさらなる上昇を招くことになる[2]．その理由として，フロセミドの投与によりいったん増加した糸球体濾過量が，時間経過とともにむしろ減少に転じることなどがあげられている[3]．メタ解析によれば，腎障害の悪化予防あるいは治療にフロセミドを使用すると，特に予防的に使用した場合に死亡あるいは透析導入リスクを高める危険性が示唆されている[4]．

　フロセミドの副作用は表1のごとく多彩であり，特に，低カリウム血症などの電解質異常や，代謝性アルカローシスによる呼吸抑制などは，臨床上問題となる頻度が高い．また，高用量投与により難聴発生率が増加する[4]．このため，種々のガイドラインにおいては，体液過剰の是正が必要な場合を除き急性腎障害の予防や治療を目的としたフロセミド投与は控えるべきとされている[5-7]．つまり，尿量低下や腎機能低下といった状況において，単に尿量を増加させるためにフロセミドを投与すべきではない．

| 表1 | フロセミドの主な副作用 |

①電解質異常（低カリウム血症，低ナトリウム血症，低マグネシウム血症，
　低カルシウム血症）
②代謝性アルカローシス
③高尿酸血症
④耐糖能異常
⑤難聴

　フロセミドが適応となるのは，臨床上問題となっている体液過剰が存在し，そのコントロールが必要で，かつ除水による効果が上述の副作用リスクを上回る場合である．例えば体液過剰が呼吸・循環動態に悪影響を与えているような急性心不全や急性腎障害の症例がそれに相当する．

　フロセミドは正しく用いられさえすれば便利で有用な薬剤であるが，投与する前に適応の評価をしっかり行うとともに，体液過剰の是正が達せられた場合には，速やかな減量や中止を考慮する．

■文献

1) Ho KM. Anaesthesia. 2010: 283-93. PMID: 20085566.
2) Lassnigg A. J Am Soc Nephrol. 2000: 97-104. PMID: 10616845.
3) Gottlieb SS. Circulation. 2002: 1348-53. PMID: 11901047.
4) Ho KM. BMJ. 2006: 420. PMID: 16861256.
5) Kidney Disease Improving Global Outcomes（KDIGO）Acute Kidney Injury Work Group. Kidney Int Suppl. 2012: 1-138.
6) AKI（急性腎障害）診療ガイドライン作成委員会．日腎会誌．2016: 419-533.
7) Joannidis M. Intensive Care Med. 2017: 730-49. PMID: 28577069.

〈大木伸吾　志馬伸朗〉

Ⅶ. 腎臓

3 大量輸液と利尿薬（入れて出す）の投与は腎機能を良くしない

1）"狭義の"腎機能とその評価法は？

一言で"腎機能"と言ってもその機能は多岐にわたる（Ⅶ-5 参照）．本稿では，"水の排泄"という"狭義の"腎機能について述べる．

腎臓に流れる血流は，約 1.2 L/min であり心拍出量の 20～25％である．腎血漿流量（renal plasma flow: RPF）は約 600 mL/min であり，糸球体基底膜でRPFの約20％が Bowman 嚢に濾過される[1]．したがって，糸球体濾過量（glomerular filtration rate: GFR）は 120 mL/min となり，これが"狭義の"腎機能の指標として用いられている．

イヌリンは次の4つの特徴をもつため，そのクリアランスは GFR を反映する（図1）．

- 自由に糸球体基底膜を通過する
- 尿細管で再吸収も分泌もされず，濾過された量が変化しない
- 腎臓で代謝されない
- 腎機能を変化させない

しかし一般臨床では，イヌリンの代替にクレアチニンを使用する．クレアチニンは，尿細管でわずかに分泌されるため，単位時間あたりに基底膜で濾過された量よりも，尿中に排泄される量の方が多い．したがって，クレアチニンクリアランス（Ccr）は，GFR を過大評価する（GFR＝0.715×Ccr）[2]．

2）大量輸液と利尿薬は腎機能に影響を及ぼすか？

大量輸液と利尿薬（いわゆる"入れて出す"）は，循環血液量と尿量の両方を維持することで，臨床医に"安心"を与えるかもしれない．しかし，それは患者にとって有益なのだろうか？

輸液は，循環血液量の減少がある場合に行うが，その評価は難しい．stroke volume variation（SVV）などの動的指標や，passive leg raising（PLR）manoeuvre などを参考に循環血液量を評価し，輸液の指標とする[3]．また，輸液施行後の再評価と輸液計画の再考が重要である．画一的な大量輸液は，"静

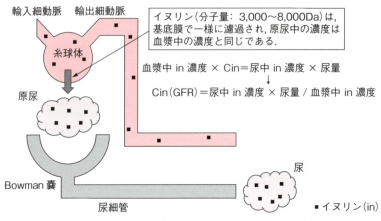

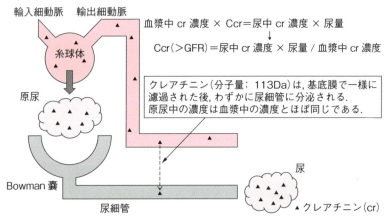

図1 イヌリンクリアランスとクレアチンクリアランスの違い

脈うっ滞"を引き起こし，臓器障害を増悪させる[4]．

一方で，代表的な利尿薬であるフロセミドは，急性腎障害（acute kidney injury: AKI）により尿細管管腔側に脱落した上皮細胞を wash out し，尿細管の閉塞を改善させることで腎機能の悪化を防ぐと考えられていた．しかし，現在では AKI の生命予後や腎代替療法の回避におけるフロセミドの効果は否定されている[5]．図2に示すように，フロセミドをはじめとした利尿薬の作用部位は，"濾過"が行われる糸球体より下流であり，"水の再吸収"を抑制するこ

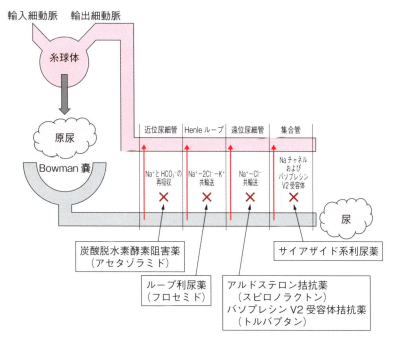

図2 利尿薬の作用部位

とにより尿量を維持しているに過ぎない．**利尿薬投与下の尿量は，基底膜での"濾過"を保証するものではない**ことは，解剖生理学的に理にかなう．

　AKIの治療は，①AKIの原因となった病態の治療，②体液の適正化，③薬剤の減量・中止，である．②において，hypovolemiaの場合は輸液し，volume overloadの場合は利尿薬を使用する．そしてその介入が正しいかどうかを再評価する姿勢が大切であり，ただ"入れて引く"のは患者の利益にならない．

■文献

1) Agamemnon D. カラー図解よくわかる生理学の基礎. 2005. p.148-57.
2) 日本腎臓学会. CKD診療ガイド. 2012; 2012. p.18-21.
3) Marik PE. Br J Anaesth. 2014: 617-20. PMID:24535603.
4) Mullens W. J Am Coll Cardiol. 2009: 589-96. PMID:19215833.
5) Ho KM. Anaesthesia. 2010: 283-93. PMID:20085566.

〈伊藤秀和〉

Ⅶ. 腎臓

4 持続腎代替療法＝CHDF ではない

1）CRRT とは？

　CRRT とは，continuous renal replacement therapy（持続腎代替療法）の略である．腎機能をサポートする治療法（renal indication）であり，Ⅶ-7 項で触れる non-renal indication とは異なる．CRRT で主に使用されるモードは，CHD（continuous hemodialysis：持続血液透析），CHF（continuous hemofiltration：持続血液濾過）および CHDF（continuous hemodiafiltration：持続血液濾過透析）である（図1）．CRRT の目的は水と溶質の除去であり，その原理は"拡散"と"濾過"で説明できる（図2）[1]．

2）CHD とは？

　"拡散"による溶質の除去法である．濃度勾配による受動的な物質の移動を利用する．電解質やアンモニアなど，小分子量物質の除去に優れる．

3）CHF とは？

　"濾過"による溶質の除去法である．小分子量物質に加えて，ミオグロビンやサイトカインなど 30kDa 程度までの物質を，一様に除去する．Ⅶ-3 項で触れたように，腎臓の働きを考えれば"濾過"が最も生理的である．しかし"濾過"には，膜寿命の短縮，膜への付着による血小板減少，血液流量による濾過流量の制限（血漿量や血液濃縮の観点から血液流量の 20〜30％以下に設定する）などの短所がある[2]．

4）CHDF とは？

　前2者を組み合わせた方法で，わが国で最も普及しているモードである．"拡散"と"濾過"の短所を補い合うモードとも考えられるが，それ故，施行者にとって CRRT で除去すべき物質（＝患者の病態悪化の原因物質）の認識が曖昧になる．たとえば，高アンモニア血症（分子量：17Da）の治療では"拡散"による CHD で十分である．

5）"F"を増やすことに意味はあるのか？

　CRRT の"濾過量"に関する代表的な研究を以下に示す．

186　　Ⅶ. 腎臓

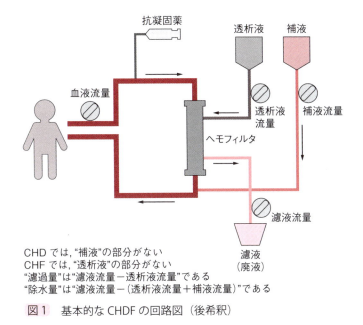

CHDでは，"補液"の部分がない
CHFでは，"透析液"の部分がない
"濾過量"は"濾液流量−透析液流量"である
"除水量"は"濾液流量−（透析液流量＋補液流量）"である

図1 基本的なCHDFの回路図（後希釈）

① Roncoらの研究（2000）[3]

急性腎不全患者に対するCHFの濾過量を，20，35，45 mL/kg/hの3群に分けて比較し，RRT離脱15日後の死亡率が，20 mL/kg/h群で有意に高いことを示した．腎機能の改善や合併症は，3群間で有意差なし．

② OMAKI study（2012）[4]

血行動態が不安定なAKI患者に対するCRRTの治療モードを，CHDとCHFの2群に分けて比較した（血液浄化量はともに35 mL/kg/h）．死亡率および生存者の透析依存率に有意差なし．

③ Zhangらの研究（2012）[5] およびIVOIRE study（2013）[6]

SepsisによるAKI患者に対するCHFの濾過量を，50と85 mL/kg/hおよび35と70 mL/kg/hの2群に分けて比較し，28日死亡率に有意差がないことを示した．さらにZhangらの研究では，60，90日死亡率と生存者の90日後の腎予後も検討し，両群間で有意差なし．

近年の多施設RCTでは，濾過量の増加による予後の改善効果には否定的な結果が示されている．しかし，前述した膜寿命の問題はあるものの，CHFがCHDに劣るとまではいえないため，CRRTは各々の施設のスタッフが習熟し

拡散

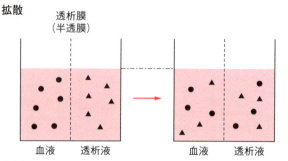

濃度勾配が物質移動の駆動力になる．具体的には，濃度が"血液＞透析液"の物質は透析液側へ，"血液＜透析液"の物質は血液側へと移動する．その結果，双方の濃度は均一になる．

濾過

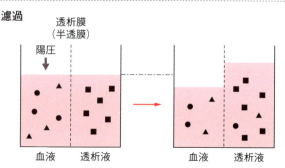

血液側に陽圧をかけて，透析液側に物質を"均一に"移動させる．透析膜の孔を通過する物質であれば，その分子量によらず移動する量は一定である．

図2 "拡散"・"濾過"の原理

たモードで行えばよい．

■文献

1) 野入英世．CRRT ポケットマニュアル第2版；2015. p.96-114.
2) Ricci Z. Crit Care. 2006: 1-7. PMID: 16646985.
3) Ronco C. Lancet. 2000: 26-30. PMID:10892761.
4) Wald R. Crit Care. 2012: R205. PMID:23095370.
5) Zhang P. Nephrol Dial Transplant. 2012: 967-73. PMID:21891773.
6) Joannes-Boyau O. Intensive Care Med. 2013: 1535-46. PMID:23740278.

〈伊藤秀和〉

Ⅶ. 腎臓

5 持続腎代替療法：目的（適応）を整理し，限界を知る

1）腎臓の働き，いわゆる"腎機能"とは？

腎臓には以下の6つの機能がある[1].

①細胞外液と浸透圧の恒常性を維持（塩分および水の排泄の調整）

②酸塩基平衡の維持

③代謝の最終産物や異物の除去

④有用な物質（グルコースなど）の再吸収

⑤ホルモン（エリスロポエチンなど）やホルモン活性化因子（レニンなど）の産生

⑥代謝機能（蛋白やペプチドの異化作用）

CRRTで"代替"できるのは，①〜④のみである．したがって，CRRTにより体液の恒常性が維持されていても，エリスロポエチンを補充しなければ腎性貧血は起こる．CRRTは"腎機能の一部"を代替するに過ぎないので，早期の離脱が困難な場合は，その後の管理も含めて，早期に腎臓内科医に相談すべきである．

2）CRRTと腎臓はどちらがすごい？

CRRTと腎臓の血液浄化能の比較には，"クリアランス（clearance: CL）"という指標を用いると理解しやすい．CLとは，ある特定の物質が，1分間に何mLの血漿から完全に除去されるのかを示す．正常な腎臓は，体表面積1.73 m^2 あたり100〜120 mL/min の血漿からクレアチニン（分子量：113 Da）を除去する．これは腎臓の糸球体基底膜で行われる"濾過"による．分子量10,000 Da以下の物質は，基底膜を一様に自由に通過する．80,000 Da以上の物質は通過せず，10,000〜80,000 Daの物質は，一部が通過する．

血液流量80 mL/min，透析液流量600 mL/h，濾液流量800 mL/h（濾過量200 mL/h），補液流量200 mL/h のCHDFで考えてみる（図1）[2]．わが国で，保険請求可能な透析液・補液量は15〜20 L/dayであるため，現実的な設定といえる．図1に示すように，この設定のCHDFによるCLは，腎臓のCLと

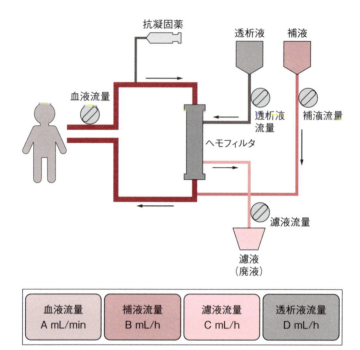

図1 CHDFにおけるクリアランスの計算法

比較してかなり少ない.

　CRRTでは代替できない腎臓の機能があり，代替できる部分もその能力は腎臓と比較するとかなり低い．CRRTは，腎機能を十分には代替できない．

■文献
1) Agamemnon D. カラー図解よくわかる生理学の基礎；2005. p.148-57.
2) 野入英世. CRRTポケットマニュアル第2版；2015. p.106-14.

〈伊藤秀和〉

Ⅶ. 腎臓

6 腎障害をきたす薬剤に注意

1) 薬剤性腎障害とは？

　重症患者における急性腎障害（acute kidney injury: AKI）の発症率は，20～30％と高率であり，そのうち15～20％は薬剤性のAKIといわれている．薬剤性腎障害は，その障害部位により分類すると理解しやすい（図1）[1].

2) 腎前性

　輸入細動脈の収縮あるいは輸出細動脈の拡張の結果，糸球体内圧が低下することにより腎障害をきたす．非ステロイド性抗炎症薬（non-steroidal anti-inflammatory drugs: NSAIDs），アンジオテンシン変換酵素阻害薬（angiotensin converting enzyme inhibitor: ACE-I），アンジオテンシンⅡ受容体拮抗薬（angiotensin Ⅱ receptor blocker: ARB），カルシニューリン阻害薬（シクロスポリン，タクロリムス）などが代表的薬剤である．NSAIDsほどではないが，シクロオキシゲナーゼ2（cyclooxygenase-2: COX-2）阻害薬においてもAKIは報告されている．

3) 腎性

　腎性の薬剤性腎障害の機序として，急性尿細管壊死，急性間質性腎炎，糸球体腎炎，血栓性微小血管障害（thrombotic microangiopathy: TMA）が知られている．

a) 急性尿細管壊死

　グラム陰性桿菌の治療で使用されるアミノグリコシドは，遊離型が容易に糸球体で濾過され，近位尿細管に達することで毒性を発揮する．

　アムホテリシンBは，輸入細動脈を収縮させるとともに，尿細管や集合管の上皮細胞に結合し，それらを障害する．アムホテリシンBの脂質製剤は，アムホテリシンBをリポソーム（脂質二分子膜）内に封入することで，血管透過性が亢進した感染病巣への移行性を維持したまま，毛細血管からの漏出や組織細胞への移行を制限し，腎障害を軽減する．

　造影剤による腎障害は，造影剤腎症（contrast induced nephropathy: CIN）

JCOPY　498-16604

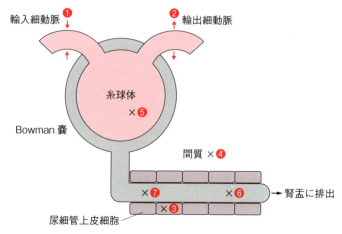

図 1　薬剤の障害部位

- 腎前性（輸入細動脈の収縮（❶）あるいは輸出細動脈の拡張（❷）による糸球体内圧の低下）
  NSAIDs，COX-2 阻害薬，ACE-I，ARB，シクロスポリン，タクロリムス，造影剤，IL-2，利尿薬
- 腎性
  - 急性尿細管壊死（❸）
    アミノグリコシド，アムホテリシン B，造影剤，抗レトロウイルス薬（アデホビル，シドホビル，テノホビル，フォスカルネット），シスプラチン，ゾレドロネート，コカイン
  - 間質性腎炎（❹）
    抗菌薬（ペニシリン，セファロスポリン，スルホンアミド，シプロフロキサシン，バンコマイシン，マクロライド，テトラサイクリン，リファンピシン），NSAIDs，COX-2 阻害薬，PPI（オメプラゾール，ランソプラゾール），抗けいれん薬（フェニトイン，バルプロ酸），シメチジン，ラニチジン，利尿薬，コカイン
  - 糸球体腎炎（❺）
    NSAIDs，アンピシリン，リファンピシン，リチウム，ペニシラミン，ヒドララジン，金製剤，水銀，ヘロイン
- 腎後性〔薬剤の析出による閉塞（❻）〕
  アシクロビル，メトトレキサート，スルファサラジン，フォスカルネット，インジナビル，テノホビル，スルホンアミド，トリアムテレン，高用量ビタミン C，グアイフェネシン，エフェドリン
- その他
  - 浸透圧性腎症〔高浸透圧物質による尿細管障害（❼）〕
    免疫グロブリン，スターチ，マンニトール，造影剤

として有名である．その機序は，アデノシン，エンドセリンなどの血管収縮物質による血流低下および浸透圧性腎症（後述）に加え，水溶性のイオン性造影剤による尿細管や集合管の障害である．その予防に，N-アセチルシステインは無効であり，造影前後の重炭酸ナトリウムの効果も懐疑的である．現時点では生食による輸液負荷のみ推奨できる[2]．

b) 急性間質性腎炎

尿細管間質の薬剤に対する過敏反応が原因である．発熱や皮疹とともに，好酸球増多や無菌性膿尿が重要な所見である．

4) 腎後性

アシクロビルやメトトレキサートによる腎障害の機序は，糸球体における濾過や尿細管における分泌後に，その薬剤が析出し尿細管を閉塞することによる．アシクロビルは不溶性であるが，メトトレキサートの溶解度は pH 依存性である．両者とも尿量確保による尿細管の閉塞予防を目的とした輸液負荷が有効であり，後者は尿のアルカリ化も有効である．

5) その他の機序：浸透圧性腎症

高浸透圧性の薬剤使用による腎障害である．

免疫グロブリン製剤による浸透圧性腎症の組織学的変化は，近位尿細管上皮細胞質の空胞変性と，それによる尿細管の狭小化である．

人工膠質液に含まれるスターチでも浸透圧性腎症が起こり，低浸透圧の低分子量スターチが開発されているが，その評価は定まっていない．

6) 薬剤性腎障害の予防および治療は？

多くの場合，予防法は存在しない．薬剤性腎障害は，脱水，高齢，心不全，腎毒性を持つ薬剤の併用などが原因となるため，これらを可能な限り回避する．また，薬物血中濃度モニタリング（therapeutic drug monitoring: TDM）が可能な薬剤の場合は TDM を行い，投与開始後の腎機能の推移を注意深く観察する．

唯一の治療は，原因薬剤の減量および中止である．腎障害による電解質異常，アシデミア，溢水，尿毒症などが問題となる場合は腎代替療法を行う．

■文献

1) Bentley ML. Crit Care Med. 2010: S169-74. PMID:20502171.
2) Weisbord SD. N Engl J Med. 2017: 603-14. PMID:29130810.　　　〈伊藤秀和〉

Ⅶ. 腎臓

サイトカインは除去するもの？

1) サイトカインとは？

　サイトカインとは，免疫細胞から分泌される蛋白質で，他の細胞にシグナルを伝える液性伝達物質である．感染症では，数種類のサイトカインが相互に作用しながら，炎症細胞の局所への遊走を促進し，発熱を誘導する．このサイトカインを除去し，炎症を制御することで，患者の予後改善が期待できると考えられていた．サイトカインの分子量は 15,000～50,000 Da 程度であり，中分子量物質の除去に優れる"濾過"を増加させることで効率的な除去が期待できる．このようにサイトカインの積極的な除去を目的として，持続腎代替療法（continuous renal replacement therapy: CRRT）を施行することを，non-renal indication とよぶ[1]．

2) Ronco による high-volume HF（2000）[2]

　急性腎障害（acute kidney injury: AKI）患者を対象に，持続血液濾過（continuous hemofiltration: CHF）の濾過量と予後との関連を検討した．濾過量を，20, 35, 45 mL/kg/h の 3 群に分けて CHF を施行したところ，20 mL/kg/h 群が 35, 45 mL/kg/h 群と比較して，有意に生存率が低かった．単施設の検討ではあったが，RCT による high-volume HF の有効性が示されたことで，その後の CRRT の血液浄化量の設定に大きな影響を与えた．

3) VA/NIH ATN study（2008）[3]

　AKI 患者の循環動態に応じて，持続血液濾過透析（continuous hemodiafiltration: CHDF），間歇的血液透析（intermittent HD: IHD），持続低効率血液透析（sustained low-efficiency dialysis: SLED）という異なる治療モードを選択し，血液浄化量と予後の関連を検討した．治療モードが複数混在するものの，血液浄化量の増加による 60 日生存率の改善は認めなかった．

4) RENAL study（2009）[4]

　AKI 患者を対象に，透析液量＋濾過量が 25, 40 mL/kg/h の 2 群で CHDF を施行し，予後を比較した．両群ともに 90 日死亡率は 44.7％で有意差を認め

なかった.

5）濾過量に着目した研究

VA/NIH ATN study と RENAL study は，CHDF を中心とした検討であり，Ronco らによる CHF の検討とは治療モードが異なる．しかし，Ⅶ-4 項で示したように，"濾過量"に着目した複数の検討でも，high-volume HF の臨床的優位性は示されていない．

6）サイトカインが低下すれば予後は改善するのか？

韓国の 2 施設での RCT で，Sepsis による AKI 患者において，CHDF の血液浄化量（40 vs 80 mL/kg/h）とサイトカインの除去および予後との関係を検討した[5]．80 mL/kg/h 群で，サイトカイン（IL-6，IL-8，IL-1b，IL-10）は有意に低下していたが，両群間で 28 日死亡率と腎予後に有意差はなかった．

まとめ

これまで述べたように，治療モードによりサイトカインの除去効率を増加させ，その結果，サイトカインが低下したとしても，患者の予後は改善しないというのが，現時点の結論である．

しかし，他の病態における non-renal indication での CRRT の有効性が否定されているわけではない．代謝障害[1]や薬物中毒[6]で，原因物質によっては CRRT による除去が予後改善に寄与する場合もある．また，わが国では急性肝不全患者に対しては，肝移植までの数日間血漿交換と CRRT を組み合わせて施行する人工肝補助療法が行われている[7]．ただし，この治療法の前向き比較試験は存在せず，有効性が確認されているとはいえない．

■文献

1）野入英世．CRRT ポケットマニュアル第 2 版；2015. p.150-4.
2）Ronco C. Lancet. 2000: 26-30. PMID:10892761.
3）Palevsky PM. N Engl J Med. 2008: 7-20. PMID:18492867.
4）Bellomo R. N Engl J Med. 2009: 1627-38. PMID:19846848.
5）Park JT. Am J Kidney Dis. 2016: 599-608. PMID:27084247.
6）内藤裕史．中毒百科―事例・病態・治療；2001.
7）Takikawa Y. Hepatol Res. 2008: S14-8. PMID:19125945.

〈伊藤秀和〉

Ⅶ. 腎臓

8 造影剤腎症はあり得るか

　造影剤腎症（contrast-induced nephropathy: CIN）は，造影剤投与後48時間から72時間以内に血清クレアチン値が0.5 mg/dL以上，もしくは25%以上上昇するものと定義される[1]．原因として，1）造影剤注入後に腎髄質の酸素分圧が低下し血流が減少する，2）造影剤の高浸透圧および化学毒性による腎血流減少と尿細管障害が起こるなどが過去に報告されているが，正確な腎毒性の原因は不明な点が多い．CIN発症のリスク因子は，糖尿病，体液量の減少，心不全，高齢，腎毒性物質（非ステロイド系消炎鎮痛薬: NSAIDsなど）などが報告されている[2]．しかし本当にCINは存在し，救急領域で造影前に事前にクレアチニンの値を待って造影の可否を決める意味はあるのだろうか．

　CINは，病院内で発症した急性腎障害（acute kidney injury: AKI）の原因の第3位（10〜14%）を占める[3]．CINの発症は，慢性腎臓病（chronic kidney disease: CKD）患者の生命予後と関連し，CINを発症したCKD患者の予後は不良である[4]．しかし2013年のMcDonaldらの報告では，ベースラインの腎機能に関わらず造影剤の使用はその後のAKIの発症，透析への移行，死亡率に影響を与えなかった[5]．2016年Hilsonらは血清クレアチニン値4.0 mg/dL以下の患者において，造影剤投与はその後6カ月後までのCKD，透析への移行，腎移植の施行を増加させなかったと報告した[6]．つまり，CINの長期予後までを含めた影響については，結論が出ていない．

　救急領域では，急性腹症，敗血症，外傷など多種多様な疾患が搬送される．搬送時点では，上記のようなCINのリスク因子の合併率や，ベースラインの血清クレアチニン値が不明であることはまれではない．しかし，そもそも，腎不全の診断における血清クレアチニン値の感度は，せいぜい12%程度であり[7]，血清クレアチニン値が正常＝腎機能正常とは判断できないため，造影剤使用前に血清クレアチニン値を評価しそれを造影剤使用判断に用いることは難しい．なお，造影剤量をクレアチニンクリアランスの2倍（あるいは3倍）未満に抑えることで合併症発生率が低下する可能性は示唆されている[8]．

救急領域で造影剤を必要とする状況（造影CT，血管内塞栓術，心臓カテーテル治療）は，いずれも致死的な緊急病態で，かつ造影が原疾患の診断・治療において必要不可欠なものである．特に治療手技は達成までの時間により予後が左右されることから，CINリスクやクレアチニン値のみにより適応や開始時期が遅らされるメリットは少ない．造影CTに関して，救急現場で感染症を疑う高齢患者の主訴や身体所見のみによる評価では解剖学的な感染巣の検出率が38.8%であったのに対し，造影CT施行により88.8%まで検出率が増加した[9]．同様にJustらは，感染巣が不明な救急患者に対する144回のCT撮像にて，76回（52.8%）の撮像で感染巣が明らかとなり，そのうち65例（85.5%）で外科的処置に関する治療方針に変更があったと報告した[10]．日本版敗血症ガイドライン2016においても，「造影剤を用いたCTは情報量が多く，感染巣診断や治療方針決定に重要な手段であることから，CIN発症を危惧して造影CTを躊躇する必要はない」と述べられている．

　以上のことからCINという概念は少なくとも現時点で存在している．しかしその概念に過度におもねる価値は救急領域では少ない．**緊急時の造影検査による診断治療メリットは，CINリスクを凌駕する可能性が高い**．CINを恐れるあまりに造影剤を検査・治療に使用しない，あるいは採血を待って造影を行うという考えは救急領域では当てはまらず，必要と判断すれば造影を躊躇しないことが大切である．

■文献

1）Murcos SK. Abdom Imaging. 2003: 187-90. PMID: 12592465.
2）Lameire N. Am J Cardiol. 2006: 21K-26K. PMID: 16949377.
3）Nash K. Am J Kidney Dis. 2002: 930-6. PMID: 11979336.
4）Rihal CS. Circulation. 2002: 2259-64. PMID: 12010907.
5）McDonald JS. Radiology. 2013: 119-28. PMID: 23319662.
6）Hilson JS. Ann Emerg Med. 2017: 577-86. PMID: 28131489.
7）Stevens LA. N Engl J Med. 2006: 2473-83. PMID: 16760447.
8）Gurm HS. J Am Coll Cardiol. 2011: 907-14. PMID: 21851878.
9）Yanagawa Y. International Scholarly and Scientific Research & Innovation. 2013: 318-21.
10）Just KS. J Crit Care. 2015: 386-9. PMID: 25468363.

〈木田佳子〉

Ⅷ. 体液・電解質

1 体液量評価：in-out バランス or 体重測定

A. 体液量評価

　輸液療法を含めた体液量の管理は集中治療において重要である．しかし，集中治療患者において体液量を評価することは難しい[1]．一般的に体液量の変化を評価するために水分出納（in-out バランス）や体重を参考にする．それでは，両者のどちらが優れているのだろうか？

B. in-out バランス

　点滴や経腸栄養などで投与された量と，尿やドレーンなどで排出された量を看護師が記録し，それを元に in-out バランスが計算される．広く利用されている方法ではあるが，いくつかの問題がある．まず，不感蒸散や下痢などで失われた水分は計算されない．不感蒸散を例えば，$800 + 20\% \times 800 \times$（最高体温 -37）mL（挿管されている場合はこれの半分），$10 \, mL/kg/day$（体温が $37.8℃$ 以上では $+500 \, mL$）といった式で予測する方法はあるが，正確に測定したものではない[1,2]．また，入力ミスや電子カルテを利用した自動計算でなければ計算ミスが起きる可能性があり，ミスが複数回生じると，ICU 入室中の累積の in-out バランスの正確性の低下につながる[1]．

C. 体重測定

　体重測定は健常人であれば簡便に測定できるが，重症患者の急性期では立位は困難であり，一般的な体重計で体重を測定できない．そこで，患者をつり上げて体重測定（懸架式）を行う，あるいは，体重計測定機能付きベッド（スケールベッド）を用いて体重測定を行う．スケールベッドはつり上げる手間がなく，安全で簡便に体重を測定できる．しかし，スケールベッドは高価であるばかりでなく，ブランケットや枕，観血的動脈圧ラインなどライン類をベッドに置いたままにすることで誤差が生じる欠点もある[1]．

| 表1 | in-out バランスと体重測定の利点・欠点 |
| | |

	in-out バランス	体重測定
利点	・電子カルテで自動計算される場合には手間がかからない	・統一した測定方法で測定すれば正確にトレンドを知ることができる
欠点	・入力ミスをした場合に不正確 ・不感蒸散の推定が困難 『不感蒸散の推定方法』 ・800＋20％×800×（最高体温-37）mL 　（挿管されている場合はこの半分） ・10 mL/kg/day（37.8℃以上では＋500 mL） ・10 mL/kg/day	・スケールベッドの導入コスト ・ライン類を保持する，枕，ブランケットなどを除去するなど統一しないと不正確となる ・懸架式体重測定では特にラインの事故抜去や患者の疼痛などの不快感や状態に注意を払う必要がある

D. in-out バランスと体重測定，優れているのはどっち？（表1）

　5日以上，ICU に滞在した患者で，スケールベッドによる体重測定と in-out バランスを比較した場合，両者の相関は乏しい[3]．特に，不感蒸散を考慮しないと体重測定と比べてバランスは正に傾き，10 mL/kg/day で不感蒸散を考慮するとバランスは負に傾くので，不感蒸散を推定することは困難である[3]．また，別の報告ではスケールベッドによる測定と一般的な体重計による測定も相関はするものの，差が大きく，in-out バランスに変わるものではないとしている[1]．しかし，ライン類の保持を徹底するなど測定時に注意を払えば，一般的な体重計と比してスケールベッドによる測定の誤差を小さくできる[4]．

　体液量の変化を正確に把握することは難しい．in-out バランスでは不感蒸散の推定が難しいため，測定時の方法を統一した体重測定の方が体液量の変化の把握には適しているかもしれない．

■文献

1) Schneider AG. J Crit Care. 2013: 1113.e1-5. PMID: 24144961.
2) Perren A. Minerva Anestesiol. 2011: 802-11. PMID: 21730928.
3) Köster M. Acta Anaesthesiol Scand. 2017: 205-15. PMID: 27900767.
4) 村田洋章．日集中医誌．2017: 639-40.

〈矢田部智昭〉

Ⅷ. 体液・電解質

2 IVC 虚脱の意味を知る（＝血管内容量不足ではない）

A. IVC（inferior vena cava：下大静脈）は血管内容量のよい指標とはならない

IVC が虚脱していたら，血管内容量は不足しているのだろうか？ 「IVC 虚脱」と「血管内容量不足」という 2 つの言葉は混同されやすいが，この 2 つは異なるものである．IVC の径や呼吸性変動は中心静脈圧（CVP）と相関するとされ[1]，IVC の虚脱が表しているのは CVP が低値ということである．しかし，CVP と血管内容量との間の相関は乏しいことが過去の研究から示されており[2]，IVC が虚脱していることと血管内容量が不足していることとの関連を直接支持する根拠もない．「IVC が虚脱しているので輸液が必要である」「IVC が緊満し呼吸性変動も消失しているので輸液はすべきでない」といった臨床判断は科学的根拠を欠いている．

B. IVC は輸液反応性のよい指標とはならない

上述の通り，IVC の径や呼吸性変動は CVP と相関する．そして CVP を指標に輸液の是非を判断するプラクティスが麻酔，集中治療領域で古くから行われてきた．すなわち CVP が低ければ輸液による心拍出量の増加が期待できるので輸液を行い，CVP が高ければ輸液を控えるといった臨床判断である．IVC と CVP が相関するのであれば，わざわざ中心静脈カテーテルを挿入して CVP を測定せずとも，ベッドサイドで IVC を超音波で観察して測定すれば輸液是非の判断がより簡便に行えるだろう，というのは一見妥当な考え方である．しかし現在では，CVP と輸液反応性（＝輸液による心拍出量の増加）の有無との相関は乏しいとされており[3]，CVP から輸液反応性を判定する上記の古典的プラクティスは科学的根拠を欠いている．一方，IVC の観察結果から輸液反応性を判定することも，表 1 に示すようなごく限られた条件下（自発呼吸のない人工呼吸管理の患者）を除いては正確に行えない[4]．

200 ● Ⅷ. 体液・電解質

表1	IVC が輸液反応性の判定に使用できる臨床的条件

- 陽圧人工呼吸中
- 自発呼吸なし（完全調節呼吸）
- 一回換気量≧8 mL/kg
- 右心不全なし

C. IVC はショックの病態推定に有用である

　では，IVC の虚脱や緊満所見から他に示唆されることは何か？　循環不全のある患者での鑑別疾患を考えるときに，IVC の観察が有用なことがある．救急や集中治療領域での循環不全の原因として多いのは，敗血症による末梢血管拡張やサードスペーシング，出血や脱水による血管内容量不足であり，これらの病態の多くで IVC は虚脱している．一方，肺塞栓症や心タンポナーデ，緊張性気胸，右室梗塞といった病態では，器質的あるいは機能的な循環閉塞により CVP の上昇を反映して IVC は緊満し，呼吸性変動が消失する．したがって，その他のベッドサイドでの所見と合わせ，ショックにおける鑑別疾患を素早く絞り込む上で IVC の観察が有用と考えられる．ショックの鑑別に用いられる RUSH exam をはじめとしたプロトコルに IVC の所見が組み込まれているのも，このような考え方に基づいている[5]（RUSH exam については II-11 で解説）．

■文献

1) De Vecchis R. J Clin Med Res. 2016: 569-74. PMID: 27429676.
2) Marik PE. Chest. 2008: 172-8. PMID: 18628220.
3) Marik PE. Crit Care Med. 2013: 1774-81. PMID: 23774337.
4) Levitov A. Crit Care Med. 2016: 1206-27. PMID: 27182849.
5) Perera P. Emerg Med Clin North Am. 2010: 29-56. PMID: 19945597.

〈松本　敬〉

Ⅷ. 体液・電解質

3　脱水とハイポボレミア：用語の適切な使い分け

1）脱水＝ハイポボレミア？

　臨床の現場では，よく「ハイポ（ハイポボレミア：hypovolemia）で血圧が下がっているね」とか，「血圧低下は脱水が原因だ」といった会話を耳にする．それでは，ハイポボレミアと脱水は同じ意味の単語なのだろうか．

2）ハイポボレミアとは？

　ハイポボレミアは hypovolemic shock が循環血液量減少性ショックと表されることから，循環血液量減少（血液量減少）を示す用語である．そして，ハイポボレミアをきたす病態には volume depletion と dehydration の2つがある．一方，「脱水」は「体内の水分量が正常以下になった状態」と定義され[1]，これらを包括した用語といえる．

3）volume depletion と dehydration

　体の水分は体重の60％を占めており，体重の40％が細胞内液，20％が細胞外液である（図1）．細胞外液は細胞間液と血漿に分けることができ，細胞間液が体重の15％，血漿が体重の5％を占める．volume depletion は細胞外液が減少した病態であり[2]，水と塩分をともに喪失する．dehydration は細胞内外の水分が減少し，高浸透圧血漿をきたした病態である[2]．

4）volume depletion

　出血，熱傷，嘔吐や下痢，一般的な利尿薬の使用などが原因となる．細胞外液の減少は血漿の減少も意味するため，血圧低下，頻脈，立ちくらみ，意識レベルの低下など循環血液量減少に伴う症状が主となる．また，血液検査でも尿素窒素やクレアチニンの上昇，血液濃縮を認める一方で，塩分も同時に喪失するため，高ナトリウム血症は示さない．治療は乳酸リンゲル液などの細胞外液の補充となる．

5）dehydration

　発熱や尿崩症，水分摂取の著しい低下などで細胞内外の水分の喪失が起きた場合に生じる．水分の喪失により細胞外浸透圧が上昇すると，細胞内の水は細

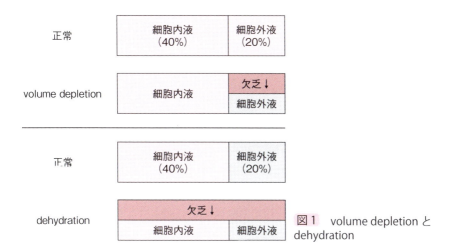

図1 volume depletion と dehydration

胞外へと引き込まれる．これにより volume depletion では循環血液量の減少がメインになるのに対して，dehydration では一般的に，循環血液量の減少は軽度で，細胞内脱水がメインとなる[2]．しかし，重症化すれば当然，循環血液量も高度に減少することになる．血液検査では，高ナトリウム血症を認める．症状としては，口渇，興奮から昏睡といった精神症状が特徴的である．高浸透圧血症により尿からの自由水喪失を減らそうとする生体防御反応により，抗利尿ホルモンの分泌が増加するため尿量の減少をきたす[2]．当初は循環血液量がある程度，維持されるために，volume depletion と異なりクレアチニンの上昇は認めにくい[2]．治療としては，経口摂取や経鼻胃管からの投与が可能であれば水の摂取・投与を行い，点滴であれば維持液や5％ブドウ糖液を投与する．

まとめ

チーム医療を行ううえで用語を正しく使用することは基本となる．**細胞外液が失われているのか，細胞内液も失われているのかを，症状，検査所見から見極める**必要がある．同じ「ハイポ」であっても治療法が異なるため，「volume depletion」と「dehydration」のどちらなのか正確に区別できる評価と用語の使用をすべきだろう．

■**文献** 1) 日本救急医学会用語委員会. Available from: http://www.jaam.jp/html/dictionary/dictionary/word/0622.htm
2) Bhave G. Am J Kidney Dis. 2011; 58: 302-9. PMID: 21705120. 〈矢田部智昭〉

Ⅷ. 体液・電解質

4 侵襲患者への低張液

　入院患者に低張輸液が行われることはよくみられる光景である．しかし，低張輸液は医原性低 Na 血症（血清 Na 値＜135 mEq/L）のリスクである．医原性低 Na 血症の主要因は，抗利尿ホルモンの分泌刺激により自由水の排泄障害がある患者（表 1）への低張液輸液である[1, 2]．このような状況で生じた低 Na 血症は低張性であるために，脳細胞内外の浸透圧勾配から脳浮腫を起こし，重症例では予後不良となりうる[3]．

　小児においては，医原性低 Na 血症の観点からルーチンでの低張輸液に警鐘が鳴らされてきた[1]．小児の維持輸液におけるメタ解析では，低張液（Na: 30〜77 mmol/L）を輸液された群は等張液と比較し有意に低 Na 血症のリスクが高かった[4]．比較的 Na 濃度の高い低張液（Na: 77 mmol/L）と等張液（Na:

表 1 抗利尿ホルモンの分泌が増加する要因

循環動態による刺激（有効な循環血液量の減少）	非循環動態による刺激〔抗利尿ホルモン不適合分泌症候群（SIADH）〕
体液量減少 　嘔吐，下痢 　利尿薬 　塩類喪失症候群 　低アルドステロン症 **体液量増加** 　ネフローゼ 　肝硬変 　うっ血性心不全 　低アルブミン血症 　低血圧	**体液量正常** 　中枢神経疾患（髄膜炎，脳炎，脳卒中，脳腫瘍，脳膿瘍，頭部外傷，低酸素性脳症） 　肺疾患（肺炎，気管支喘息，結核，肺気腫，COPD，急性呼吸不全） 　悪性腫瘍 　薬剤性（シクロホスファミド，ビンクリスチン，モルヒネ，SSRI，カルバマゼピン） 　嘔気，嘔吐，疼痛，ストレス 　術後 　副腎不全

SIADH: syndrome of inappropriate secretion of antidiuretic hormone
SSRI: selective serotonin reuptake inhibitor

（Moritz ML, et al. Nat Clin Pract Nephrol. 2007: 374-82）[1]

140 mmol/L）を比較した RCT においても，同様に低張液の投与は低 Na 血症のリスクであることが示されている[5]．

　成人においても侵襲患者に対する低張輸液は医原性低 Na 血症を引き起こしうる．**術後患者は，ストレスや嘔気・嘔吐，循環血液量減少などの抗利尿ホルモンの分泌を亢進する因子が多く，低 Na 血症のリスクが高い**[6, 7]．頭部外傷や脳血管障害など中枢神経系に異常がある患者は抗利尿ホルモン不適合分泌症候群（syndrome of inappropriate secretion of antidiuretic hormone: SIADH）や塩類喪失症候群など水と Na のバランスが崩れやすい．中枢神経系の疾患がある患者は，脳血流の自動調節能の障害により頭蓋内圧亢進をきたしやすいため，低 Na 血症による脳浮腫は避けなければいけない[8]．肺炎も SIADH の原因となりうるが，特にレジオネラ肺炎ではその他の肺炎と比較して低 Na 血症の頻度が高い[9]．気管支喘息や慢性閉塞性肺疾患，人工呼吸管理も低 Na 血症の要因となり，低酸素血症や高二酸化炭素血症，循環動態の変動による抗利尿ホルモン分泌がその背景因子である[2]．

　また，肝硬変は，有効循環血液量の減少により抗利尿ホルモンの分泌が亢進し低 Na 血症をきたす．肝腎症候群に至ると GFR（glomerular filtration rate）の減少と腎での Na 再吸収障害を生じ，低 Na 血症が顕著になる[10]．そのため，**肝硬変に対する低張輸液は低 Na 血症を助長する．肝硬変における低 Na 血症は，脳浮腫とアンモニア代謝への影響から肝性脳症を惹起する**[10]．また，低 Na 血症は肝硬変患者の早期死亡の予測因子である[11]．さらに，肝移植患者では，低 Na 血症は術後死亡のリスクが高い[12]．**肝移植術前の低 Na 血症は，術中に急激な補正が生じる危険性**を孕んでおり（急な補正は浸透圧性脱髄症候群を起こす），特に回避すべきである[10]．

　医原性低 Na 血症を起こしうる病態は多彩である．救急外来や集中治療室で診療を行う場合，少なくとも患者の詳細が判明するまでは低 Na 血症のリスクがあるものとして対応すべきであり，低張輸液を投与すべきではない[13]．

■文献

1) Moritz ML. Nat Clin Pract Nephrol. 2007: 374-82. PMID: 17592470.
2) Anderson RJ. Kidney. 1986: 1237-47. PMID: 3747337.
3) Ayus JC, et al. Ann Intern Med. 1992: 891-7. PMID: 1443949.
4) McNab S. Cochrane Database Syst Rev. 2014: CD009457. PMID: 25519949.
5) McNab S. Lancet. 2015: 1190-7. PMID: 26172864
6) Moritz ML. Pediatr Nephrol. 2010: 1225-38. PMID:19894066.
7) Deutsch S. Anesthesiology. 1966: 250-6. PMID: 5937159.
8) Wright WL. Curr Neurol Neurosci Rep. 2012: 466-73. PMID: 22622407.
9) Schuetz P. BMC Infect Dis. 2013: 585. PMID: 24330484.
10) John S. World J Gastroenterol. 2015: 3197-205. PMID: 25805925.
11) Heuman DM. Hepatology. 2004: 802-10. PMID: 15382176.
12) Londoño M-C. Gastroenterology. 2006: 1135-43. PMID: 16618408.
13) Achinger SG. Crit Care Med. 2017: 1762-71. PMID: 28704229.

〈山賀聡之〉

Ⅷ. 体液・電解質

熱傷患者への Baxter 公式適応は本当に正しいのか？

　熱傷患者に対する輸液の歴史は，約 1 世紀前の Sneve の報告に遡る[1]．その後太平洋戦争，ベトナム戦争など戦場で負傷し熱傷を負った兵士に対する数々の輸液療法の報告がなされ，熱傷の病態認識とともに熱傷面積に応じた輸液療法が報告された．さらに 1960 年代後半から 1970 年代にかけて，晶質液による熱傷輸液蘇生の重要性が強調されるようになり，現在広く用いられている Baxter 公式（Parkland の公式とも呼ばれる）が作られた[2]．Baxter 公式は，4 mL/kg/% TBSA burned の等張晶質輸液を，体重に基づき 8 時間とそれに引き続く 16 時間の輸液量を計算して患者の状態にかかわらず投与するという公式である．この公式は，重症熱傷では体内のコンパートメント間において体液の移動が生じるという，熱傷の病態生理の概念に基づいた輸液蘇生法である．その後現在まで長期にわたり，受傷後 24 時間以内は原則としてこの公式を用いた管理が行われてきた．アルブミンなどの膠質液は，同量の晶質液と比べて受傷 24 時間における血漿容量保持能という点において有用性は見出せないとして，受傷後 24 時間以後に投与する方向で報告されてきた．

　しかし 2000 年近くから，この公式での輸液量は過剰という意見がみられるようになり，Pruitt らは "fluid creep" という概念を提言した[3]．"fluid creep" は，熱傷患者に対して大量の輸液が投与されることにより，腹部および四肢のコンパートメント症候群，肺水腫，ARDS，多臓器不全などの重大な臓器障害をきたすことを指す．それまでの晶質液中心の輸液蘇生法は，患者の状態によらず輸液を行うため，結果過剰輸液となり "fluid creep" の原因の 1 つとなる．これ以降，2007 年に大量輸液による合併症を最小限に留めるために早期の輸液量を制限し，膠質液の投与を検討する報告がなされ[4]，また 2008 年にもルーチンに輸液を規定することでの過剰輸液，それによる合併症のリスクに関する報告が続いた[5]．

Baxter 公式が開発された 1970 年代当初，現在の集中治療室（intensive care unit: ICU）のような厳重なモニタリングは行うことができる環境はなかった．そのため熱傷範囲と体重，受傷後の時間で，その時点での患者の状態にかかわらず輸液を調整するという公式が成り立ち，**輸液不足よりはベターな手法として普及しくきた**と思われる．しかし実際に現在の熱傷患者を診療しているER・ICU の現場は，様々な呼吸循環モニタリングシステム・指標が利用でき，またそれをリアルタイムで解釈する医師が常駐し，24 時間個々の患者の状態に応じて輸液量を調整し得る環境である．この環境に，受傷後の時間における輸液を患者状態にかかわらず定型化して投与するという治療はあきらかにそぐわない．

　しかし残念なことに，血圧，尿量，乳酸値，心拍出量など様々な指標のどのような目標値を用いて輸液量を調節するかについては現在もなおまだ定まった見解はなく，症例ごとに細かく評価するほかない[6]．

　一方，現在の**重症患者の治療において，熱傷以外の ICU 重症患者における輸液療法については，輸液制限の考えが浸透しつつある．熱傷患者においても "permissive hypovolemia" を念頭においた管理の必要性が増している．**2008年米国のガイドラインでも Baxter 公式より少ない輸液量, 修正 Brooke 公式（2 mL/kg/% TBSA）が推奨されている[7]．本邦でも熱傷患者に対する輸液療法の多施設共同研究（UMIN000019740，広範囲熱傷の初期輸液に関する多施設共同無作為化非盲検比較対照試験）が進行しておりその結果が待たれる．

■文献

1）Sneve H. The treatment of burns and skin grafting. JAMA. 1905: XLV: 1-8.
2）Baxter CR. Clin Plast Surg. 1974: 693-703. PMID: 4609676.
3）Pruitt BA Jr. J Trauma 2000: 567-8. PMID: 11003341.
4）Saffle JI. J Burn Care Res 2007: 382-95. PMID: 17438489.
5）Blumetti J. J Burn Care Res. 2008: 180-6. PMID: 18182919.
6）Giuilabert P. Br J Anaesth. 2016: 284-96. PMID: 27543523.
7）Pham TN. J Burn Care Res. 2008: 257-66. PMID: 18182930.

〈木田佳子〉

Ⅷ. 体液・電解質

6 とりあえず生食, の害: 高Cl

　救急，集中治療室における輸液蘇生（fluid resuscitation）では，リンゲル液や0.9%生理食塩水（以下，生理食塩水）などの等張晶質液が使用され，海外では生理食塩水がよく使用される[1]．しかし，リンゲル液がNa 130 mmol/L，Cl 109 mmol/L（ラクテック®，ヴィーンF®）と細胞外液に近い組成であるのに対し，**生理食塩水はNa 154 mmol/L，Cl 154 mmol/Lと血漿に比べ特に塩素濃度が高い**輸液製剤であり，急速な生理食塩水の輸液は**高Cl性代謝性アシドーシス**（正常アニオンギャップ性代謝性アシドーシス）を引き起こす[2,3]．

　Henderson–Hasselbalchの式（$pH = 6.1 + \log [HCO_3^- / (0.03 \times pCO_2)]$）では，pHを規定している因子は重炭酸イオンと二酸化炭素である．下痢や尿細管アシドーシスも高Cl性代謝性アシドーシスの誘因だが，下痢は便から，尿細管アシドーシスは尿から重炭酸イオンが喪失するためアシドーシスを引き起こす[4]．一方，塩化ナトリウムは水に溶解しても中性であるためこの式に影響を与えないように思えるかもしれない[5]．しかし，正常な血漿はナトリウムに比べ塩素濃度が低いため，生理食塩水の急速輸液は高Cl血症を引き起こす．その結果，電気的中性を維持するため重炭酸イオン濃度が低下し，代謝性アシドーシスを引き起こす[6]．

　高Cl血症が引き起こすのはアシドーシスだけではない．術後患者や敗血症患者を対象とした観察研究では，高Cl血症が急性腎傷害の発症や高い院内死亡率に関する予後因子であった[7,8]．敗血症患者を対象に傾向スコアを用いた観察研究では，生理食塩水を投与された患者群は，リンゲル液などの調整晶質液（balanced crystalloid）と比較し院内死亡率が高かった（22.8% vs 19.6%，p=0.001）[9]．これは高Cl血症により腎障害や全身性の炎症が惹起されたことが原因と考えられる[9]．

ICU 入室患者を対象とした前後比較研究では，生理食塩水など高 Cl の輸液を制限した群は制限しなかった群と比較して急性腎傷害の発症と腎代替療法の導入が低い結果となった[10]．さらに，ICU 入室患者を対象としたランダム化比較試験では，調整晶質液を用いた群は生理食塩水と比較し，30 日以内の腎有害事象に関する複合アウトカム（全死亡，新規腎代替療法の導入，持続的な腎障害の複合アウトカム）の発症が有意に低かった（14.3 % vs 15.4 %，p=0.04）[11]．この試験のサブグループ解析では，敗血症患者において同複合アウトカムの増加が顕著であった（33.8 % vs 38.9 %，p＝0.01）．

　なお，代表的な輸液製剤（晶質液）の薬価は，ラクテック®500 mL（乳酸リンゲル液）：200 円，ヴィーン F®500 mL（酢酸リンゲル液）：141 円，生理食塩水 500 mL：179 円で，コスト面においても生理食塩水を選択する意義は乏しい．

　fluid resuscitation において生理食塩水を用いる場合，"とりあえず生食" ではなく，アシドーシス，急性腎傷害などのリスクを考慮した上で選択しよう[1]．

■文献

1) Semler MW. Crit Care Med. 2016: 1541-4. PMID: 27428117.
2) Waters JH. Crit Care Med. 1999: 2142-6. PMID: 10548196.
3) Scheingraber S. Anesthesiology. 1999: 1265-70. PMID: 10319771.
4) Kraut JA. Clin J Am Soc Nephrol. 2007: 162-74. PMID:17893626.
5) Kellum JA. Crit Care Med. 2002: 259-61. PMID: 11902280.
6) Powner DJ. J Intensive Care Med. 2001: 169-76.
7) McCluskey SA. Anesth Analg. 2013: 412-21. PMID: 23757473.
8) Neyra JA. Crit Care Med. 2015: 1938-44. PMID: 26154934.
9) Raghunathan K. Crit Care Med. 2014: 1585-91. PMID: 24674927.
10) Yunos NM. JAMA. 2012: 1566-72. PMID: 23073953.
11) Semler MW. N Engl J Med. 2018: 829-39. PMID: 29485925.

〈山賀聡之〉

Ⅷ. 体液・電解質

7 リフィリング期はあるのか？

1）臨床ではリフィリング期を経験…

臨床の現場，特に大手術の周術期では，術後2〜3日後に利尿がついてきて，「リフィリング期」に入ったね，という会話を耳にする．このような経験から，「リフィリング期」はあるように思うが，実際はどうだろうか．

2）リフィリング期とは？

リフィリングとは，日本救急医学会の医学用語解説集によれば，「間質から血管内へ体液成分が移行すること」をいう[1]．そして，侵襲により間質へ漏出した血漿成分が，概ね48時間程度の後に血管内へ戻ってくる現象を「リフィリング現象」という[1]．したがって，侵襲の程度によってその時期は前後するが，この血管内に戻ってくる時期が「リフィリング期」となる．このリフィリングについて，体内の液性コンパートメントやいわゆるサードスペース，また血管壁の水・溶質の透過性に対して重要な役割をはたしているグリコカリックスの点から考察する．

3）体内の液性コンパートメント

成人では，体内総水分が全体重の約60％を占め，2つの主要構成部分，細胞内コンパートメントと細胞外コンパートメントに2：1で分かれる．そして，細胞外コンパートメントは3：1で間質液と血管内で構成される．この液性コンパートメントの中で，侵襲時に大きな変化を示すのは，細胞外コンパートメントである[2]．急性期には，輸液をしているにもかかわらず，低血圧，頻脈，乏尿など血管内脱水を認めることがある．これは，炎症による血管の透過性が亢進し，いわゆる「サードスペース」に血漿成分が漏出することで血管内脱水が生じ，腸切除などでの大手術では4〜6 mL/kg/h の細胞外液の維持輸液量への追加が必要と考えられてきた[3]．

4）サードスペースはあるか？

「サードスペース」は，細胞内液（ファーストスペース），細胞外液（セカンドスペース）以外の場所，つまり循環血液量の維持に関与しない非機能的細胞

外液（創部浮腫・胸水・腹水・腸管内水分など）と考えられてきた．実際には，侵襲時の血漿成分の多くは，間質に貯留していくことがわかり，「サードスペース」の考え方は現在では，否定的である[4]．

5）間質の変化とグリコカリックス　〜リフィリング期との関わり〜

侵襲時の間質への水分移行を考えるうえで重要となるのが，血管内皮細胞の表面にあるグリコカリックスと細胞間質の変化である．グリコカリックスは，血管内皮の表面に存在し，血管内におけるアルブミンの保持や，血流によるずり応力の血管内皮への伝達，白血球・血小板の血管内皮への接着などの役割を担う[5]．炎症，手術侵襲などでグリコカリックスは容易に破綻し，破綻によりアルブミンを保持する機能が低下する[2]．また，侵襲時には，炎症に対する創傷治癒反応として，間質内のヒアルロン酸濃度が上昇し，間質内の膠質浸透圧濃度が上昇する．この結果，血管内から間質へ水が移動し，炎症が改善すると，この水はリンパ管を通して血管内に戻りリフィリング期を迎える[2]．グリコカリックスも数日で修復され，血管内に水が再び保持されることもリフィリングに関与しているかもしれない．

まとめ

このように，臨床で経験するように「リフィリング期」は存在するのだろう．グリコカリックスは近年，輸液を考える上で注目されているが，破綻や回復を示す簡便な検査は現状では存在しない．しかし，輸液戦略がグリコカリックスに影響を与える可能性もあり，炎症や侵襲だけでなく，輸液の善し悪しもリフィリング期の到来時期に影響を与えるのかもしれない．

■文献

1) 日本救急医学会用語委員会．Available from: http://www.jaam.jp/html/dictionary/dictionary/word/0512.htm
2) 多田羅恒雄．INTENSIVIST. 2017: 259-71.
3) 武田純三，監修．ミラー麻酔科学．第6版．2007．p.1389-414.
4) Jacob M. Best Pract Res Clin Anaesthesiol. 2009: 145-57. PMID: 19653435.
5) Becker BF. Br J Clin Pharmacol. 2015: 389-402. PMID: 25778676.

〈勝又祥文　矢田部智昭〉

Ⅷ. 体液・電解質

8 アルブミンの適正使用：低アルブミン血症，ショック

　アルブミンは血液中の主要な輸送蛋白物質で，血漿の膠質浸透圧の大部分を担い，緩衝作用，抗酸化作用，血小板凝集抑制作用などの様々な生理学的作用を有する．このため，重症患者においてアルブミン製剤は，膠質浸透圧を保ち循環血漿量を増加させる効果とアルブミン濃度を上昇させる生理学的効果の2つの観点から使用される．

A. 血漿量増加効果

　まずはアルブミン製剤の血漿量増加効果が他の製剤と比べて優れているかを考える．輸液を血管内に投与した際に，生理食塩液であればコンパートメントモデルに基づき，血管内：細胞間質液＝1：3で分布する．これに対して膠質液であるアルブミン製剤は膠質浸透圧が高く血管外に漏出せず血管内に留まるため，晶質液と比較して約3倍の血漿量増加が期待できると考えられてきた[1,2]．

　しかしながらアルブミン製剤と晶質液の有用性を比較したRCTであるSAFE研究[3]，ALBIOS研究[4]では死亡割合は変わらず，輸液量は晶質液群で1.0〜1.4倍という結果であった．従来，血管内にすべて分布すると考えられてきたアルブミンであるが，血漿量増加効果は軽微に過ぎない．血漿量増加効果が低い原因として，重症患者では血管内皮細胞のグリコカリックスが障害されることが一因となる．グリコカリックスは膠質浸透圧の形成に重要な役割をもち，これが障害されると血管透過性が亢進し細胞間質へ水が移動してしまう[1]．アルブミン製剤も例外ではなく，敗血症や手術，熱傷，虚血といった重症病態では血管透過性が亢進し期待したほどの血漿量の増加は得られない．

B. 低アルブミン血症の補正

　慢性肝障害，例えば肝硬変では肝臓でのアルブミン生成能が30〜50％に減少している．肝硬変患者ではアルブミンを補正する効果が期待される．肝硬変

患者を対象としてアルブミン製剤の有効性を検討した RCT では大量腹水穿刺時，特発性細菌性腹膜炎，1 型肝腎症候群において，アルブミン投与により腎機能改善や生存割合を改善する結果が得られた[5, 6]．

では低アルブミン血症のある ICU 患者に血清アルブミン濃度をターゲットに補正した場合にアウトカムは改善するだろうか．

重症敗血症患者を対象に，血清アルブミン値 3.0 g/dL を超えるように 20% アルブミン投与することと晶質液投与を比較し 28，90 日死亡割合を検証した ALBIOS 研究では結果に有意差は認められなかった．未出版ではあるが多施設 RCT である ERASS 研究でも同様に高張アルブミンの効果は示されていない[7]．

ICU 患者の多くは全身の炎症状態が続くなかで，アルブミンの生成率はむしろ上昇している[2]．すなわち重症患者ではアルブミンの総量は上昇しているが，血液検査上では低アルブミン血症となっているのである．これは前述の通りグリコカリックスが障害されることにより，アルブミンが血管外に漏出してしまうからだ．このため低アルブミン血症を補正しても予後を変えるほどの効果が得られないと考えられる．

C. アルブミン製剤で生命予後は改善できるのか？

一部の研究では循環動態の改善，昇圧薬減量，血清アルブミン値上昇などの身体的・生理学的パラメーターの改善は報告されているが，今のところ，予後を改善した RCT は存在しない．2018 年の系統的レビューでもアルブミンによる死亡割合の改善は示されなかった[8]．

敗血症に関しては前述の SAFE 研究の解析でアルブミン製剤の有益性が報告されており，Surviving Sepsis Campaign Guideline でも推奨されている[9]．しかし，近年の系統的レビュー・メタ解析では敗血症を対照としてもアルブミンの優位性を示せていない[10, 11]．アルブミン製剤といっても製剤の種類，投与方法も異なることで各研究の方法に相違があることが一因とも考えられる．

まとめ

以上のように ICU 患者にアルブミン製剤を選択する利益は現時点では証明されていない．アルブミンは膠質液の中で最も高価な薬剤である割に利益は少ない可能性がある．きめ細やかな管理が要求される集中治療管理だからこそ，

僅かなアルブミンの利益に期待したいが，利益のある患者はかなり限定的である．現在，大規模 RCT（NCT01337934, PRECIES[12]）が進行中であり，この結果をうけてどのような患者で効果があるのかが明らかになることを期待している．

■文献

1) Vincent JL. J Crit Care. 2016: 161-7. PMID: 27481753.
2) Artigas A. J Crit Care. 2016: 62-70. PMID: 26831575.
3) Finfer S. N Engl J Med. 2004: 2247-56. PMID: 15163774.
4) Caironi P. N Engl J Med. 2014: 1412-21. PMID: 24635772.
5) Management of Adult Patients with Ascites Due to Cirrhosis: Update 2012.
6) European Association for the Study of the Liver. J Hepatol. 2010: 397-417. PMID: 20633946.
7) J.P. Mira at the 31st International Symposium on Intensive Care and Emergency Medicine in Brussels in March 2011.
8) Lewis SR. Cochrane Database Syst Rev. 2018: CD000567. PMID: 30073665.
9) Rhodes A. Intensive Care Med. 2017: 304-77. PMID: 28101605.
10) Winters ME. J Emerg Med. 2017: 928-39. PMID: 29079487.
11) Frazee E. Kidney Dis（Basel）. 2016: 64-71. PMID: 27536694; PubMed Central PMCID: PMC4947688.
12) McIntyre L. Transfus Med Rev. 2012: 333-41. PMID: 22222146.

〈山本良平〉

VIII. 体液・電解質

9 EGDTを見直す: 血清乳酸値は循環の指標となりうるか?

敗血症では早期の循環管理が重要であり, そのアプローチは現在まで模索され続けている. 本稿ではプロトコル化された戦略である early goal-directed therapy (EGDT) と乳酸ガイドの輸液戦略を通して敗血症における循環管理を再考する.

A. EGDT

過去に敗血症治療プロトコルである EGDT[1] が死亡率を劇的に改善することが報告された. EGDT は組織酸素供給をコンセプトとして中心静脈圧 (CVP), 中心静脈血酸素飽和度 (ScvO$_2$) の目標値を目指し, 輸液, 血管作動薬, 赤血球輸血を行うプロトコルであり敗血症ガイドライン (SSCG)[2] でも, 蘇生の中核として推奨されていた.

しかし, EGDT の根拠となる研究には多くの疑問点や批判があり[3, 4], 後年 EGDT の効果を検証した ARISE[5], ProCESS[6], ProMISe[7] の 3 つの大規模多施設 RCT とこれらのメタ解析[8] により EGDT の効果は否定された. これをうけて SSCG2016[9] では EGDT を代表とする蘇生プロトコルの推奨は削除されている.

このことは"「早期」に「目標指標」を達成するプロトコル"が否定されたというよりは, EGDT の目標指標である CVP, ScvO$_2$, 酸素供給のため輸血や強心薬を開始することの妥当性が低いと解釈される. 早期の蘇生輸液, 抗菌薬投与などの"早期介入"という点は今なお重要なコンセプトである. また EGDT の平均動脈圧 (MAP) >65 mmHg は敗血症管理の指標として残っている. 2 つの RCT[10, 11] からも「MAP>65 mmHg」が循環管理の目安になることが示されており, 循環動態の指標の 1 つと考えてよいだろう.

B. 血清乳酸値だけで循環の指標となりうるか

EGDT に少し遅れて着目されたのが血清乳酸値をガイドとした循環管理で

表1	乳酸値上昇の原因

Type A: 組織低酸素を伴うもの		
ショック 重篤低酸素血症 重度貧血 一酸化炭素中毒		
Type B: 組織低酸素を伴わないもの		
B1: 原疾患 　肝疾患 　敗血症 　ビタミン B_1 欠乏 　悪性腫瘍 　褐色細胞腫 　糖尿病	B2: 薬物・中毒 　アドレナリン 　サルブタモール 　プロポフォール 　エタノール・メタノール・パラ 　　セタモール 　ニトロプルシド 　サリチル酸 　エチレングリコール 　ビグアナイド系薬 　ソルビトール・キシリトール 　イソニアジド	B3: 先天疾患 　グルコース6リン酸欠損症 　ピルビン酸カルボキシラーゼ 　　欠損症 　フルクトース-1,6-ビスホス 　　ファターゼ欠損症

（Oh's Intensive Care Manual 7th Edition および文献 20）から作成）

ある[12-18]．SSCG2016[7] でも乳酸値上昇患者では組織低灌流の指標として，乳酸値の正常化を目指した蘇生輸液を行うことを提案しているが，本当に乳酸は循環の指標となるだろうか．

　乳酸値を循環の指標とすることの問題は，「血清乳酸値の上昇」＝「組織低酸素と嫌気代謝を伴う微小循環不全」という理解が，正しくない可能性があることだ[19,20]．表1のように乳酸上昇の原因は様々であり，例えば，アドレナリンの持続投与をしている敗血症ショックではその病勢とは別に乳酸値は上昇を続けることがある．つまり乳酸値上昇は必ずしも状態の悪化を表すものでもない[19,20]．

　さらに，敗血症で乳酸値が上昇する機序はまだよくわかっていない．昨今では β_2 アドレナリン刺激（ストレス反応）により産生された大量のピルビン酸がクレブス回路の代謝速度を上回った結果，好気条件下にもかかわらず解糖系で代謝され乳酸が産生されることが機序と考えられている[19,20]．すなわち，乳酸値上昇はすべて「循環不全」を表しているわけではなく，ストレス反応によ

VIII. 体液・電解質

る「何らかの悪い結果」を反映しており，乳酸値改善と生命予後に直接の因果
関係はないかもしれない.

乳酸上昇＝循環不全という思考は短絡的であり，循環動態の評価は乳酸に加
えて利用可能な身体所見（脈拍，血圧，尿量など）や超音波を用いて総合的に
評価していくしかない.

■文献

1） Rivers E. N Engl J Med. 2001: 1368-77. PMID: 11794169.
2） Dellinger RP. Crit Care Med. 2013: 580-637. PMID: 23353941.
3） Eskesen TG. Intensive Care Med. 2016: 324-32. PMID: 26650057.
4） Holst LB. N Engl J Med. 2014: 1381-91. PMID: 25270275.
5） Peake SL. N Engl J Med. 2014: 1496-506. PMID: 25272316.
6） Yealy DM. N Engl J Med. 2014: 1683-93. PMID: 24635773.
7） Mouncey PR. N Engl J Med. 2015: 1301-11. PMID: 25776532.
8） PRISM Investigators. N Engl J Med. 2017: 2223-34. PMID: 28320242.
9） Rhodes A. Intensive Care Med. 2017: 304-77. PMID: 28101605.
10） Asfar P. N Engl J Med. 2014: 1583-93. PMID: 24635770.
11） Lamontage F. Intensive Care Med. 2016: 542-50. PMID: 26891677.
12） Jansen TC. Am J Respir Crit Care Med. 2010: 752-61. PMID: 20463176.
13） Jones AE. JAMA. 2010: 739-46. PMID: 20179283.
14） Lyu X. Zhonghua Yi Xue Za Zhi. 2015: 496-500. PMID: 25916923.
15） Tian HH. Zhongguo Wei Zhong Bing Ji Jiu Yi Xue. 2012: 42-5. PMID: 22248751.
16） Yu B. Zhonghua Wei Zhong Bing Ji Jiu Yi Xue. 2013: 578-83. PMID: 24119693.
17） Gu WJ. Intensive Care Med. 2015: 1862-3. PMID: 26154408.
18） Simpson SQ. J Crit Care. 2016: 43-8. PMID: 27546746.
19） Garcia-Alvarez M. Crit Care. 2014: 503. PMID: 25394679.
20） Suetrong B. Chest. 2016: 252-61. PMID: 26378980.

〈山本良平〉

Ⅷ. 体液・電解質

10 過剰輸液の弊害

1）輸液は重要な治療，でも…

麻酔，救急，集中治療，いずれの領域においても輸液は心拍出量，血圧，臓器灌流を維持するうえで重要な治療の1つである．例えば，血管内容量減少のある敗血症性ショック患者の初期蘇生では，「細胞外液補充液を30 mL/kg以上投与すること」が推奨されている[1]．一方で，過剰な輸液は全身の臓器に様々な弊害をもたらす[2]．

2）過剰な輸液が臓器にもたらす弊害

a）呼吸不全

過剰輸液により肺毛細血管の静水圧が増加すると間質に水分が漏出する．漏出した水分はリンパ管から胸管や大静脈にドレナージされるが，過剰輸液で静脈圧が上昇することでドレナージが障害され，肺水腫をきたす[3]．肺水腫によりガス交換が障害されることで低酸素血症を招くばかりでなく，コンプライアンスの低下から低換気や呼吸努力の増加の原因となる[3]．結果として，人工呼吸期間やICU滞在期間の延長などにつながる．

b）腎不全

循環血液量不足は急性腎不全の原因となるため，避ける必要があるが，過剰輸液も腎不全の原因になる．過剰輸液により中心静脈圧が上昇することで，腎静脈圧，最終的には腎臓の間質の圧が上昇する[3]．間質の浮腫により組織灌流が低下し，腎機能が障害される．また，過剰輸液による腹部臓器の浮腫が腹腔内圧を上昇させると，腎静脈圧は上昇し，腎血流の低下を招く[4]．輸液バランスの増加は急性腎不全のリスクの増加と関連し，急性腎不全患者では不可逆的な腎機能の障害と関連する[4]．

c）消化管の浮腫

重症患者や術後患者における過剰輸液は，消化管の浮腫を招き，イレウスや縫合不全につながる[3]．術後患者では，Enhanced Recovery After Surgery（ERAS）プロトコルのような術後早期回復プログラムが実践されてきており，

早期からの経口摂取の再開が重要である．集中治療患者でも，24～48時間以内の早期の経腸栄養の開始は感染症の減少などをもたらすとして推奨されている．過剰輸液による消化管の浮腫は，早期に「腸を使う」ことの障害になる．

d）皮膚・軟部組織の障害

術後患者においては創傷治癒の促進，創部感染症の予防が重要である．しかし，過剰輸液は浮腫による組織の低灌流を引き起こし，創傷治癒遅延，創部感染症の原因になる[3]．

e）その他

過剰輸液による組織の浮腫は，毛細血管の血流低下，リンパ液の還流障害，細胞間相互作用の障害から他の臓器機能にも影響を与えうる．例えば，肝臓では，合成能の障害や胆汁うっ滞が，心臓では，伝導障害，収縮力低下，拡張障害をきたす[4]．脳の浮腫は認知機能障害やせん妄と関連するかもしれない[3,4]．

3）過剰輸液をどう防ぐか？

血管内容量減少を輸液療法で是正しながらも，過剰輸液を防ぐには，まず，是正する段階での過剰輸液を防ぐ．そのためには漫然と輸液を継続するのではなく，ノルアドレナリンなどの循環作動薬を併用し，循環動態の安定化を図る[4]．実際，初期輸液に反応しない敗血症性ショック患者では「ノルアドレナリンを投与すること」が推奨されている[1]．そして，循環動態が安定化した後には，輸液がさらに過剰にならないようにする．例えば，抗菌薬など薬剤の溶解量を減らすことも，この一助になる．

まとめ

輸液療法は，すべての急性期領域において幅広く行われている治療である．臓器の機能を維持するために輸液療法で循環動態の安定化を図りたいばかりに，過剰輸液になり臓器機能を障害しては本末転倒である．「たかが輸液，されど輸液」であり，過剰輸液の弊害を常に念頭においた輸液療法を行う．

■文献

1）西田　修．日集中医誌．2017; 24: S1-232.
2）Claure-Del Granado R. BMC Nephrol. 2016; 109. PMID: 27484681.
3）Besen BA. World J Crit Care Med. 2015: 116-29. PMID: 25938027.
4）Prowle JR. Nat Rev Nephrol. 2010: 107-15. PMID: 20027192.

〈矢田部智昭〉

IX. 栄養・血糖

侵襲期早期の過剰栄養回避

　日常生活を送るうえで，日々のエネルギー消費量に応じたエネルギーを摂取することは必須である．しかし高度の侵襲下にある重症患者では，そのエネルギー供給メカニズムは健常人や慢性期の患者とは異なる．それを認識せずに侵襲期早期に健常人の場合と同じような栄養投与を行うと，逆に患者に不利益な結果をもたらしてしまう．過剰栄養が侵襲下にある患者に与える影響を理解した上で栄養管理を行う．

A. 侵襲下のエネルギー供給と過剰栄養の有害性

　身体は侵襲を受けるとストレスホルモン，サイトカインが放出され，筋蛋白異化や脂肪組織からの脂肪酸放出などの異化反応によって内因性エネルギーが生成される．実際に患者の体内に投与される総エネルギーは，異化による内因性エネルギーに加え，外的に経腸栄養や経静脈栄養による外因性エネルギーが投与された総和となる．総エネルギー量が安静時エネルギー消費量（resting energy expenditure: REE）を超えると真の過剰栄養となる[1]（図1）．過剰栄養の有害性には大きく分けると糖毒性と栄養ストレスの2つがあり，糖毒性には主にグルコース負荷による酸化ストレス，栄養ストレスには二酸化炭素産生増加，骨格筋蛋白分解増加などがある．

B. REEの算出とエネルギー供給

　REEの測定には間接熱量計を用いる方法と計算式を用いる方法があり，後者にはHarris-Benedictの式にストレス係数を乗じる方法や20～25 kcal/kg/dayで計算する簡易的計算式がある．**ストレス係数の根拠は薄く，間接熱量計と比較すると不正確であるため使用には注意が必要**で[2]，また重症病態では過剰栄養につながる可能性がある．間接熱量計での測定は重症患者では技術的に困難なことが多く誰もが使えるデバイスではない．簡易的計算式を用いて投与計画を十分に検討することが可能である．しかし内因性エネルギーを正確に測

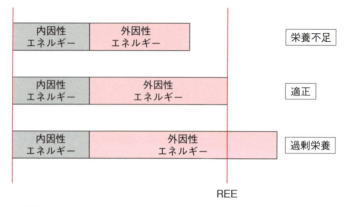

図1 総エネルギー供給とREEの関係

定することはどのような方法であっても困難であるため，必然的に重症患者における適切な外因性エネルギーの必要量を把握するのは難しい．前述の通り，**REE＝必要な外因性エネルギー供給ではない**ことに留意する．

C. 低栄養を許容する栄養戦略：permissive underfeeding

　過剰栄養を避けるためにはどのような栄養投与計画がよいのか．過剰栄養を避けるためにREEに満たない低栄養を許容する戦略をpermissive underfeedingとよび，投与エネルギーをREEの50〜80％程度のエネルギー量に設定した臨床試験が多い．以前は経腸栄養（enteral nutrition: EN）の不足分を静脈栄養（parenteral nutrition: PN）で補う戦略も施行されていたが，高血糖や過剰栄養につながりやすく注意を要する．早期PN併用による過剰栄養の有害性を示した代表的なランダム化比較試験（randomized controlled trial: RCT）としてEPaNIC trial[3]がある．早期PN併用と7日間ENのみの群を比較したものであるが，ENのみの群の方がICU在室日数，感染症発症率などが減少した．PN併用群では3日目には目標エネルギー量の100％を達成するプロトコルであり，投与エネルギー量が多いことが結果に関係したと考えられる．初期にENが開始できない症例における早期PNの有用性を検討した臨床試験でも，死亡率などに有意差はなく有用性は示されていない（Early PN trial）[4]．

　EN単独でのpermissive underfeedingの有用性を検討したRCTとして代

表的なものに EDEN trial[5] や PermiT trial[6] がある．EDEN trial では低栄養によって 60 日死亡率や感染症発症率の改善は見いだせなかったが，低栄養群の投与エネルギー量は 5 日目まで 400 kcal 程度であり，過剰な低栄養も問題であった．PermiT trial でも低栄養群が優るという結果にはならなかったものの，14 日間と長い期間であったこと，比較群の投与エネルギー量がそれほど過剰ではなかったことなどがその要因としてあげられる．これらの試験からは過剰な低栄養や長期間の低栄養も予後に悪影響を及ぼす可能性が示唆される．

それではどのようなエネルギー投与法が推奨されるのか．2016 年に出版された日本の集中治療学会による日本版重症患者の栄養療法ガイドライン[7] でも，基本は経腸栄養とし，初期の 1 週間は REE よりもエネルギー量を制限する permissive underfeeding を推奨している．重症患者では健常人とは違ったエネルギー供給メカニズムであることを理解し，**極端でない低栄養を許容し，過剰栄養を避けるのがよい**．

■文献

1）寺島秀夫．日本外科感染症学会雑誌．2010: 267-80.
2）Walker RN. Respir Care. 2009: 509-21. PMID: 19327188.
3）Casaer MP. N Engl J Med. 2011: 506-17. PMID: 21714640.
4）Doig GS. JAMA. 2013: 2130-8. PMID: 23689848.
5）Rice TW. JAMA. 2012: 795-803. PMID: 22307571.
6）Arabi YM. N Engl J Med. 2015: 2398-408. PMID: 25992505.
7）日本集中治療医学会重症患者の栄養管理ガイドライン作成委員会．日本集中医学会雑誌．2016; 23: 185-281.

〈山本浩大郎　安田英人〉

IX. 栄養・血糖

2 早期経腸栄養を妨げる因子：いかに除去するか

1）栄養療法ついてのガイドラインの推奨

　日本集中治療医学会重症患者の栄養療法ガイドラインでは，感染症発症率が経腸栄養で有意に少ないため，経腸栄養を優先することを強く推奨している[1]．経腸栄養の方が，生理的であり，「腸が使える」患者では，経腸ルートが原則となる．その開始時期は，重症病態に対する治療を開始した後，可及的に 24 時間以内，遅くとも 48 時間以内に開始することが推奨されている[1]．

2）早期経腸栄養を妨げる因子とその改善策

　48 時間以内に経腸栄養を開始することを妨げる因子にはどのようなものがあるだろうか．入室からの時間軸にそって改善策とともに列挙する．

a）栄養リスクの評価が困難

　正しいリスク，重症度を評価したうえでの迅速な治療が集中治療患者では重要であり，栄養療法でも同様である．しかし，信頼性の高い評価指標がないため，入室したら通常の病歴聴取に加えて「入院前の食事摂取や栄養状態，体重変化」などの聴取，理学所見や重症度，消化管機能などから総合的に評価する[1]．

- 改善策：APACHE II や SOFA スコアなどから栄養リスクを評価する修正 NUTRIC スコア（表 1）などの評価方法を用いると，スムーズに評価できる．

b）腸管の蠕動音が聞こえない

　経腸栄養を開始したいが，聴診しても蠕動音が聞こえない．腸管蠕動音は，腸管運動を知るサインではあるが，腸管のバリア機能，栄養吸収能など「腸が使える」ことを示すものではない[1]．

- 改善策：腸蠕動音，排ガスの確認が取れなくても，ICU 入室 48 時間以内に早期経腸栄養を安全に開始できる[1]．そして，経腸栄養を投与すること自体が腸管蠕動を促進する[1]．

224 　IX. 栄養・血糖

表1 修正 NUTRIC スコア

年齢	
50 歳未満	0
50〜74 歳	1
75 歳以上	2
APACHE II スコア	
15 未満	0
15〜19	1
20〜27	2
28 以上	3
SOFA スコア	
6 未満	0
6〜9	1
10 以上	2
併存疾患	
0〜1	0
2 以上	1
病院入院から ICU 入室まで	
1 日未満	0
1 日以上	1

（Rahman A. Clin Nutr. 2016; 158-62 を元に作成）

c）昇圧薬を使用している

昇圧薬を使用している場合，「経腸栄養を使用したら，腸管虚血を誘発しないだろうか」と経腸栄養を躊躇するかもしれない．実際，循環動態が不安定な場合，栄養投与中のショック，あるいは非閉塞性腸間膜虚血を誘発する可能性がある[1]．しかし，**昇圧薬を使用しているから経腸栄養を開始できないわけではない**．

- 改善策：大量輸液や輸血が終了して，循環動態が安定してきて，昇圧薬の増量が必要なくなった場合，経腸栄養の開始を考慮する．ただし，少量持続から開始し，昇圧薬の増量が必要になるなど循環が不安定になった場合には中止する．また，経腸栄養投与開始後の血圧低下，腹部膨満，胃管からの逆流増加，腸管蠕動減少，代謝性アシドーシス増加など腸管虚血を疑うサイン[1]がある場合にも，投与を中止し，必要に応じて腸管虚血の精査をする．

d）十二指腸まで栄養チューブが進まない

　経腸栄養を実施する際に，経胃投与よりも十二指腸以遠から投与することで肺炎の発症を低下しうる[1]．しかし，**十二指腸に栄養チューブを留置することに時間を費やして，経腸栄養の開始が遅れたり，他の治療の妨げになってはいけない**．ガイドラインでは，「誤嚥のリスクがある症例では幽門後からの経腸栄養を考慮する」としている[1]．

- 改善策：ルーチンに十二指腸に栄養チューブを留置する必要はない．頭部を30〜45°挙上する，間欠投与ではなく持続投与から開始するなど他の誤嚥を予防する取り組みを合わせて行う．

e）栄養オーダーの遅れ

　いざ，経腸栄養を開始しようとしても，「どの経腸栄養剤は使おう？」，「どれくらいの速度でいったらいい？」と悩んだり，他の治療を行っていると，栄養のオーダーが遅れてしまう．

- 改善策：看護師，薬剤師，管理栄養士と相談して予め**「栄養療法プロトコル」を作成しておくとよい**[2]．チームでプロトコルを作成，定期的な見直しする過程において，ガイドラインの勉強会などを行うことで栄養療法に対する意識の向上にもつながる．

まとめ

　正しい知識をもってチームで実践すれば，早期経腸栄養の開始は困難なことではない．一方，栄養チューブが適切な位置に留置されていることを確認するなど患者の安全を第一に考えることも忘れない．

■文献
1）日本集中治療医学会重症患者の栄養管理ガイドライン作成委員会．日集中医誌．2016: 185-281.
2）Kozeniecki M. Nutr Clin Pract. 2018: 8-15. PMID: 29323759.

〈矢田部智昭〉

IX. 栄養・血糖

3 急性膵炎患者の経腸栄養開始を遅らせない

　急性膵炎は集中治療を要する炎症性疾患の1つでその死亡率は急性膵炎全体で約2.5％，重症例では約10％とされる[1]．治療の核となるものは発症早期の輸液管理と栄養療法を含めた支持療法と様々な合併症に対する対策である．特に栄養療法は重症急性膵炎では当然のことながら，軽症膵炎においても開始を遅らせる所以はなく，現在では軽症であれ重症であれ急性膵炎に対する栄養療法は治療の要となっている．しかし，この認識は臨床現場に十分浸透しておらず，いまだに絶食もしくは経静脈栄養中心の栄養管理がなされている施設も散見される．

A. 急性膵炎における経腸栄養の位置付け

　重症急性膵炎におけるエネルギー消費量は熱傷とほぼ同等で[2]，多大なエネルギーを消費する．また，発症早期に免疫能の低下や腸管粘膜バリア機構の破綻が起こり，腸管の透過性が亢進することで菌血症をきたすリスクが上昇する[3]．それに対して早期経腸栄養を行うことで，腸管粘膜バリア機構の保護や腸内細菌増殖の抑制などの機序によりバクテリアルトランスロケーション（bacterial translocation: BT）を減少させる効果が期待される．急性膵炎において早期経腸栄養はエネルギー供給だけでなく，感染防御の役割も担っている．

B. 早期経腸栄養のエビデンス

　以前は，早期経腸栄養は膵臓の外分泌を刺激して膵炎をかえって増悪させるのではないかという考えのもと症状や血液マーカーが改善するまで絶飲食で腸管を安静にするという戦略がとられていた．しかし前述の通り，急性膵炎においてはエネルギーを供給するだけの中心静脈栄養（total parenteral nutrition: TPN）の有用性は低く，感染防御としての経腸栄養が重要であることは，ランダム化比較試験（randomized control trial: RCT）で実証されてきた[4]．

　軽症膵炎で早期の経口摂取が安全に行えることは示されており，腹痛の改善，

膵酵素の改善を待たずに経口摂取を開始しても消化器症状や臓器不全などの合併症に差はなく，入院期間が短縮する[5]．重症急性膵炎において，空腹になったら経口摂取を開始する群と腹痛や膵酵素の改善を待ってから経口摂取を開始する群を比較した試験でも[6]，合併症に差はなく，空腹になったら経口摂取を開始する群の方が入院期間の短縮につながった．経腸栄養開始の際に膵酵素の改善を待つ必要はなく，早期経腸栄養とTPNを比較したRCTを解析したコクランレビューでは早期経腸栄養群の方が死亡率〔相対リスク（relative risk: RR）0.50，95％信頼区間0.28-0.91〕，感染性合併症（RR 0.39，95％信頼区間0.23-0.65）が減少する[7]．一方で，急性膵炎患者205人を対象とした，症状出現後24時間以内に経腸栄養を開始する早期経腸栄養群と72時間絶飲食とした後に経口摂取を試みる群を比較した試験では6カ月以内の死亡や感染性合併症の発生率に差はなかったとされている[8]．この結果に関して筆者は早期経腸栄養が予後に影響しているのではなくTPNが予後を悪くしていた可能性や，早期経腸栄養群の栄養開始が少し遅かった可能性（症状出現から経腸栄養開始まで中央値23時間）などをあげている．経口摂取群における72時間での栄養開始が遅いものではなかったことも差が出なかった原因かもしれない．少なくとも早期経腸栄養を否定する結果ではなく，経腸栄養は早期に，可能であれば24時間以内に開始すればよいだろう．

C. 投与ルートと栄養剤

　経管栄養の投与ルートに関しては，膵外分泌刺激を避ける，逆流による肺炎などの合併症を防ぐ目的でTreitz靭帯を超えた経空腸栄養が推奨されてきた．しかし経胃栄養と経空腸栄養を比較したRCT3つを統合したメタアナリシスでは死亡率，誤嚥，腹痛，下痢，目標エネルギー到達率に差はなく[9]，種々のガイドラインでも経空腸栄養は強くは推奨されていない．原則は経胃投与で良いが，胃残量が問題となる場合に，施設の体制によっては経十二指腸による栄養開始の方が好ましい場合もあるだろう．

　経腸栄養剤には成分栄養剤，消化態栄養剤，半消化態栄養剤があり，成分栄養剤は消化作用なしで吸収される．膵外分泌刺激の観点から消化の必要がなく，脂質の含有量も少ない成分栄養は理論上適しているが，他の栄養剤と比較した優位性は明らかではない[10]．国内外のガイドラインでも強く成分栄養剤を推奨するものはないが，他の製剤で腹痛などの有害事象が認められる場合，また

は胃残量増加により経腸栄養投与が困難になるようであれば成分栄養を試してみてもよいだろう.

■文献

1) Hamada S. Pancreas. 2014: 1244-8. PMID: 25084001.
2) Bouffard YH. JPEN J Parenter Enteral Nutr. 1989: 26-9. PMID: 2926975.
3) Ammori BJ. J Gastrointest Surg. 1999: 252-62. PMID: 10481118.
4) Kalfarentzos F. Br J Surg. 1997: 1665-9. PMID: 9448611.
5) Eckerwall GE. Clin Nutr. 2007: 758-63. PMID: 17719703.
6) Zhao XL. Nutrition. 2015: 171-5. PMID: 25441594.
7) Al-Omran M. Cochrane Database Syst Rev. 2010: CD002837. PMID: 20091534.
8) Bakker OJ. N Engl J Med. 2014: 1983-93. PMID: 25409371.
9) Chang YS. Crit Care. 2013: R118. PMID: 23786708.
10) Petrov MS. Br J Surg. 2009: 1243-52. PMID: 19847860.

〈山本浩大郎　安田英人〉

IX. 栄養・血糖

4 低栄養患者への栄養療法の注意点：リフィーディング症候群と低リン血症

　リフィーディング症候群は，飢餓状態にある患者に対する栄養投与によって生じる一連の症候群であり，投与した不足電解質の急激な細胞内シフトによる電解質異常，ビタミン不足，胸腹水貯留，心不全などを発症し死亡リスクが高い．ICUではリフィーディング症候群を入室2日目までに約35％が発症しているという報告もあり[1]，リフィーディング症候群による合併症対策には習熟しておきたい．特に，危険群を抽出したうえで栄養管理計画を立て，血清カリウムやリンの2時間毎程度のモニタリング，循環動態や血管内容量の頻回評価により合併症を最小限に留める．最大のピットフォールは，「リフィーディング症候群の発症リスクが高い症例であることに気づいていない」ことである．

　英国NICEガイドラインより，リフィーディング症候群ハイリスク群の同定基準を示す（表1）．また，ICUでのリフィーディング症候群と関連のある病態として報告されているものを示す（表2）．これらを組み合わせると，ICUでは相当数の患者でリフィーディング症候群発症のリスクを検討しなければならないことがわかる．

　一方で，栄養投与に伴う合併症を過剰に恐れるあまりに栄養投与開始が必要以上に遅れることは許容できない．2009年に報告されたメタアナリシスでは，ICU入室後24時間以内の早期経腸栄養開始が死亡率を減少させたと結論している[2]．この背景には，ICU入室患者では可能な範囲で早期に経腸栄養を開始することが推奨されてきたにもかかわらず実臨床で実践されていなかった事実がある．なお，1週間以内であればunderfeedingは許容されるといった文献も散見されるが，北米の肥満男性を対象としたものが多く，特に日本のようなるいそうが目立つ高齢者や，ICU入室前に長期間栄養不良となっている患者に外挿できるかは疑問も残る．可及的早期の栄養投与，特に経腸栄養投与開始を指向しつつも，リフィーディング症候群の危険群に対して特別に配慮する．

表1 リフィーディングの危険因子

A群1以上，B群2以上を危険群と判断	
A：1つ以上を満たす	B：2つ以上を満たす
1）BMI＜16	1）BMI＜18.5
2）3〜6カ月で＞15％の体重減	2）3〜6カ月で＞10％の体重減少
3）10日以上ほぼ栄養摂取がない	3）5日以上ほぼ栄養摂取がない
4）K，P，Mg が栄養前から低い	4）慢性薬物使用（インスリン，利尿薬，制酸薬）やアルコール乱用

（Mehanna HM. Br Med J. 2008: 1495-8[5] をもとに作成）

表2 リフィーディングに関連する因子

関連する病態	関連する徴候
摂食障害 アルコール依存 クワシオルコル マラスムス 悪性腫瘍 コントロール不良の糖尿病 慢性肝障害 うっ血性心不全 COPD HIV/AIDS 減量手術 栄養不良状態（短腸症候群，慢性膵炎，炎症性腸疾患，など） 妊娠悪阻 被虐待者 食事不足やホームレス	1〜3カ月以内10％以上の体重減少 理想体重の70〜80％未満 筋消費 慢性嚥下機能障害 頻回の嘔気嘔吐，下痢 7〜10日を超える経口摂取中止 10日以上の不適切な栄養療法

（Matthew C. Curr Opin Clin Nutr Metab Care. 2011: 186-92[6] をもとに作成）

　リフィーディング症候群を発症した患者では栄養は制限しつつ上げるべきなのか，頻回評価のうえで通常通り投与量を上げるべきなのか，明確な結論はなかった[3]．2015年に，リフィーディング症候群を発症した重症患者で栄養を制限する群と一般的な量を投与する群では，制限群の方が ICU 退室後生存日数，60日生存率が長いとされた[4]．single-blind である点も踏まえ今後の研究

が待たれる.

　いずれにせよ，ICU 患者で栄養療法を開始する前には，必ず栄養リスク評価を行うことでリフィーディング症候群リスクを評価し，電解質補充，ビタミン投与，体液量バランスの評価を連日行い，胸腹水貯留や体液量過剰とならないよう慎重に介入する.

■文献

1) Hiesmayr M. Curr Opin Clin Nutr Metab Care. 2012: 174-80. PMID: 22261952.
2) Doig GS. Intensive Care Med. 2009: 2018-27. PMID: 19777207.
3) Preiser JC. Crit Care. 2015: 35. PMID: 25886997.
4) Doig GS. Lancet Respir Med. 2015: 943-52. PMID: 26597128.
5) Mehanna HM. Br Med J. 2008: 1495-8. PMID: 18583681.
6) Matthew C. Curr Opin Clin Nutr Metab Care. 2011: 186-92. PMID: 21102317.

〈石井潤貴〉

IX. 栄養・血糖

5 抗潰瘍薬は本当に必要か？必要であるとして，使い分けは？

　ストレス潰瘍予防（stress ulcer prophylaxis: SUP）は多くのICU患者で処方されてきた歴史がある．しかしながら近年，SUPによる肺炎・*C. difficile*感染（CDI）などの害の報告が増えており，**利益と害のバランスを考えるとルーチンに処方することが問題視されている**[1]．

A. ICU患者における上部消化管出血（gastrointestinal bleeding: GIB）とそのリスク

　ICUでのストレス潰瘍は，粘膜の血流低下，虚血，再灌流障害が原因と考えられている[2]．ストレス潰瘍の一部がGIBとなるが，実はその頻度は低く，5％程度であると考えられている．発症頻度が低いということは無闇矢鱈にSUPを処方してもその効果は乏しいことを意味する．GIBのリスク（表1）がある患者ではSUPの効果が期待されるが，どのリスクをいくつ有する患者でSUPを開始すると利益が害を上回るかはまだ明確にはわかっていない．

表1 GIBのリスク

〈急性疾患〉	〈慢性疾患〉
ショック	腎障害
呼吸不全	肝障害
頭部外傷	凝固障害
熱傷	ヘリコバクター・ピロリ
〈薬剤〉	〈デバイス〉
抗血小板	人工呼吸
抗凝固	RRT
NSAIDs	ECMO

（Cook D. N Engl J Med. 2018: 2506-16[3] から改変）

表2 近年の SUP の系統的レビュー

著者	Alhazzani W ら[1]	Toews I ら[8]	Huang HB ら[9]
デザイン	SR＋NMA	SR＋MA	SR＋MA
出版年	2018	2018	2018
出版	Intensive Care Med	Cochrane Database Syst Rev	Crit Care
対象	ICU 患者	ICU 患者	EN 投与中の ICU 患者
outcome			
CIGIB	OR（95% CI）	RR	RR
H$_2$RA vs placebo	0.64（0.32, 1.30）	0.50（0.36, 0.70）	1.60（0.86, 3.05）
PPI vs H$_2$RA	0.38（0.20, 0.73）	0.34（0.22, 0.54）	
H$_2$RA vs sucralfate	0.80（0.46, 1.40）	1.10（0.87, 1.41）	
PPI vs placebo	0.24（0.10, 0.60）	0.63（0.18, 2.22）	0.49（0.21, 1.10）
sucralfate vs placebo	0.80（0.37, 1.73）	0.53（0.32, 0.88）	0.83（0.26, 2.64）
PPI vs sucralfate	0.30（0.13, 0.69）	0.35（0.10, 1.30）	
any SUP vs no SUP		0.47（0.39, 0.57）	0.80（0.49, 1.31）
肺炎			
H$_2$RA vs placebo	1.19（0.80, 1.78）	1.12（0.88, 1.48）	
PPI vs H$_2$RA	1.27（0.96, 1.68）	0.98（0.77, 1.23）	
H$_2$RA vs sucralfate	1.30（1.08, 1.58）	1.22（1.07, 1.40）	
PPI vs placebo	1.52（0.95, 2.42）	1.24（0.77, 1.98）	
sucralfate vs placebo	1.09（0.72, 1.66）	1.33（0.86, 2.04）	
PPI vs sucralfate	1.65（1.20, 2.27）	1.51（0.92, 2.5）	
any SUP vs no SUP		1.15（0.90, 1.48）	1.53（1.04, 2.27）
死亡			
H$_2$RA vs placebo	0.97（0.77, 1.23）	1.12（0.88, 1.42）	
PPI vs H$_2$RA	0.83（0.63, 1.10）	1.04（0.85, 1.28）	
H$_2$RA vs sucralfate	0.96（0.79, 1.16）	1.09（0.95, 1.24）	
PPI vs placebo	0.86（0.62, 1.18）	1.09（0.60, 1.99）	
sucralfate vs placebo	0.93（0.71, 1.23）	0.97（0.66, 1.43）	
PPI vs sucralfate	0.80（0.58, 1.10）	0.94（0.52, 1.70）	
any SUP vs no SUP		1.10（0.90, 1.34）	1.21（0.94, 1.56）
CDI			
any SUP vs no SUP			0.89（0.29, 3.19）

SR: systematic review, MA: meta-analysis, NMA: network meta-analysis,
H$_2$RA: histamine$_2$ receptor antagonist, PPI: proton pump inhibitor

B. ICU 患者における SUP の利益と害

　SUP による利益としては介入が必要となる上部消化管出血（clinical important GIB: CIGIB）の低下があり，これにより全死亡が改善することが期待される．一方で，SUP と院内肺炎，CDI，心血管イベンの増加が関連すると報告されており[4-8]，害が上回れば SUP による死亡が増える可能性もある．最近の報告の結果を表 2 にまとめた．

　結果をまとめると，CIGIB は PPI＞H_2RA≧スクラルファート＞placebo で予防されるが，PPI＝H_2RA＞スクラルファート≧placebo で肺炎が増える可能性があり，全死亡にはどの薬剤でも有意差はなく信頼区間も 1 付近である．スクラルファートは CIGIB を減らし，肺炎を増やさず，一見効果的であるが，スクラルファートの有害事象を評価した RCT が少なく，メタ解析しても結果の解釈が難しい．

　また Huang ら[9] の報告では enteral nutrition（EN）施行中の患者では SUP の効果は小さくなり，むしろ肺炎が増える可能性が示唆されている．EN は胃粘膜虚血や胃酸を抑制し，GIB のリスクを低下するため，EN 施行中の患者では SUP が不要なのかもしれない．2018 年に報告された大規模 RCT（SUP-ICU）でも予後改善は示されなかった[10]．実際のところ，SUP による利益と害のバランスはまだわからず，どの患者に SUP を行えば利益が害を上回るのかは質の高い RCT で評価しなければならない．現在，PEPTIC，REVISE などの大規模 RCT が進行中である．

C. 今後の SUP 戦略

　上記の結果を考えたうえで，以下に SUP の戦略の一例を示す．
- 禁忌がなければ早期に EN を開始する．
- EN が確立すれば，基本的には薬理学的 SUP を行わない．
- EN ができない場合で GIB リスクが高いと判断した場合は薬理学的 SUP を行う．
- SUP としては PPI が第 1 選択，H_2RA，スクラルファートが代替薬．
- リスクが低いか，ないと判断する場合は SUP を行わない．
- SUP 中は人工呼吸器関連肺炎を含めた院内肺炎と *C. difficile* 感染に注意する．

●日々，SUP が必要かどうかを評価し，必要なければ中止する．

まとめ

SUP は ICU で日常的に使用されるが，GIB の発症割合は低く，高リスクの患者であっても，1 回の出血を防ぐために治療する必要がある数は，以前に推定された数よりも大きくなる可能性がある．利益と害のバランスは現在もわかっておらず，潜在的害のリスクを考えると，リスクが高いと判断される患者でもルーチンな使用で利益を得られず，むしろリスクのない患者では害を与える可能性がある．SUP の投与基準は質の高い大規模 RCT での検証を待つ必要がある．

■文献

1）Alhazzani W. Intensive Care Med. 2018: 1-11. PMID: 29199388.
2）Plummer MP. Crit Care. 2014: 213. PMID: 25029573.
3）Cook D. N Engl J Med. 2018: 2506-16. PMID: 29949497.
4）MacLaren R. JAMA Intern Med. 2014: 564-74. PMID: 24535015.
5）Bateman BT. BMJ. 2013: f5416. PMID: 24052582.
6）Barletta JF. Crit Care. 2014; 18: 714. PMID: 25540023.
7）Buendgens L. J Crit Care. 2014: 696. PMID: 24674763.
8）Toews I. Cochrane Database Syst Rev. 2018: CD008687. PMID: 29862492.
9）Huang HB. Crit Care. 2018: 20. PMID: 29374489.
10）Krag M. N Engl J Med. 2018: 2199-208. PMID: 30354950.

〈山本良平〉

X．血液凝固

 FDP と D-dimer を同時に測る意義は？

　まずは FDP と D-dimer についての基礎知識を確認する．FDP（fibrin/fibrinogen degradation products）とは，フィブリンおよびフィブリノゲンのプラスミンによる分解産物であり，凝固していないフィブリノゲンの分解（一次性線溶）による産物と，凝固したフィブリンの分解（二次性線溶）による産物を合わせたものを検出したものである．一方，D-dimer は凝固し安定化したフィブリンのプラスミンによる分解産物を検出したものである．どちらも線溶反応を反映する指標である．よって，両者とも何らかの理由により血栓が形成された場合や，線溶そのものが亢進している場合に陽性となる（理論上は血栓が形成されずに線溶だけ生じれば，FDP のみ上昇するが，臨床的にそのような状態はほぼない）．具体的には，血栓症，播種性血管内凝固症候群（DIC）（敗血症，悪性腫瘍，外傷や手術，産科的疾患，大動脈瘤などの血管病変），などである．特に D-dimer は血栓由来の分解産物のみを示すため，**深部静脈血栓症（DVT）および肺塞栓症（PE）の除外診断における有用性が報告されている**．最近では定量的 ELISA 法などを用いた高感度 D-dimer を用いることで，より高感度に DVT/PE を除外できる[1]．**したがって血栓症診断においては FDP の出る幕はない**．一方，FDP は，まだ血栓となっていないフィブリノゲンの分解産物も検出するため，線溶系が亢進しフィブリノゲンさえも分解される状態では D-dimer よりも上昇する．よって，FDP は，DIC の鋭敏な指標として国際血栓止血学会（ISTH）[2] や本邦の急性期 DIC 診断基準[3] における 1 項目として用いられている（そもそも敗血症では DIC を発症するものの治療的介入の意義が見出されていないため，国際敗血症ガイドラインにおいて DIC を診断する意義さえ議論されていない）．

　それでは FDP と D-dimer を同時に測る意義はあるだろうか．おそらくこの問いは，FDP と D-dimer を同時に測定することで DIC における凝固線溶反応の状態を把握することができるかという問いから生まれたものであろう．前述したように FDP が D-dimer に比較して高ければ（FDP/D-dimer 比の上

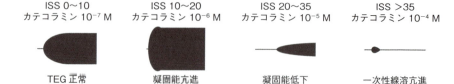

図1 外傷における凝固線溶系異常と TEG による評価

(Johansson PI. Med Hypotheses. 2010: 564-7. より抜粋して作成)

昇),線溶系が亢進しているということになる.外傷に伴う出血による DIC を例にとって考えてみる.図1のように外傷においては重症外傷になればなるほど,正常→凝固性亢進→凝固性低下→一次性線溶亢進,と凝固線溶系は様々な変化を呈する.特に重症外傷で一次性線溶の亢進まで生じている状態では,著しい FDP 上昇（80 μg/mL 以上）や FDP/D-dimer 比の上昇所見が理論上認められるとされるが[4],FDP/D-dimer 比を指標とした治療介入を検討した研究やガイドラインでの推奨は見当たらなかった.外傷による出血・凝固障害のマネージメントについてのヨーロッパのガイドライン[5]では,FDP や D-dimer のルーチンでのモニタリングは推奨されておらず,線溶亢進時の治療介入の指標としてフィブリノゲン値（150〜200 mg/dL 以下）や血液粘弾性検査〔thormboelastography（TEG）や rotation thromboelastometry（ROTEM）〕を用いることを推奨している.

よって,冒頭の問いの答えとしては,**FDP と D-dimer を同時に測ることによる凝固線溶系の状態把握による治療介入は,現在のところ研究上評価されておらず,理論上のみである**.むしろ,FDP や D-dimer といった線溶産物ではなく,線溶能そのものを評価できる TEG や ROTEM の研究が多く行われるようになってきており,それらをリアルタイムで評価して治療につなげることが今後行われていく可能性がある.

■ 文献

1) van der Hulle T. Lancet. 2017: 289-97. PMID: 28549662.
2) Taylor FB Jr. Thromb Haemost. 2001: 1327-30. PMID: 11816725.
3) 丸藤 哲. 日救急医会誌. 2005: 188-202.
4) Asakura H. J Intensive Care. 2014: 20. PMID: 25520834.
5) Spahn DR. Crit Care. 2013: R76. PMID: 23601765.

〈片岡 惇〉

X. 血液凝固

2 各種 DIC 基準の違いと問題点を知る

　ER・ICU 患者が重症化した際に，凝固・線溶異常が臓器障害の 1 つとして生じる．重症患者に DIC（disseminated intravascular coagulation）が合併すると，多臓器障害による死亡リスクが増加する．DIC を診断することは，患者病態を把握し，治療介入が必要か否かを判断するうえで重要である．

　DIC の主な診断基準として，厚生労働省 DIC 診断基準，国際凝固線溶学会（ISTH: International Society of Thrombosis and Hemeostasis）の overt-DIC 診断基準，および急性期 DIC 診断基準がある．この 3 つの診断基準の相違を表 1 に示す．厚生労働省 DIC 診断基準は，本邦で最初の DIC 診断基準である．出血症状の判断は主観的であるため，すべての項目を客観的に評価できない．

表1 DIC 診断基準

	厚生労働省	ISTH	急性期
基礎疾患	あり: 1 点 出血: 1 点 臓器障害: 1 点	必須	必須 SIRS（3 項目以上）: 1 点
血小板（×10⁴/μL）	8〜12: 1 点 5〜8: 2 点 <5: 3 点	5〜10: 1 点 <5: 2 点	8〜12 or 24 時間以内に 　30％以上減少: 1 点 <8 or 24 時間以内に 　50％以上減少: 2 点
FDP	10〜20: 1 点 20〜40: 2 点 >40: 3 点	FDP, DD, SF 中等度増加: 2 点 著明増加: 3 点	10〜25: 1 点 >25: 3 点
フィブリノゲン	100〜150: 1 点 <100: 1 点	<100: 2 点	
PT	PT-INR 1.35〜1.67: 1 点 >1.67: 2 点	PT 秒 3〜6 秒延長: 1 点 6 秒以上延長: 2 点	PT-INR >1.2: 1 点
DIC 基準	7 点以上	5 点以上	4 点以上

また，敗血症性 DIC の診断感度が乏しいといった特徴がある．ISTH の overt-DIC 基準は，感度が低く，特異度が高いため，重症 DIC の診断に優れる．しかし，表 1 の FDP の項のごとく，フィブリン関連マーカーの閾値は示されておらず，診断する医療者の判断に頼るところもある．急性期 DIC 基準は，日本救急医学会が観察研究の結果の検証に基づいて作成したものであり，SIRS スコアを含んでいる．急性期 DIC 基準は，敗血症性 DIC など線溶抑制型 DIC の診断に優れており，感度が高く，特異度が低い．本邦の多施設前向き観察研究の結果によると，524 人の敗血症患者のうち，292 名が急性期 DIC 基準で DIC と診断され，その内 113 名が IST の overt-DIC 基準で DIC と診断されている[1]．

　DIC 基準に関する問題点は，基礎疾患に伴い DIC の病態が異なることと，DIC 診断の gold standard が存在しないこと，そして感度特異度いずれもが高い診断スコアが存在しないことである．DIC が生じうる基礎疾患には，敗血症・外傷といった急性期病態だけではなく，悪性血液疾患や固形がんなど悪性疾患に伴うもの，産科的 DIC，蛇毒など毒素に伴うものなど様々であり，これらの病態は一様ではない．様々な病態の DIC を 1 つの診断基準で判断することが容易ではないことは当然であり，各基準が"得意"あるいは"目的"とする基礎疾患が存在するのもまた然りである．医療者は DIC の発生に寄与した基礎疾患に応じて DIC 基準の選択やその意義を考える必要がある．また，DIC の診断の客観的な gold standard は存在せず，ISTH overt-DIC 基準を評価した研究では[2]，診断基準の中にエキスパートによる診断が含まれている．DIC を診断する明確な方法がないにもかかわらず，複数の DIC スコアが存在していることが，明確な治療方法が開発されない原因かもしれない．感度が低く特異度が高い ISTH overt-DIC 診断はより少数の重症 DIC と診断し，感度が高く特異度が低い急性期 DIC 診断基準はより多くの患者を DIC と診断する．感度特異度いずれも高い基準が最適であるがそのような診断基準は存在しない．複数存在する DIC 診断基準の優劣は，使用する目的によって異なる可能性がある．

■文献

1) Gando S. Crit Care. 2013: R111. PMID: 23787004.
2) Bakhtiari K. Crit Care Med. 2004: 2416-21. PMID: 15599145.　　〈江木盛時〉

X. 血液凝固

3 DVT 予防策: 適応と使い分け

ICU における DVT（深部静脈血栓症: deep vein thrombosis）発生率は 5〜31%である[1]. 本邦の発生率は欧米より低いとされていたが，近年は増加傾向で ICU 患者は発生リスクも高いため，適切な予防策の選択が重要である.

A. 血栓と出血のリスク評価

DVT リスクの評価には Padua スコア[1] や外科手術患者での Caprini スコア[2] などが用いられるが，呼吸不全や心不全，敗血症，昇圧薬や鎮静薬の使用，中心静脈カテーテル（特に大腿静脈留置），人工呼吸なども ICU での血栓症リスクと考えられる[3]. そのため，多くの ICU 患者は高リスクとして薬物的予防策が用いられるが，出血性合併症は有意に増加する. 出血リスクの評価は IMPROVE 出血リスクスコア[4] があり，特に活動性胃十二指腸潰瘍，3 カ月以内の出血，血小板減少（<5 万/μL）のいずれかがある場合の薬物的予防策は慎重に判断する.

血栓リスクが高い場合は，出血リスクも勘案して薬物的予防策を行い，機械的予防策も併用する. 機械的予防策は十分な離床ができるまでは行っておく. いずれも経時的に評価を繰り返し，漫然と継続することは避ける.

> **コラム** 末梢型 DVT と 2 point ultrasonography
>
> 近年のガイドラインでは，膝窩静脈より末梢の下腿に限局する無症候性 DVT は，膝窩より中枢側へ伸展なければ抗凝固療法せずに経過観察が奨められている[5]. 無症候の ICU 患者の DVT スクリーニングで下肢超音波を施行する場合も，**膝窩より中枢側の検索が重要であり，鼠径部大腿静脈と膝窩静脈のみを描出**する 2 point ultrasonography は繰り返し行う.

B. 機械的予防策

弾性ストッキングと間欠的空気圧迫法がある. 弾性ストッキングは高リスク

表1 薬物的予防策

	未分画ヘパリン	低分子ヘパリン	フォンダパリヌクス	エドキサバン	ワルファリン
適応	制限なし	腹部手術 THA, HFS, TKA	腹部手術 下肢整形外科 手術	THA, HFS, TKA	制限なし
1日投与量	5,000 単位 ×2～3 回	2000 単位 ×2 回	2.5 mg×1 回	30 mg×1 回	目標 PT-INR で調整
投与経路	皮下注射	皮下注射	皮下注射	経口内服	経口内服
指標	APTT	なし（抗 Xa 活性）	なし（抗 Xa 活性）	なし（抗 Xa 活性）	PT-INR
中和剤/ 拮抗薬	プロタミン	プロタミン （部分的）	なし	なし*	ビタミン K, FFP, PCC
腎機能低下 時	調整不要	減量・使用不可	減量・使用不可	減量・使用不可	調整不要
特徴的な 副作用	HIT	HIT（少ない）			

THA：股関節全置換術，HFS：股関節骨折手術，TKA：膝関節全置換術，
PCC：プロトロンビン複合製剤（ケイセントラ®）
*アンデキサネットアルファの臨床試験進行中

患者での単独使用効果は低いため，ICU では間欠的空気圧迫法，もしくは両者を併用する．合併症として皮膚障害や腓骨神経麻痺があり，糖尿病性末梢神経障害や閉塞性動脈硬化症，皮膚脆弱性の有無，サイズや装着位置に留意し，1 日 1～2 回程度は外して局所観察を行う[6]．

C. 薬物的予防策（表1）

a）未分画ヘパリン

適応制限なく DVT 予防に使用でき効果発現も早いため第 1 選択である．8～12 時間毎に 5,000 単位を皮下注射する．APTT（活性化部分トロンボプラスチン）の正常上限を目標に投与量調整する方法もある．特徴的な副作用であるヘパリン起因性血小板減少症（HIT: heparin-induced thrombocytopenia）は，投与 5～10 日で発症し，抗体産生による血栓症や皮膚壊死が主症状である．アルガトロバン（2 μg/kg/min）が血栓症予防に有効とされる[7]．

b）低分子ヘパリン

本邦ではエノキサパリンが血栓症リスクの高い腹部術後と下肢術後でのみ適

応がある．外傷患者では未分画ヘパリンよりエノキサパリンがDVT予防に有意に優れていた[8]．ダルテパリンはICU患者を対象に肺塞栓症を有意に減少させたが本邦では適応外である[9]．血管収縮薬使用，浮腫などで効果減弱するとされ，また腎障害時には減量が必要となる．

c）Xa阻害薬

皮下注射薬のフォンダパリヌクスは腹部と下肢の術後に，経口のエドキサバン（リクシアナ®）は下肢術後でのみ適応がある．拮抗薬は存在せず，腎障害時は減量もしくは禁忌となる．リバーロキサバンやアピキサバンは適応外である．

d）ワルファリン

適応制限はなく，長期のDVT予防を要す場合に用いる．PT-INR＝1.5〜2.5を目標とする．

■文献

1）Barbar S. J Thromb Haemost. 2010: 2450-7. PMID: 20738765.
2）Obi AT. JAMA Surg. 2015: 941-8. PMID: 26288124.
3）Minet C. Crit Care. 2015; 287. PMID: 26283414.
4）Decousus H. Chest. 2011: 69-79. PMID: 20453069.
5）Kearon C. Chest. 2016: 315-52. PMID: 26867832.
6）医療安全全国共同行動 https://kyodokodo.jp（参照 2018.8.15）
7）Greinacher A. N Engl J Med. 2015: 252-261. PMID: 26176382.
8）Geerts WH. N Engl J Med. 1996: 701-7. PMID: 8703169.
9）Cook D. N Engl J Med. 2011: 1305-14. PMID: 21417952.

〈太田浩平〉

X．血液凝固

急性出血病態と慢性抗凝固薬中断：中断の問題点，拮抗薬の適応

　心房細動患者の増加に伴い経口抗凝固薬を内服している患者は増加しており，抗凝固薬内服に関連する出血患者も増加している[1]．経口抗凝固薬はワルファリンと直接経口抗凝固薬（DOAC: direct oral anticoaglants）に分類され，出血時はその重症度と中断による塞栓症リスクとを勘案して中断や拮抗薬の使用を検討する．

1）出血の重症度と塞栓症リスク

　重大な出血とは，バイタルサインの悪化を伴う・輸血を要する・頭蓋内や解剖学的に重要な場所・侵襲的な治療介入を要する，ものを指し，ほとんどの場合抗凝固薬を中断せざるを得ない．ただし止血が得られ安定した後，塞栓症リスクの高い患者では極力早期から再開を検討する．小出血や止血が容易な出血では，可能な限り中断はしない．

　一般に，機械弁（特に僧帽弁）・塞栓症既往・既知の凝固異常症・弁膜症性心房細動，などを有する患者は塞栓症リスクが高い．非弁膜症性心房細動患者の塞栓症リスク評価には $CHADS_2$ スコアもしくは CHA_2DS_2-VASc スコア（表1）が有用であるが[2]，急性出血病態におけるリスク層別化や薬剤調整として

表1 $CHADS_2$ スコア

	危険因子		スコア*
C	Congestive heart failure	心不全	1
H	Hypertension	高血圧	1
A	Age≧75 歳	75 歳以上	1
D	Diabetes mellitus	糖尿病	1
S_2	Stroke/TIA	脳梗塞/TIA の既往	2

*周術期においては以下のリスク層別化を参照[13]
0〜2 点：中リスク
3, 4 点：高リスク
5, 6 点：最高リスク

の指針はない.

2) ワルファリンの拮抗

プロトロンビン複合体製剤（PCC，ケイセントラ®）が最も迅速に十分な拮抗作用が得られ，他にビタミンKや新鮮凍結血漿が投与される[3]．頭蓋内出血では4時間以内にPT-INR<1.3とすることが予後と関連するため，PCCが第1選択となる[4]．

3) DOACの拮抗

DOACは主に非弁膜症性心房細動と深部静脈血栓症・肺塞栓症が対象で，直接トロンビン阻害作用のダビガトランと第Xa因子阻害作用のリバーロキサバン・アピキサバン・エドキサバンが本邦では使用される．DOACはワルファリンに比して出血性合併症が少なく，また出血後の予後もよいとされるが[5]，阻害作用を測定する検査がなく，拮抗しにくいという欠点がある．

唯一，ダビガトランに対してイダルシズマブが拮抗薬として承認されており[6]，第Xa因子阻害薬の拮抗薬としてアンデキサネットアルファの臨床試験が進行中である[7]．トラネキサム酸や新鮮凍結血漿は臨床上使用されるが効果は明らかでなく，内服2時間以内であれば経口活性炭で吸収阻害しうるがこれも一般的ではない．PCCは本邦適応外である．

4) 内服の再開

再出血と塞栓症のリスクで判断する．内因性頭蓋内出血後は内服再開により再出血が増加するため，再開の適否は慎重に判断し，再開時期も最低1週間以降とする．一方で外傷性頭蓋内出血では再出血は増えず塞栓症再発や死亡のリスクを下げるため，出血の増大がなければ再開する[8]．ワルファリン再開時にはヘパリンを事前投与されることが多いが，血栓症リスクの低い患者では不要とする意見もある[9]．

コラム　抗血小板薬内服中の出血と血小板輸血

抗血小板薬は作用時間が1週間を超える薬剤が多く拮抗薬もない．内因性頭蓋内出血で神経外科処置を受けた患者では血小板輸血が選択可能だが[10]，効果は懐疑的である[11]．またその中断についても，特に冠動脈ステント留置術後6カ月以内や脳梗塞発症後3カ月以内の患者では中断による再発や重大な合併症の発生率が高く，慎重に判断する[12]．

■文献

1) Flaherty ML. Neurology. 2007: 116-21. PMID: 17210891.
2) Camm AJ. Eur Heart J. 2010: 2369-429. PMID: 20802247.
3) Ageno W. Chest. 2012: e44S-e88S. PMID: 22315269.
4) Kuramatsu JB. JAMA. 2015: 824-36. PMID: 25710659.
5) Chai-Adisaksopha C. J Thromb Haemost. 2015: 2012-20. PMID: 26356595.
6) Pollack CV Jr. N Engl J Med. 2017: 431-41. PMID: 28693366.
7) Connolly SJ. N Engl J Med. 2016: 1131-41. PMID: 27573206.
8) Nielsen PB. JAMA Intern Med. 2017: 563-70. PMID: 28241151.
9) Douketis JD. N Engl J Med. 2015: 823-33. PMID: 26095867.
10) Frontera JA. Neurocrit Care. 2016: 6-46. PMID: 26714677.
11) Nishijima DK. J Trauma Acute Care Surg. 2012: 1658-63. PMID: 22695437.
12) Hawn MT. JAMA. 2013: 1462. PMID: 24101118.
13) Douketis JD. Chest. 2012: e326S-e350S. PMID: 22315266.

〈太田浩平〉

XI. 外傷

外傷患者では内因性疾患を検索しよう

　外傷診療において，医療従事者は外傷そのものに起因する生理学的・解剖学的異常にどうしても目を奪われがちであり，外傷の重症度や緊急度が高い場合はなおさらである．しかし，外傷診療において忘れてはならないのは「**患者はなぜこのような外傷を負うに至ったのか**」という視点を併せ持っておくことである．例えば交通外傷の場合，明らかに運転操作の誤りによるのか，急に片麻痺が出現して思うような運転操作ができなかったことによるのか，それとも失神のため本人が全く気づかない間に受傷したのかによって，追加検査や専門科へのコンサルテーションの必要性など，その後の対応が大きく変わってくる．

　事業用自動車の事故に関する国土交通省の報告によると，平成28年度中に起こった重大事故のうち，5.6％は乗務員の健康状態に起因するものであった[1]．その原因としては脳卒中や心筋梗塞が上位となっているが，なかには中毒や薬剤の副作用も含まれていた．Bhatらは，転倒・転落による外傷のため救急外来を受診した患者の3.3％が失神を契機とした受傷であったとしている[2]．高齢者の転倒による大腿骨近位部骨折において，抗不安薬や睡眠導入薬の服用が受傷のリスクとなることも以前から指摘されている[3]．このように，**外傷患者の数パーセントに内因性疾患や薬剤の副作用が契機となった受傷が含まれている．**

　内因性疾患の関与が疑われる外傷患者において，どのような患者群にどのような検査を行うべきかについては，確立されたストラテジーやガイドラインは今のところ存在しない．Harfoucheらは，失神の関与が疑われる外傷患者において，65歳以上かつ心疾患の既往がある場合には心電図検査と心臓超音波検査を，65歳未満で心疾患の既往がある場合や年齢を問わずISS 15以上の場合には心電図検査を行うことを推奨しているが[4]，その信頼性や妥当性はまだ十分に検討されていない．前駆症状や失神の有無については，患者自身が記憶

していなかったり，外傷のため詳細な聴取が困難であったりする場合もあり，受傷状況に加えて既往症・服薬状況などについて患者周囲の者からも積極的な情報収集を行う必要がある．何はともあれ，そもそも内因性疾患の存在を初めから疑いすらしなければ，検査はおろか必要最低限の問診や診察さえも行われず，内因性疾患の存在がはなから見過ごされてしまう．すべての外傷患者において内因性疾患の関与がないか疑うという習慣を身につけよう．

■文献

1）国土交通省自動車局 自動車運送業に係る交通事故対策検討会．2018: http://www.mlit.go.jp/jidosha/anzen/03analysis/resourse/data/h29-2.pdf
2）Bhat PK. J Emerg Med. 2014: 1-8. PMID: 24063875.
3）Bakken MS. Eur J Clin Pharmacol. 2014: 873-80. PMID: 24810612.
4）Harfouche M. Int J Surg. 2017: 210-4. PMID: 28676385.

〈大木伸吾　志馬伸朗〉

XI. 外傷

2 不穏で暴れる患者への対応

症 例 58 歳男性

居酒屋で口論となり，顔面を殴られ午前 2 時に救急搬送された．アルコール依存症の既往あり．男性は暴れており，手がつけられない状況．警察を呼ぼうとしたとき，いびきをかいて寝だした．あなたは，「酔っ払いはこれだから困る」と思いながら，輸液をして朝まで ER で経過を観ていた．朝になっても起きる気配がなく，上級医がやって来たので，「酔っ払いが来て困りました．いい気なものでまだ寝ています」と告げると，上級医は患者の診察を始めた．瞳孔不同を指摘され，緊急 CT にて急性硬膜外血腫と診断され，緊急手術となった……．

A. ヒューリスティックとは？

ヒューリスティック（heuristic）という言葉をご存じだろうか．ヒューリスティックとは，必ず正しい答えを導けるわけではないが，ある程度のレベルで正解に近い答えを導ける方法であり，計算機科学と心理学の分野で使用される言葉である．我々は診断を行う際に，このヒューリスティックを用いていることが多く，主に経験則に基づいている．我々が暴れている患者を診療する際に，精神科通院歴があれば精神疾患のせいにしていないであろうか？　飲酒していればアルコールのせいにしていないであろうか？

B. 器質的疾患除外の必要性

暴れている患者やトイレに行きたいといって立ち上がる高齢者（せん妄のことが多い）などを診察する際には，本当に暴れているだけかどうかの判断を行う必要がある．医療従事者であっても冷静な対応ができなくなる可能性があることを十分に認識し，落ち着いて診療を行わなければならない．まずは呼吸と循環の安定を確認し，バイタルサインを評価する．同時に簡易血糖測定も行う必要がある．診察困難なときは鎮静が必要になるが，鎮静すると意識レベル確認ができなくなるので，できるだけ鎮静前に診察を行う．鎮静には筋注でも使

表1 可逆的なせん妄の原因

G	Glucose	低血糖
O	Oxygen	低酸素
T	Trauma Temperature	頭部外傷，出血 高体温，低体温
I	Infection Intoxication	髄膜炎，脳炎/脳症，敗血症 薬物，アルコール
V	Vascular	脳梗塞，脳内出血
S	Seizure	てんかん

(Rossi J. Emerg Med Clin North Am. 2010: 235-56[2] より改変)

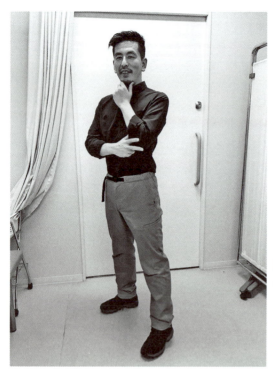

図1 危険な相手だ！ と思った際には？
1. 相手から一歩離れ
2. 斜めに体勢
3. 手がすぐ出るように
4. 自分の後ろに逃げ道があるように

用可能であるため，ハロペリドールやミダゾラムが使用されることが多いが，ミダゾラムが一番効果があるという報告もある[1]．バイタルが安定していれば，不穏の原因検索を始める．アルコール飲酒患者ではアルコール性肝硬変による高アンモニア血症や，ビタミン B_1 不足による Wernicke 脳症の可能性もある．外傷がある患者では頭部外傷の可能性も必ず念頭に置く必要がある．治療可能なせん妄の原因として「GOTIVS」という覚え方があるので参照されたい（表1）[2]．

C. 暴れる患者への対応法

暴れる患者に対して正義感を振りかざして診察を行い，怪我をしては元も子もないため，対処法を考えておく必要がある．具体的には，人を集める（必要に応じて警備員や警察にも連絡をする），刺又の訓練を定期的に行う，患者との距離を保ち逃げ道を確保しておくことがあげられる（図1参考）．

病院ごとのマニュアル作成もしておいた方がよいであろう．最後に，日本臨床救急医学会が監修している，救急現場における精神科的問題の初期対応のコース（PEEC）[3] もあるので参照されたい．

■文献

1) Klein LR. Ann Emerg Med. 2018 : 374-85. PMID: 29885904.
2) Rossi J. Emerg Med Clin North Am. 2010: 235-56. PMID: 19945609.
3) 日本臨床救急医学会，総監修．PEEC ガイドブック．改訂第2版．東京：へるす出版；2018.

〈吉本 昭　志賀 隆〉

XII. 小児

1 子どもは小さな大人である

「子どもは小さな大人ではない」．小児医療に携わる医療従事者であれば必ず1回は耳にしたことがある言葉だろう．確かに小児は成人と比較して解剖学的や生理的な違いが存在し，薬剤の使用量や適応にも違ったものがある．「小児と大人は違う」というこの言葉は，医療が専門分野により細分化されるとともに広がり，小児科学の発展の礎となった．このこと自体は良いことではあるが，その後救急医療や集中治療など各科横断的で医療資源を集中すべき分野において，いつしか様々な問題を引き起こす原因になっている．医学生時代から刷り込まれるこの言葉により，医療従事者の中に小児は成人と違って特殊であるという認識が強く，救急や集中治療の分野の成人専門医が小児診療に手を出しづらい状況が作られている．そのうえで小児科医が「子どものすべては自分たちがみなくてはならない」と気負い，囲い込む原因となり，結果としてときに小児患者が不利益を被っている場面に遭遇することがある[1,2]．

例1　小児患者の外傷症例において不利益を被る例．
　10歳の交通外傷．現場から近い成人救命センターではなく小児専門病院に搬送された．腹部外傷と骨盤外傷があったが，小児専門病院にはダメージコントロール手術ができる外科医とIVRのできる放射線科医がいなかったため，改めて救命センターに搬送された．

例2　成人移行が不完全な小児疾患において不利益を被る例．
　染色体疾患と先天性心疾患を有する20歳の男性．かかりつけとして通院していたのは小児専門病院のみであった．交通外傷で受傷した際に成人救命センターでの受け入れに難色を示され，小児専門病院に搬送された．開頭手術が必要であったが成人用の機材がなく，改めて成人施設に搬送された．

　「子どもは小さな大人である」との考え方は，ときに救急集中治療において

は重要である．各分野においての診療原則や考え方は，小児も成人も同じである．以下にいくつかの例を示したい．

1）救急診療

小児と成人では解剖学的な違いがあり，使える機材も異なる．しかし，ABCD アプローチに則り，気道の確保から始まり呼吸循環の維持，意識レベルの確認と介入していく原則は変わらない．特に重症外傷症例など小児症例の発生は多くないため，成人症例で経験を積み重ねている救急医を中心にチーム医療を行っていく必要がある[3]．

2）集中治療

かつては「新生児は痛みを感じない」などと信じられていた時代もあったが，現在では新生児や小児であっても鎮静鎮痛を上手く行うことは成人同様集中治療の柱の1つである．さらに成人では知見が集積されている離脱症候群や post-intensive care syndrome（PICS）などの集中治療の側面的な問題も小児においても近年は指摘されつつある[4]．成人と同様の議論が小児でも存在する．

3）感染症診療

小児と成人では確かに原因微生物が異なる．例えば小児の髄膜炎はインフルエンザ菌や肺炎球菌が問題になり，また新生児ではB群溶連菌や腸内細菌なども起因菌となる．一方成人では肺炎球菌や髄膜炎菌が原因になることが多い．しかし，感染症診療の原則は"背景"と"感染臓器"から"微生物"を想起して抗菌薬や治療方法を選択することである．この場合の"背景"に単に年齢が入ってくるのであり，成人においても基礎疾患や免疫不全の有無で想定微生物は変わってくるだろう．小児と成人も年齢が違うだけであり，考え方の原則は変わらない．

表1に小児医療と成人医療を分けることの問題点を示した．

子どもは小さな大人ではない，といった言葉を自分自身の言い訳にして小児

表1 小児医療と成人医療を分けることの問題点

・成人医療と小児医療が分かれることで同じ医療資源が使えない．
・家族の診察や問診を同時に行うことで判断できる疾患の診断が遅れる．
・子どもと保護者が同時に受傷した場合，別々の医療機関に運ばれることで，侵襲的治療の同意書がとれずに治療が遅れたり，児にとって適切な療育環境がとれない．

診療に関わらないようにしていては，いつまでたっても進歩はない．少子化で小児人口が減っている現在，より良い小児の救急集中治療成績を上げるためには，成人チームとの協働がかかせないのである．一度「子どもは小さな大人．少しの特徴があるだけ」と考えて診療してみてはどうだろうか．

■文献

1）植田育也．INTENSIVIST. 2012; 581-2.
2）Gillis J. Arch Dis Child. 2014: 946-7. PMID: 17954476.
3）Potoka DA. J Trauma. 2000: 237-45. PMID: 10963534.
4）Biagas KV. Pediatr Crit Care Med. 2016: 1101. PMID: 27814335.

〈伊藤雄介〉

XII. 小児

2 子どもは小さな大人とは違う

そうは言っても子どもは小さな大人ではない.

前稿で診療原則は小児も成人も変わらないことを述べたが，そうは言っても細部においては小児と成人は違うところが多々ある.

例えば肺炎，敗血症性ショックの1歳の患者が救急外来に搬送されてきたことを考えてみる.

ただでさえ狭い気道の小児患者は，肺炎で分泌物が多く気道閉塞をきたしやすい. また啼泣により乱流が生じると，気道抵抗はさらに増大する[*1]. ショックを呈しているため，輸液の負荷とともに循環作動薬を使用したいが血管路は末梢ラインのみ. 暴れている患者に慣れない小児の中心静脈を確保するのはほとんど不可能であり，鎮静をするために気管挿管を先に行う決断をした[*2]. 2時間ほど前にミルクを少量無理やり飲ませたということであったので，迅速導入を試みるものの，マスク換気を行わなければ SpO_2 の値はみるみる下がり[*3]，あわててマスク換気を行うと腹部が明らかに張ってきてやはり換気がしづらい. 1歳の子の挿管チューブの大きさは…と迷いつつ，4 mm の挿管チューブを選択して気管挿管を行う. 病歴や予防接種歴を確認しようと保護者のもとに向かうが，母親は心配が強く十分な問診を取ることができない[*4].

> *1 気道抵抗は気道内径の4乗に反比例する〔ポアズイユ（Poiseuille）の法則〕. 感染により気道が同じ1 mm 浮腫んでも成人と小児は気道抵抗の変化が違う. 例えば内径8 mm の成人が感染により全周で1 mm 浮腫むと気道抵抗はおよそ3倍となるが，4 mm の児であると16倍となる. また努力呼吸により空気の流れが乱流になった場合，気道抵抗は気道径の5乗に反比例するためその差はさらに大きくなる.

JCOPY 498-16604

XII. 小児　255

*2 敗血症救命ガイドライン（SSCG2012）の小児の項目では[1]，呼吸循環の予備力の少なさとライン確保のための鎮静の必要性から早めの気管挿管を示している（ただし最新のSSCG2016では小児の項目がないため記載なし）．

*3 特にリスクのない乳児で，麻酔導入後酸素投与なしにSpO$_2$が100%から90%まで下がるのに要した時間は100秒とされる[2]．肺疾患の存在などがあればさらに酸素化が低下する時間は短くなり，乳児において無換気での迅速導入は相当難しい[3]．

*4 小児診療の半分は保護者との関係確立といっても過言ではない．診療に有用な情報を得るのも，患児の安静のためにも，治療コンプライアンスのためにも保護者とよい関係を早期から築くことは非常に大切である．

表1 小児の生理学的・解剖学的な特徴と小児診療における成人との違い

気道
・閉塞しやすい上気道：口腔内容積に比して舌が大きい，後頭部が突出するため仰臥位では頭部が前屈しやすい，後鼻腔が狭く分泌物が多い，軟化しやすい気道
・気道の内径が細い，気道抵抗が大きい．

呼吸
・酸素化低下を招きやすい：機能的残気量が少ない，体重あたりの酸素消費量が多い，肺胞容積が少ない．

循環
・循環血液量が絶対的に少ない．
・心拍数が平常が高いため，心機能低下に対する心拍数上昇による心拍出量上昇の寄与が少ない．
・未治療や右左シャントが残っている段階の先天性心疾患が存在する．

神経
・けいれんを起こしやすい．
・外傷のうち頭部外傷が占める割合が多い．
・痛みの表現が年齢により違う．

その他
・年齢によりバイタルサインの正常値が違う．
・血管路の確保が難しい．
・ときに暴れて複数のスタッフや鎮静を要する．
・年齢や体格に応じて色々な種類のデバイスを用意する必要がある．
・薬剤投与量は体重毎に計算しなければならない．禁忌薬も違う．

表1に主に救急外来や集中治療における小児の生理学的・解剖学的な特徴と小児診療における成人との違いを示した.

ER・ICUにおいて大切なことの1つに，"病態把握と初療"と"リスクマネジメント"がある．病態把握と初療の原則は，前稿で述べた通り小児も成人も大きく変わりはない．一方でリスクマネジメントにおいては，小児の特徴を理解しておくことが重要である．目の前の呼吸窮迫の児がこの後どういう転帰をとるのか，その際に必要なデバイスは何なのか，保護者に予めどういった説明をするのか．小児の特徴を把握しておくことは，あなたの小児診療に違いと余裕を生み出すだろう.

■文献

1）Dellinger RP. Crit Care Med. 2013: 580-637. PMID: 23353941.
2）Patel R. Can J Anaesth. 1994: 771-4. PMID: 7954992.
3）Weiss M. Paediatr Anaesth. 2008: 97-9. PMID: 18184238.

〈伊藤雄介〉

XII. 小児

3 Not doing well の見分け方

A. Not doing well とは？

　小児科の成書ネルソンには"not doing well"の項目はない．医中誌で検索すると，1987年に新生児の not doing well に関する記述の初出があるが，PubMed ではほとんど見つけることができない．誰が言い出したか，日本の小児業界，特に乳児以下で用いられるのが"not doing well"である．多くは「何かおかしい」，「不機嫌」，「元気がない」などに訳され，使用されている．発熱や咳嗽，下痢，けいれんのような言語化可能な症状・徴候ではないが，**保護者・医療者が「なんか変」と感じた時，その児は "not doing well" である．**

B. Not doing well で must be ruled out な疾患

　"not doing well"のなかに致死的ないし後遺症を引き起こす疾患が紛れている．認識をし，どのようなアクションをすべきか？　は，その具体的な鑑別疾患をあげられるか？　にかかっている．筆者は表1の疾患を想起する．感染症，非感染症に分けて考えると整理しやすい．実際には，これらの広い鑑別疾患を，のべつまくなく同等に扱うことはせず，可及的に問診，身体所見から順位をつけ，対応する．

表1 not doing well で rule out すべき疾患

感染症	非感染症
細菌性髄膜炎，急性脳炎，脳症，敗血症，急性心筋炎，急性喉頭蓋炎，感染性心内膜炎，尿路感染症，重症肺炎	腸重積，低血糖，脱水，頭蓋内出血，虐待，先天性代謝障害，甲状腺機能異常症，副腎不全，精巣捻転

258　XII. 小児

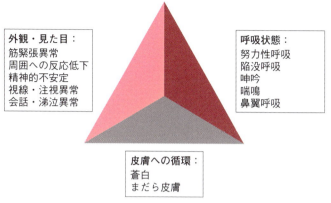

図1 PAT（pediatric assessment triangle）

C. Not doing well の見分け方

さて，先にあげた鑑別疾患は，児を not doing well と認識し初めて必要になるが，どのように見分けるべきか？　筆者は"ぱっと見で見つけ，センスとサイエンスを駆使し評価"している．

a) PAT（pediatric assessment triangle）を使ったぱっと見

PAT（図1）は重症の小児に対する体系的なアプローチの入り口である．三角形の三辺は，①見かけ，外観，②呼吸仕事量，③循環・皮膚色からなり，これらは視診のみを用いて数秒で評価される．PAT が良いか，悪いかをまさにぱっと見で判断する．実際に PAT が悪い場合，入院，ICU 入室のリスクが上昇し[1]，また各病態の陽性尤度比（LR^+）は呼吸不全（LR^+12），ショック（$LR^+4.2$），神経異常（LR^+7），心肺機能不全（LR^+49）であり，重症疾患のスクリーニングに向いている[2]．

b) Gut feeling：第六感を駆使した診療，サイエンスとの融合

数値化，言語化できないが，何かひっかかる感覚に襲われたことはないだろうか？　この"something is wrong"という第六感＝gut feeling は大事にした方がよい．医療者のみならず保護者の gut feeling は重症感染症の診断に感度・特異度がそれぞれ 88.9％，特異度 97.1％という報告がある[3]．重症疾患の rule out をより正確に行うには，感度，陰性的中率を可及的に 100％に近くしたい．4-steps decision tree は 4 つの質問〔①医師がおかしいと思う（gut feeling），②呼吸異常，③腋窩温 39.95℃以上，④1〜2.5 歳の下痢〕を順に評価し，rule out する方法で，救急外来（重症患者の有病率が 7.5％）では重症疾患の陰性的中率が 96％である[4]．第六感とサイエンスを融合させると not doing well の見極めはより正確に行える．

D. 迷ったらリスクを取れ

実際の not doing well はクリアカットにはいかず難しい．心のどこかで，迷ったときはリスクを取ると決めておこう．

■文献

1) Fernández A. Pediatr Emerg Care. 2017: 234-8. PMID: 27176906.
2) Horeczko T. J Emerg Nurs. 2013: 182-9. PMID: 22831826.
3) Van den Bruel A. BMJ. 2012: e6144. PMID: 23015034.
4) Verbakel JY. BMJ Open. 2015: e008657. PMID: 26254472.

〈伊藤健太〉

XII. 小児

4 小児の輸液： 輸液路確保の問題

　小児患者の輸液路確保は，一般的に難しい．静脈が見えている場合や触知できる場合には穿刺は比較的容易であるが，皮下組織が厚いために視認や触知により位置を同定することができない場合は難渋することも多い．また，血管径が細いことも穿刺が難しい理由である．

1) カテーテルサイズの選択（血管径・深さの問題）

　3歳未満の小児患者の手背静脈の血管径は1.5 mm程度である[1]．それに対して，通常小児に用いられる24Gカテーテル，22Gカテーテルの外径はそれぞれ0.7 mm，0.9 mmで，血管径に対して相対的に太いことがわかる．通常は24Gを第1選択とするが，年長児の場合や，年齢にかかわらず血管径が太い場合には22Gを用いてもよい．また，24Gカテーテルの長さは通常19 mmであり，超音波ガイド下に深い部位の血管を狙わざるを得ない場合には，22Gカテーテルまたは長さ25 mmの24Gカテーテル（ベニューラ針SS-7，TOP社）の使用を考慮する．

2) 穿刺手順

　まず穿刺部位より中枢を駆血帯で駆血し，穿刺部位を決定する．穿刺選択部位としては，視認や触知により走行が比較的確認しやすい手背静脈，足関節内果付近の大伏在静脈[2]が用いられる．駆血帯は，体格に合ったものを用いる．成人の研究では，駆血の強さは，動脈の血流を妨げないが静脈の血流を制限する程度がよいとされる[3]．拡張期血圧と同じかそれ以下程度の駆血圧が目標となる[4,5]．小児の血圧は低いため，成人と同じような強さで駆血するのは避けるべきだろう．血管径が細いので，血液逆流確認のあと，外筒と内針の差を考慮したもう一進めのときに血管後壁まで貫通してしまう可能性が成人より高く，注意して進める．

3) 穿刺困難時の対処法

　穿刺困難な場合には，トランスイルミネーターにより血管の走行を可視化して穿刺する方法[6-8]や，超音波を用いて血管の内腔を描出して穿刺する方

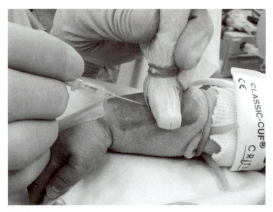

図1　超音波ガイド下の前腕橈側皮静脈穿刺

法[1, 9, 10)]があり，各自の慣れている方法で行う．どちらも修練が必要であり，日頃からデバイスを用いた穿刺に習熟しておかないと，いざというときに役に立たない．一度失敗すると出血や血腫による圧迫で2回目以降の穿刺難易度は非常に高くなる．また，アクセス可能な血管が少ないことも多く，なるべく1回で成功したい．

　超音波ガイド下穿刺を行うならば，前腕の橈側皮静脈は血管径が太いために穿刺に適している[1)]（図1）．

　静脈ラインの挿入が必要だがどうしても挿入できない場合には，大腿静脈へのカニュレーションや，骨髄針の挿入なども考慮される．小児では安静を保つことが難しいため，蘇生時などの体動を認めない場合以外は，成人のように内頸静脈を穿刺することは難しく，気管挿管して気道を確保し，適切な鎮静や筋弛緩で不動化を得る必要がある．

4）その後の管理

　輸液路確保に成功したら，一般的には小児用点滴回路（60滴＝約1 mL）を使用することが多い．体動などにより容易に点滴滴下速度が変わる可能性があるため，クレンメではなく輸液ポンプを用いて投与速度を調節する．

　小児では体動により，末梢静脈カテーテルが血管外に逸脱してしまうことがある．血管外逸脱に気付かずにそのまま投与が継続されると，皮膚壊死などの合併症が起こる[11, 12)]．シーネを用いて固定すること（図2），注意深い観察により局所の腫脹がないか確認することが大切である．シーネ固定時のテープは肢の全周に巻かない（図2）．

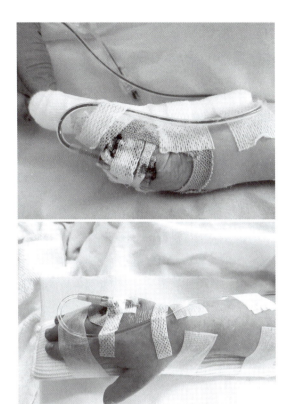

図2　末梢静脈カテーテルのシーネを用いた固定

■文献

1) Takeshita J. Crit Care. 2015: 15. PMID: 25600063.
2) Aria DJ. Pediatr Radiol. 2014: 187-92. PMID: 24096801.
3) Mbamalu D. Postgrad Med J. 1999: 459-62. PMID: 10646021.
4) Roberts GH. Radiol Technol. 1993: 107-12; quiz 113-5. PMID: 8043064.
5) Datta S. Br J Hosp Med. 1990: 67-9. PMID: 2302483.
6) Goren A. Pediatr Emerg Care. 2001: 130-1. PMID: 11334094.
7) John JM. Paediatr Anaesth. 2007: 197-8. PMID: 17238901.
8) Hosokawa K. Acta Anaesthesiol Scand. 2010: 957-61. PMID: 20626357.
9) Samoya SW. Anesth Analg. 2010: 823-5. PMID: 20733172.
10) Gopalasingam N. Acta Anaesthesiol Scand. 2017: 601-8. PMID: 28485467.
11) Kostogloudis N. Pediatr Dermatol. 2015: 830-5. PMID: 26337780.
12) Wilkins CE. Arch Dis Child Fetal Neonatal Ed. 2004: F274-5. PMID: 15102736.

〈竹下　淳〉

XII. 小児

5 児童虐待の可能性を忘れない

　児童虐待は，近年問題視されており，厚生労働省の報告では平成28年度の児童相談所における相談対応件数は12万件数を超えている．虐待は，児童虐待防止法第2条で身体的虐待（26％），性的虐待（1.3％），ネグレクト（21％），心理的虐待（51％）の4種類が定義されており，「虐待の定義はあくまで子ども側の定義であり，親の意図とは無関係である．子どもにとって有害かどうかで判断するように視点を変えるべきである」と厚労省子ども虐待対応の手引きに述べられている[1]．平成28年児童福祉法改正において，医療機関での児童虐待の早期発見の努力義務が課せられ，守秘義務などによって妨げられるものでないことも明記された[2]．児童相談所への相談経路としては，警察など（45％），近隣知人（14％）が多く，医療機関からの相談は3％となっている．相談経路としては少ない割合と感じるが医療機関で対応される虐待は，多くが生命の危機に瀕する事例が多く，医療機関が児童虐待において重要な役割を果たしていることは言うまでもない．また医療機関のなかでも特に救急医療ではその場面に遭遇する可能性が高く，常に虐待を鑑別診断にあげながら診療に臨む．

　救急医療現場で，要保護児童，要支援児童に気づくポイントとして，身体症状としては，不自然なあざ，熱傷，骨折，頭部外傷，齲歯，体臭，体重増加不良などがある．特に頭部外傷に関しては注意が必要であり，乳児の場合意識障害の診断が困難であり，泣いている，寝ているだけでも意識障害の可能性がある[3]．情報収集は，図1のようなポイントに注意して行う[4]．保護者への問診内容は，詳細にカルテに記載する．時間経過のなかで保護者の説明に変化がみられ，矛盾が生じる可能性もあるからである．

　問診，診察のなかで虐待を疑った場合の対応は，まずは**子どもの安全確保が最優先**であり，多発性のあざ，繰り返す骨折，頭部外傷，体重増加不良などの

Care delay （受領行動の遅れ）	損傷が生じてから受診までの時間軸に不自然な点はないか？
History （問診上の矛盾）	語る人により受傷機序などの医学ヒストリーが異なっていないか？　一貫性はあるか？　現症と合致しているか？
Injury of past （損傷の既往）	短時間で繰り返してケガで受診している. カルテが各科別の医療機関は特に要注意.
Lack of nursing （ネグレクトによる事故・ 発育障害）	何が・いつ・どこで・どのように起きたか，を語れるか？ 誰が一緒にいたか？　定期受診は？　検診は？
Development （発達段階との矛盾）	「はいはいしない子に，挫傷や骨折は起こりえない」

Attitude （養育者・子どもの態度）	養育者の，子どもや医療スタッフへの反応や， 子どもの，養育者に対する反応に気になる点はないか？
Behavior （子どもの行動特性）	緊張度がきわめて高い，攻撃的な言動が多い, 過度になれなれしい，落ち着きが全くない，など
Unexplainable （ケガの説明がない・ できない）	ケガの説明がない場合，虐待／ネグレクトの両面を考慮, 話のできる年齢の子どもが"わからない"という場合，要注意
Sibling （兄弟が加害したとの訴え）	重度・複数個所のケガを，幼少児が加えることはきわめてまれ. 幼い兄弟がいる場合，言い訳として最も汎用される.
Environment （環境上のリスクの存在）	家族リスク：社会的孤立，経済的要因，複雑家庭など 子どものリスク：望まぬ出生，育てにくい子ども

図1　周辺状況から虐待を疑うポイント
（奥山眞紀子．一般医療機関における子ども虐待初期対応ガイド[4]から一部改訂）

場合は医学的な鑑別の必要性を強調して入院をすすめる[5]．それと同時進行に院内の虐待対応チーム（child protection team: CPT）を通じて，もしくは直接児童相談所または市町村の窓口へ通告する．そのうえで重症度・緊急度のトリアージを行う．虐待におけるトリアージが従来のトリアージと異なるのは，グレーな症例が存在することである．例えば乳幼児健診未受診，予防接種未接種，家族問題，養育者の問題など，今後も継続的に見守りが必要なグレーの症例の場合もCPTへの連絡または，市町村への情報提供を考慮する．

虐待は，まず何かおかしいと疑うことから対応が始まる．医療機関では，死亡例・重症例からグレーな症例まで幅広い対応が求められるが，虐待の可能性を常に念頭に置き，警察・地域と密な連携をとる．

■文献

1）厚生労働省．子ども虐待対応の手引き．https://www.mhlw.go.jp/bunya/kodomo/dv12/00.html
2）厚生労働省．児童虐待防止対策について．https://www.mhlw.go.jp/stf/seisakunitsuite/bunya/kodomo/kodomo_kosodate/dv/index.html
3）Kuppermann N. Lancet. 2009: 1160-70. PMID: 19758692.
4）奥山眞紀子．一般医療機関における子ども虐待初期対応ガイド．
5）松田博雄．小児科診療．2005: 337-44.

〈木田佳子〉

XII. 小児

6 小児の血液培養をちゃんと採る

A. 子どもにやさしい血液培養（血培）とは？

　小児の採血は成人に行うよりも単純に技術として難しいし，ハードルが高い．またどれだけ採取してよいかわからない，2セット採るなんてかわいそう，など知識，心理的な障壁が存在する．しかし重症敗血症の死亡率は25％であり血培陽性患者が重症であることは小児でも変わらない[1]．採るべき子どもに，意味のある血培をちゃんと採りたい．そのためのステップを踏んでいこう．

B. Step 1. 誰に採るべきか？

a）小児菌血症の疫学

　子どもはよく熱を出す．そしてその原因の多くは軽症の気道感染症などウイルス感染症が多い．「誰に血培を採取するべきか？」は，「誰が菌血症のリスクが高いかを知る」ことに言い換えられる．そのためには疫学の変遷を知る必要がある．肺炎球菌やインフルエンザ菌b型（Hib）に対する予防接種が導入される前は，感染巣のない発熱患者の約4％に菌血症が認められていた[2]．そのほとんどがOccult bacteremia（OB）で，うち，数パーセントが髄膜炎などの重症感染症へ移行し，見逃せなかった．しかし肺炎球菌，Hibワクチンが普及した現代では，OBは減り，真の菌血症の頻度は1％程度で，逆にコンタミネーションが2％程度という状況である[3-7]．現在，ERで7〜90日の乳児発熱患者において，菌血症の感染巣の7割が尿路感染症であり．最も重要な菌血症の感染巣である[8]．

b）その他の菌血症リスクが高い背景・病態

　新生児は侵襲性感染症の危険性が高く，症状から感染巣を予想することが難しいため，発熱時には血培を採取する価値がある．また，NICU入室患者や，担癌患者も菌血症を起こしやすいといわれており，これらの患者のワークアップでは血培を行う[9]．疾患別に血培の陽性率が高く，病原体の評価に血液培養

表1 小児で推奨される体重別血液培養採取量（例）

体重（kg）	総血液量（mL）	推奨量（mL）		総採取量（mL）	総血液量割合（%）
		1セット目	2セット目		
≦1	50〜99	2	–	2	4
1.1〜2	100〜200	2	2	4	4
2.1〜12.7	>200	4	2	6	3
12.8〜36.3	>800	10	10	20	2.5
>36.3	>2200	20〜30	20〜30	40〜60	1.8〜8.7

が重要な感染症は細菌性髄膜炎（血培陽性率8割程度），骨髄炎・関節炎（血培陽性率4〜7割程度），感染性心内膜炎（血培陽性率95%）および敗血症，特に敗血症性ショックであり，これらの疾患を疑えば，血培を採取する．

C. Step2. どれだけ採るべきか？

血培を採る段階で問題になるのは，その採取量である．実は一律の決まりはない．表1に示した米国感染症学会の体重別推奨採取量や，一律2mL，0.8mL/kgといった推奨がされている[10]．基本的には，量が多いほど陽性率は上がる（1mL: 5.6%，2mL: 6.8%，3mL: 7.9%，ケニヤの小児血培研究[11]）．また現在，10 CFU/mL以下のlow level bacteremiaが小児菌血症の6割を占めるため，血液採取量が少ないとこれらの検出率が下がる．日本での小児多施設共同研究では採血量が1mL以上の血液培養陽性率は7%であったのに対し，1mL未満では2.2%に過ぎず，最低1mLは採取する必要がある[12]．血液培養ボトルには小児用，成人用，嫌気性菌用とあるが，それぞれ至適血液採取量が決まっていて，ボトルの会社によるが小児用ボトル3〜4mL，成人用・嫌気性菌用8〜10mLであり，多すぎてもいけない．

D. Step3. 何セット採るべきか？ 嫌気ボトルは必要か？

a）小児で複数セット採るべきとき

複数セット採取することで，汚染菌との鑑別と，検出率の上昇が見込まれるが，小児では複数セット採取のハードルは高く，上述の日本の多施設共同研究でも2セット採取率は15%と高くない[12]．2セット採取よりも，採取血液総

量が増えると陽性率が上昇するという研究もあり，すべての児に複数採取すべきことを後押しするデータも不足している[13]．筆者は菌血症を強く疑う状態では 2 セット以上採取しており，その疾患は感染性心内膜炎，細菌性髄膜炎，カテーテル関連血流感染症，関節炎・骨髄炎，敗血症，不明熱である．

b) 小児で嫌気ボトルが必要な時

　成人に比し，小児では偏性嫌気性菌の菌血症は少なく，全体の 2% 程度である[14]．そしてそれらの患者は嫌気性菌が原因になりうる感染症であった．筆者は，免疫不全者，深頸部感染症，腹腔内感染症，その他膿瘍を疑った場合は嫌気ボトルを用いる．

■文献

1) Weiss SL. Am J Respir Crit Care Med. 2015: 1147-57. PMID: 25734408.
2) Greenhow TL. Pediatrics. 2017: e20162098. PMID: 28283611.
3) Herz AM. Pediatr Infect Dis J. 2006: 293-300. PMID: 16567979.
4) Bressan S. Acta Paediatr. 2012: 271-7. PMID: 21950707.
5) Sard B. Pediatr Emerg Care. 2006: 295-300. PMID: 16714955.
6) Wilkinson M. Acad Emerg Med. 2009: 220-5. PMID: 19133844.
7) Carstairs KL. Ann Emerg Med. 2007: 772-7. PMID: 17337092.
8) Greenhow TL. Pediatrics. 2016: e20160270. PMID: 27940667.
9) Kee PP. Pediatr Infect Dis J. 2016: 846-50. PMID: 27164461.
10) Dien Bard J. J Clin Microbiol. 2016: 1418-24. PMID: 26818669.
11) Berkley JA. N Engl J Med. 2005: 39-47. PMID: 15635111.
12) 笠井正志. 感染症学雑誌. 2013: 620-3.
13) Isaacman DJ. J Pediatr. 1996: 190-5. PMID: 8636810.
14) Zaidi AK. J Pediatr. 1995: 263-8. PMID: 7636652.

〈伊藤健太〉

XIII. 体温

1 体温管理療法：目的と適応，管理上の問題，体温以外の注意点

1）目的

体温管理療法（targeted temperature management: TTM）とは，強制的に体温を正常より低く保つ治療である．

ER・ICU で確立されたエビデンスがある適応は心肺停止蘇生後遷延性意識障害[1]に限られる．心肺停止蘇生後の重要な問題点に中枢神経障害があり，体温管理療法は再灌流障害予防，脳代謝抑制，フリーラジカル産生抑制などの効果があると推測される．

一方で，体温を調節するだけが，心肺停止後症候群（PCAS: post cardiac arrest syndrome）の管理ではない．体温管理や循環管理を含めた PCAS に対する適切な加療は，有意に神経学的アウトカムを改善した報告があり[2]，JRC 蘇生ガイドライン 2015 でも，蘇生後の管理として呼吸管理，循環管理，てんかん発作，血糖コントロールなどの重要性についても言及されている．また，生理的ではない低体温状態にすることは，合併症を生じることと隣り合わせであり，体温以外の合併症にも十分注意を払う必要がある．適切な全身管理を含めた体温管理療法が必要である．

2）適応

PCAS において，TTM の最もよい適応は，初期波形が心室細動で心肺停止蘇生後に昏睡状態にある患者であるが，初期波形が心室細動以外の患者に対しても，体温管理療法は考慮される．JRC 蘇生ガイドライン 2015 では，初期波形が電気ショック適応で，心拍再開後も昏睡状態の場合，32〜36℃ の体温管理療法を 24 時間以上行うことが推奨されており，初期波形が電気ショック非適応の場合は 32〜36℃ の体温管理療法を行うことを提案されている．

一方，低体温療法中は血行動態が不安定になること，凝固異常をきたすことが特に問題となり，適応外と考えられる疾患は，血行動態の不安定，重症敗血症，頭蓋内出血，血液凝固異常，心停止前からの昏睡，終末期疾患，妊娠中である[3]．

表1	シバリングスコア	
Score	重症度	定義
0	なし	頚部・胸壁にシバリングを認めない
1	軽症	頚部・胸壁に限定したシバリング
2	中等症	上肢の粗大なシバリング
3	重症	上下肢の粗大なシバリング

3) 管理上の問題点

体温管理中は，非生理的な低体温状態であるため，様々な異常をきたしうる．

● 鎮静鎮痛，シバリング：体温が低下すると，交感神経を活性化させ，末梢血管を収縮させることにより熱喪失を防ぐ生体反応が生じる．この生体反応を抑えるため，四肢末梢の保温や適切な鎮静・鎮痛を行う．また，シバリングが起こると，不必要な酸素消費や発熱につながるため，不利益である．シバリングはスコア（表1）[4]により評価し，スコア上2〜3のシバリングは，スコア1を目指して鎮痛鎮静薬や，筋弛緩薬の投与を検討する．

● 循環：平均血圧は70 mmHg以上を維持することを1つの目標とする[5]．徐脈となることがあるが，平均血圧や臓器灌流が維持されている場合は，特別治療する必要はない．血行動態が不安定となる場合は，ノルアドレナリンを使用する．復温時には末梢血管拡張に伴う低血圧に留意する．

● 電解質：低体温時には低カリウム，低マグネシウム，低リン血症のリスクが高く[6]，復温時には高カリウム，高マグネシウム血症のリスクが高くなり，心室性不整脈発症のリスクが高くなる可能性があるため，4〜6時間おきの評価・補正が必要である．

● 血糖：高血糖が生じやすい．高血糖は感染症発症などに関係し，重症患者において予後悪化に関係するため，厳格な血糖コントロールを行う．目標値として明確なものはないが，過去の研究[7]からは144〜180 mg/dLが1つの目標となる．

● 感染：低体温状態では免疫応答が低下し，易感染性となる．また，発熱がマスクされるため，感染症の診断がなされにくい．肺炎を含む感染症発症は約50％にも及ぶ[8]．頻脈や血圧などを始めとしたSOFA scoreを参考に感染を疑い，その場合には，疑っている感染巣の培養検査を提出の上，経

XII. 体温　271

験的抗菌薬治療を行う.

● 凝固：血小板減少や凝固機能異常を認めることがあるため，出血性病変に注意する．出血のコントロールがつかない場合は体温管理療法を中止する.

4）体温以外の注意点

a）心拍再開後の酸素投与

心拍再開後の高酸素血症（$PaO_2 > 300\,mmHg$）や低酸素血症（$PaO_2 < 60\,mmHg$）は正常酸素血症（$PaO_2\ 60 \sim 300\,mmHg$）と比較して，有意に院内死亡率を上昇させた報告があり[9]，低酸素血症は当然さけるべきであるが，漫然と高濃度酸素を投与しないことも重要である．米国心臓病学会の心肺蘇生ガイドラインでは，SpO_2 を 94〜99％に維持することが提唱されている.

b）心拍再開後のてんかん発作の治療

心拍再開後患者にてんかん発作が起こった場合に，JRC 蘇生ガイドラインでは治療を行うことが推奨されている．現時点で PCAS 患者のてんかん発作に対する標準的な治療は報告が少なく，一般的なてんかん重積の治療ガイドライン[10]によると，てんかん発作停止のための初期薬物はミダゾラムが推奨されている.

以上，体温を低下させるだけではなく，体温調節に関連する副作用や合併症，および，体温管理以外の PCAS 管理が蘇生後管理において重要である.

■文献

1）Bernard SA. N Engl J Med. 2002: 557-63. PMID: 11856794.
2）Kim JY. Resuscitation. 2013: 1068-77. PMID: 23454438.
3）Scirica BM. Circulation. 2013: 244-50. PMID: 23319812.
4）Badjatia N. Stroke. 2008: 3242-7. PMID: 18927450.
5）Kilgannon JH. Crit Care Med. 2014: 2083-91. PMID: 24901606.
6）Polderman KH. J Neurosurg. 2001: 697-705. PMID: 11354399.
7）NICE-SUGAR Study Investigators. N Engl J Med. 2009: 1283-97. PMID: 19318384.
8）Nielsen N. N Engl J Med. 2013: 2197-206. PMID: 24237006.
9）Kilgannon JH. JAMA. 2010: 2165-71. PMID: 20516417.
10）Neurocritical Care Society Status Epilepticus Guideline Writing Committee. Neurocrit Care. 2012: 3-23. PMID: 22528274.

〈京 道人〉

XIII. 体温

2 発熱＝氷クーリングはやめよう

　発熱患者に解熱処置を考慮する際，その方法は大きく"薬物解熱"と"冷却解熱（クーリング）"に分けられる（表1）．本稿におけるクーリングとは，氷嚢などを使用した体表冷却により体温低下を試みる方法を指す．解熱療法によって体温低下すると，患者の脈拍や酸素消費量低下が期待できる．また，分時換気量や不快感軽減も期待されるため，重症患者の解熱療法は一般的に施行されている．薬物解熱では，非ステロイド性抗炎症薬あるいはアセトアミノフェンの投与が使用されるが，両者はプロスタグランジンE合成阻害を介して，視床下部の体温のセットポイントを低下させることで解熱効果を呈する．したがって，鎮静下あるいは麻酔下でなくても，体温低下が期待できる．

　冷却解熱は，体表クーリングや氷嚢を体幹部にあてる表面冷却が使用される．鎮静は，寒冷反応を抑制し，冷却解熱を併用することで効果的な体温低下をもたらす[1, 2]．Schortgenらは，昇圧薬投与，人工呼吸および鎮静を要する敗血症患者200名を対象とした多施設無作為化試験を行い，入室後48時間において積極的にクーリングする群を非クーリング群と比較して，クーリング開始後2時間後の体温が有意に低下し（36.8±0.7 vs 38.4±1.1℃；P＜0.01），ショッ

表1 薬物解熱と冷却解熱

薬物解熱	クーリング（冷却解熱）
NSAIDs・アセトアミノフェン 体温のセットポイントを低下させる．	冷却 体温のセットポイントは変わらない．
解熱により，酸素消費量は減少する． 放熱反応により，末梢血管拡張が生じるため血圧低下が生じる可能性がある．	＝麻酔・鎮静下＝クーリングは体温を低下させうる．酸素消費量は低下． ＝無鎮静下＝クーリングは，寒冷反応を誘発する可能性がある．その際には，酸素消費量は増大する．

クからの回復が有意に増加し（P＝0.02），14 日死亡率が有意に低下する（19%
vs 34%，P＝0.01）ことを示した[3]．本研究の対象患者が，すべて鎮静下の患
者であるため，クーリングに伴い生じうる寒冷反応が抑制され効果的に体温低
下が得られていることに着目する必要がある．本研究の結果は，非鎮静下の患
者に適応できないと考える．

　患者が鎮静下でない場合，患者の体温のセットポイントは変化しないので，
冷却解熱は寒冷反応（シバリング・立毛筋収縮）を惹起する．寒冷反応を生じ
た場合，特に表面冷却での解熱は困難となり，むしろ，酸素消費量や分時換気
量は増加する．Gozzoli らは，クーリングによって体温が約−0.5℃低下したが，
酸素消費量が相対的に 10% 増加する危険性を報告している[4]．したがって，
患者の状況によっては，表面冷却は酸素消費量増大につながる可能性を示唆し
ている．解熱療法の目的が，患者の酸素消費量・脈拍・分時換気量あるいは寒
冷反応に伴う不快感の軽減である場合，鎮静下でない状態での冷却解熱は逆効
果であり，避ける方がよいだろう．

　発熱によって生じる酸素消費量の増加，頻脈，患者の苦痛などがあれば，解
熱を考慮してもよいが，その際には，薬物解熱あるいは冷却解熱が患者に与え
る影響をよく理解したうえで，適切な方法を用いる必要がある．また，発熱に
伴う有害事象が存在しなければ，解熱を積極的に行う必要はないのかもしれな
い．少なくとも「38.5℃になったらクーリング開始」といったルーチンのクー
リングは避けるべきだ．

■文献

1）Axelrod P. Clin Infect Dis. 2000: S224-9. PMID: 11113027.
2）Sessler DI. Anesthesiology. 2000: 578-96. PMID: 10691247.
3）Schortgen F. Am J Respir Crit Care Med. 2012: 1088-95. PMID: 22366046.
4）Gozzoli V. Intensive Care Med. 2004: 401-7. PMID: 14722642.

〈江木盛時〉

XIII. 体温

3 解熱鎮痛薬の罪: 周術期オピオイドの有効な使い方を含めて

　痛みは. 組織損傷が生じた際，または組織損傷が起きる可能性がある際に生じる不快な感覚や不快な情動体験である[1]．しかし，集中治療患者の多くは，意識レベルの低下，人工呼吸管理下，鎮静薬の使用などの影響により自らの痛みを訴えることができない状態にある[2]．したがって，ER・ICU では，患者が痛みを訴えることができなくとも，Behavioral pain scale（BPS），Critical-care pain observation tool（CPOT）や患者の動きや反応などを頼りに患者の痛みを認知・評価する.

　ICU 内で生じる痛みには様々なものがある．ICU で生じる痛みには，安静時でも生じる痛みと処置によって生じる痛み（穿刺・創部処置・気管切開などの外科的処置・体位変換・吸引など）に大別される[3]．集中治療患者 230 名のうち約半数の 118 名が安静時にも痛みを感じている．また，外科系 ICU 患者の安静時痛は入室の理由となった外傷や手術創の痛みが主体であるが，背部痛・足の痛み・腹痛も生じている[4]．

　術後疼痛は侵害受容性疼痛（体性痛と内臓痛）が主体であり，疼痛そのものが呼吸・循環・代謝・精神的ストレスに悪影響を及ぼし，早期離床の妨げになるため，適切な鎮痛を行う．術後痛には，安静時痛と体動時痛があり，完全な無痛状態が理想ではあるものの，実際には，副作用の少ない状態で，安静時痛が自制内となり，体動時痛が軽い状態を目標とする．主な術後鎮痛方法としては，硬膜外麻酔あるいは神経ブロックによる鎮痛，解熱鎮痛薬による鎮痛，オピオイドによる鎮痛がある.

　硬膜外麻酔による鎮痛は，手術時に挿入された硬膜外カテーテルを利用して末梢性の疼痛を除去・軽減する方法であり，胸部・腹部および下肢の術後痛に対して使用する．安静時痛だけでなく，体動時痛の緩和にも有効であり，術後

表1	解熱鎮痛薬の副作用[5]
臓器に有害な影響	有害作用
消化管	消化性潰瘍 食道炎 小腸および大腸びらん
腎臓	可逆性急性腎不全 体液・電解質バランスの異常 慢性腎不全 間質性腎炎 ネフローゼ症候群
心臓血管	血圧低下[6] うっ血性心不全の悪化 狭心症の悪化
肝臓	肝障害
中枢神経系	頭痛 眠気 行動障害 無菌性髄膜炎
血液	血小板減少症 溶血性貧血 無顆粒球増加症および再生不良性貧血
その他	喘息および鼻ポリープの悪化 発疹

（Plaisance KI. Arch Intern Med. 2000: 449-56[5]，江本盛時.
日集中医誌．2011: 25-32[6]）

呼吸器合併症の軽減や早期離床促進にも有効である．しかし，近年，周術期に抗凝固薬の使用を必要とする患者が増加しており，硬膜外鎮痛法が禁忌となる患者が増えている．

　硬膜外鎮痛法が適応とならない患者では，持続神経ブロックの適応があるが，持続神経ブロックも使用できない患者では解熱鎮痛薬あるいはオピオイドによる鎮痛が必要となる．解熱薬には胃腸障害，肝障害，腎障害などの副作用もある（表1）[5]．また，解熱鎮痛薬投与に伴う血圧低下も生じうる[6]．現在の術後鎮痛は多様な方法を組み合わせて行うマルチモーダル鎮痛が主体である．

術後痛とオピオイドの血中濃度の関係を検討した報告では，痛みがある，あるいは，痛みがないと感じているオピオイドの血中濃度には大きな個体差が存在するが，両者の血中濃度の差の個体差は小さい[7]．したがって鎮痛効果を得るために必要なオピオイドの量は個体差が大きく画一的な方法で十分な鎮痛を行うことは困難である．しかし，同時に，タイトレーションによって個々の患者に必要なオピオイドを投与した後に，患者管理鎮痛法（patient controlled analgesia）などを利用して，頻回少量投与を行うことで，より有効な鎮痛が得られるため，現在においても患者管理鎮痛法はオピオイドを使用した有効な鎮痛法と考えられる．しかし，オピオイドは，呼吸抑制，腸管運動低下，嘔気，嘔吐，瘙痒感，眠気，せん妄の発生リスクを増加させるため，その使用においては，副作用出現に配慮しつつ，オピオイド投与量を調整する必要がある．

■文献

1) Pain. 1979: 249. PMID: 460932.
2) Shannon K. Intensive Crit Care Nurs. 2003: 154-62. PMID: 12765635.
3) Arroyo-Novoa CM. Intensive Crit Care Nurs. 2008: 20-7. PMID: 17689249.
4) Chanques G. Anesthesiology. 2007: 858-60. PMID: 18073576.
5) Plaisance KI. Arch Intern Med. 2000: 449-56. PMID: 10695685.
6) 江木盛時. 日集中医誌. 2011: 25-32.
7) Gourlay GK. Anesth Analg. 1988: 329-37. PMID: 3354866.

〈江木盛時〉

XIV. その他

1 ステロイドの適正使用：AERD の考慮，選択肢と用量

　ER・ICU でステロイド製剤を使用することも多いだろう．しかしそのステロイドの使用方法は適切であろうか．以下によくあるピットフォールを示す．

1) aspirin exacerbated respiratory disease（AERD）の可能性を考慮せずステロイドを使用する[1]

　AERD は，以前はアスピリン喘息，NSAIDs 不耐症などと呼称されていた疾患概念である．AERD は全喘息患者の 7％を占めると言われ，重症喘息例の 15％は AERD とする報告もある．AERD 患者では，静注ステロイドの一部に含まれるコハク酸エステルで発作が誘発されることがあるため，静注ならリン酸エステルステロイドを選択する[2]（表 1）．さらに，リン酸エステルステロイドを使用しても，AERD 患者では添加物による発作の誘発の可能性があるため，急速静注は控える方がよい[3]．喘息の既往がある患者では，AERD である可能性を考慮し追加問診を行う方がよい．

　では，いつ AERD の可能性を考慮すべきか．病歴としては，アスピリン・NSAIDs アレルギーの指摘に加え，鼻閉，嗅覚消失，慢性副鼻腔炎，術後も再燃する鼻茸，といった既往，症状で疑う．AERD 患者では，アスピリン・NSAIDs の内服後，1～2 時間で喘息発作，鼻漏，鼻閉，結膜充血，顔面頭部の紅潮などの症状が現れ，気管けいれん，ショック，失神，呼吸停止など重篤な症状が出る．

2) 選択肢と用量

　ステロイドの使用を考慮する場面は実に多様であり，また市販されているステロイドも多種多様である（表 1）．どれでもよい，というわけではなく，ステロイド投与の目的は何か，という観点から製剤を選択する．抗炎症作用（糖質コルチコイド作用）を期待する病態としては，アナフィラキシー，慢性閉塞性肺疾患急性増悪，気管支喘息発作などがある．この場合，プレドニゾロンやメチルプレドニゾロンの使用が理にかなっている．ステロイドホルモンの補充が必要な病態としては critical illness-related corticosteroid insufficiency

278　XIV．その他

表1 各ステロイド製剤とその特徴

	短時間型	中時間型		長時間型	
	ヒドロコルチゾン	プレドニゾロン	メチルプレドニゾロン	デキサメタゾン	ベタメタゾン
商品名	ソル・コーテフR サクシゾンR	プレドニンR	ソル・メドロールR ソル・メルコートR	デカドロンR	リンデロンR
糖質コルチコイド作用*	1	4	5	20～30	20～30
鉱質コルチコイド作用*	1	0.6	0.5	0	0
血漿消失半減期（時間）	1.5～2	2.1～3.5	>3.5	3～4.5	3～5
生物学的半減期（時間）	8～12	18～36	18～36	36～54	36～54
エステル基	リン酸エステル	コハク酸エステル	コハク酸エステル	リン酸エステル	リン酸エステル

＊ヒロドコルチゾンを1としたときの相対力価

（岩波慶一．Hospitalist. 2014: 389-403[5] をもとに作成）

（CIRCI），副腎クリーゼがあげられる．この病態においては絶対的分泌量不足や相対的な不足に対する補充での効果を期待してヒロドコルチゾンが選択される．その他，甲状腺クリーゼのステロイド投与は，糖質コルチコイドがT4からT3への変換を抑制する作用があるという動物実験結果に基づいている[4]．ER・ICUでよく見られる euthyroid sick syndrome も，理論上は急性ストレス下での生体内ステロイドホルモン増加によるT3変換抑制がその機序である．この病態においてはヒドロコルチゾンが選択される．

■文献

1) Aspirin-exacerbated respiratory disease. Global Strategy for Asthma Management And Prevention. 2017.
2) 谷口正実．日内会誌．2006: 148-57.
3) Szczeklik A. J Allergy Clin Immunol. 2003: 913-21. PMID: 12743549.
4) Antonio C. Endocrinology. 1987: 1033-8. PMID: 3803308.
5) 岩波慶一．Hospitalist．2014: 389-403.

〈石井潤貴〉

XIV. その他

2 ステロイドパルス療法は存在するか

　この問いに対する答えは「存在する」だろう．しかしなぜこの問いが生まれたのかを考えると，実際に現場では行われているにもかかわらず，**ステロイドパルス療法に関する"エビデンス"は不足している**からに他ならない．

　そもそもステロイドパルス療法とは何だろうか．ステロイド（糖質コルチコイド）の抗炎症・免疫抑制作用は，主に genomic effect とよばれる作用を介して発現する．具体的にはステロイドが細胞内にあるステロイド受容体と結合することで生じる抗炎症性サイトカインの転写促進，炎症性サイトカインの転写抑制の 2 つの作用である．この genomic effect はプレドニゾロン（PSL）換算 30〜100 mg 程度の用量で飽和すると考えられている（図 1）．ステロイドの抗炎症・免疫抑制作用には，genomic effect とは別の作用機序もあると考えられており，その総称を non-genomic effect とよぶ．主には，アラキドン酸抑制作用や，細胞膜受容体との結合による T 細胞抑制作用などである．この non-genomic effect は PSL 換算 100 mg 以上の用量でもプラトーに達しないとされている（図 1）．これらの機序から genomic effect の天井効果を超える量のステロイドを投与することで，より強い抗炎症・免疫抑制効果になる，として考えられたのがステロイドパルス療法である．ヨーロッパリウマチ学会（EULAR）の提案では，「PSL 換算 250 mg 以上を 1 日〜数日間」として定義されている[1]．通常，メチルプレドニゾロン（mPSL）が用いられるが，これは他の糖質コルチコイドと比較し，相対的に non-genomic effect が強いとされているからである．しかし特定の疾患群において genomic effect のみを期待した **PSL 換算 1〜2 mg/kg 程度のステロイド治療と，non-genomic effect も期待したステロイドパルス療法を比較した質の高い研究は存在しない**．

　ER・ICU でステロイドパルス療法を行う場面を考えてみる．まず 1 つは重症膠原病疾患である．具体的には，急速進行性糸球体腎炎（RPGN）や肺胞出

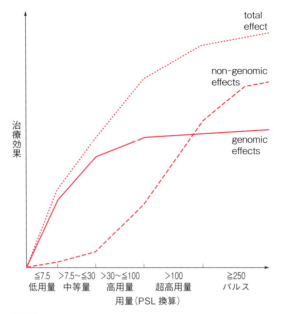

図1 ステロイドの用量と治療効果
PSLの用量ごとの治療効果を示す．genomic effectsとnon-genomic effectsを合わせたものがtotal effectとなる．
(Buttgereit F. Ann Rheum Dis. 2007: 718-22[1] より抜粋)

血を合併する血管炎（特にANCA関連血管炎）や，意識障害を伴うSLE（CNSループス），重症呼吸不全となった間質性肺病変を合併した膠原病疾患〔特に筋症状を伴わない皮膚筋炎 clinically amyopathic dermatomyositis（CADM）〕などである．もう1つは，急性呼吸不全で何らかの間質性肺炎の急性増悪〔特発性肺線維症（IPF）の急性増悪など〕を疑う場合だろう．ANCA関連血管炎を例にとってガイドライン推奨を見てみる．EULARのガイドライン[2] では臓器障害のあるANCA関連血管炎の寛解導入についてステロイドパルスの記載はなく，PSL 1 mg/kg/dayから開始と記載がある．一方，国際的な腎臓病ガイドライン（KDIGO）[3] では，RPGNを伴うANCA血管炎の寛解導入ではステロイドパルス（mPSL 500 mg 3日間）を推奨しており，本邦のガイドラインでも同様にステロイドパルス療法を推奨している．なぜガイドラインによって推奨が異なるのかというとRPGNを伴うANCA血管炎に対するPSL 1 mg/

kg/day とステロイドパルス療法を比較したランダム化比較試験はないからで，ステロイドパルス療法を推奨する KDIGO ガイドラインにおいても，「この用量が広く用いられているから」，「より高用量のステロイドの方が，早期寛解に寄与する"かも"しれない」という記載しかない[4].

　理論上，より強い抗炎症・免疫抑制作用を追求したステロイドパルス療法について，各疾患において肯定するエビデンスも否定するエビデンスもない．一方で，ステロイドパルスでは重篤な感染合併症が多いという報告があることも忘れてはならない[4]．よって重篤な非感染性の炎症性疾患を疑った際，反射的にステロイドパルスを行うのではなく，原疾患の鑑別診断とそれに必要な病歴，所見の収集と各種検査を適切に行い，各臓器専門医と相談しながら十分に吟味したうえで施行を判断すべきである．

■文献

1）Buttgereit F. Ann Rheum Dis. 2002: 718-22. PMID: 12117678.
2）Yates M. Ann Rheum Dis. 2016: 1583-94. PMID: 27338776.
3）KDIGO Clinical Practice Guideline for Glomerulonephritis. Kidney Int Suppl. 2012: 233-9. PMID: 25018938.
4）Badsha H. Semin Arthritis Rheum. 2003: 370-7. PMID: 12833245.

〈片岡 惇〉

XIV. その他

3 持続インスリン療法：血糖以外の観察を忘れない

ER・ICU 患者では，高血糖が頻繁に生じる．この急性期高血糖は，手術・感染・外傷などの侵襲により惹起される "ストレス性高血糖" と患者治療で使用されるブドウ糖輸液・ステロイド療法・カテコラミン投与などによって引き起こされる "医原性高血糖" が相加的に働き生じる．このストレス性高血糖は，インスリン抵抗性の増大を主因として生じ，患者の既往に糖尿病がなくても生じる．現在，急性期血糖管理の目標値は 180 mg/dL 以下とされており，血液ガス分析器を使用した血糖測定を頻回に行いながらインスリンの持続投与を行う[1]．

重症患者における血糖管理を行う際には，インスリンの持続静注を使用する．重症患者の血糖コントロールは，持続的な炭水化物エネルギー投与下に持続インスリン静注を行い，初期は 1〜2 時間毎の血糖測定を行い，安定後も最低 4 時間毎に血糖を監視する[1]．インスリン投与法には，測定された血糖インスリン投与量を変更する "スライディングスケール法" とその変化率や現在のインスリン投与量を考慮した "ダイナミックスケール法" がある．スライディングスケール法は血糖の変化を考慮しないため，その使用は ICU 患者では低血糖と高血糖のリスクが高い．ダイナミックスケールは，血糖値の変化量と現在の血糖値に応じてインスリン投与量を指示し，次回の血糖測定のタイミングを指示するプロトコールである．代表的なプロトコールの 1 つに，無料ダウンロードが可能な Portland Protocol があり，これを各施設の状況にあった内容に改変して使用可能である．

急性期血糖管理の際には，高血糖の制御と同じあるいはそれ以上に低血糖の予防が重要である．急性期患者においては，40 mg/dL 以下と定義される重症低血糖だけでなく，41〜70 mg/dL と定義される軽度低血糖も患者死亡率上昇と有意に独立して関連する．このため，低血糖の発生が直接死亡に関わるか否

かは不明であるが，軽度であっても低血糖は避けたほうがよい．低血糖のリスクとしては，糖尿病，敗血症，腎不全，人工呼吸，心血管作動薬の使用，重症度およびインスリン投与が報告されている．インスリン投与時における低血糖発生の要因の1つとして，炭水化物エネルギー投与量の変化がある．例えば，処置・CT撮像に備えて，経腸栄養を中止したにもかかわらず，インスリン投与が継続されているような場合には低血糖発生率が高いことが知られており注意する．炭水化物エネルギー投与を減量させるあるいは中止させる際には，インスリン投与を減量させるあるいは中止するように，各施設で決めておく．

インスリンはGLUT-4に作用し，血中から細胞内へのブドウ糖を取り込みを促進する際に，カリウムの細胞内への移動も促進する．この作用を利用して，高カリウム血症に対してグルコース・インスリン（GI）療法が行われる．同じ機序で，正常カリウム濃度の患者の高血糖に対してインスリン投与を行うと低カリウム血症が生じる可能性がある．低カリウム血症は，血清カリウム値が3.5 mEq/L未満と定義されている．低カリウム血症の症状は，脱力，筋力低下，知覚異常，腸蠕動音の低下などがみられ，重篤となれば不整脈を生じうる．高血糖に対して，インスリン投与を考慮する際には，血糖測定だけでなく，カリウム値の変化も観察し，必要に応じてカリウムの補正を行う．

■文献
1）Rhodes A. Crit Care Med. 2017: 486-552. PMID: 28098591.

〈江木盛時〉

XIV. その他

隠れた内分泌救急を見逃さない

　内分泌救急には，甲状腺クリーゼ，副腎クリーゼ，褐色細胞腫クリーゼ，カルシウム代謝疾患（高 Ca/低 Ca 血症），高血糖緊急症などがある．ここでは，急性循環不全の病態を呈する患者において見逃すべきでない代表的な2疾患（甲状腺クリーゼ，副腎クリーゼ）について解説する．

> **症例** 50歳男性
>
> 　数日前から感冒症状が出現し，呼吸困難感を自覚したため救急搬送された．両肺に水泡音を聴取し，SpO_2 80%，心拍数 160 回/分 不整，不穏状態，体温 39℃であった．心電図で心房細動，胸部X線では butterfly shadow を認めた．担当医は，気管支炎を契機としたうっ血性心不全と診断し，非侵襲的陽圧換気療法を開始した．しかし，状態は増悪し人工呼吸管理，体外循環が導入された．その後，上級医が追加した検査により遊離 T3，T4 の上昇が確認され，担当医が改めて診察すると眼球突出と甲状腺の腫大を認めた．

A. 甲状腺クリーゼ

　甲状腺クリーゼは，重篤な甲状腺機能亢進症状を伴う致死的な内分泌救急疾患の代表であり，日本における甲状腺クリーゼの死亡率は 10.7%である[1]．コントロール不良な甲状腺機能亢進の患者が，感染症や糖尿病性ケトアシドーシス，外傷などをきっかけに甲状腺クリーゼを発症することが多い．未治療の状態や，抗甲状腺薬の不規則な服薬や中断がリスクとなる[1]．

　しかし，甲状腺クリーゼの症状は，発熱や頻脈・心房細動，不穏・興奮，腹痛・下痢といった非特異的なものである．重症になるとけいれんやせん妄，肺水腫・心原性ショックをきたす．これらの病態は例えば細菌性肺炎やうっ血性心不全などその他の疾患でも生じうるため，診断が難しい[2]．**説明のつかない発熱や頻脈，意識障害があるときは甲状腺クリーゼを鑑別疾患**にあげ，眼球突出や甲状腺腫大などの身体所見に注意して診察する．特に意識障害の存在は，

甲状腺機能亢進の症状がある患者において，甲状腺クリーゼであることを示唆する重要な所見である[2]．甲状腺クリーゼの診断には，臨床症状に加えて遊離T3，遊離 T4 の少なくともいずれか一方の高値が必須項目である（合わせてTSH も測定する）．しかし，全身状態が重篤である場合，ホルモン測定結果が出るまでに治療を開始すべきである[1]．

　治療は，抗甲状腺薬（チアマゾール，プロピルチオウラシル），無機ヨウ素薬，副腎皮質ステロイド（ヒドロコルチゾン，デキサメタゾン）や頻脈・心房細動に対し β ブロッカー（ランジオロール，ビソプロロールフマル塩酸塩）を投与する．

B. 急性副腎不全（副腎クリーゼ）

　副腎クリーゼの発症には，糖質コルチコイド，鉱質コルチコイドの急激な欠乏が関与しているとされ，適切な介入が遅れると致命的である[3]．副腎不全の最も重要な症状はショックであるが，その他，食欲不振や倦怠感，嘔吐・下痢・腹痛，意識障害など非特異的な症状がある[4]．そのため，原因不明のショック患者の診療をする際には，副腎クリーゼを常に鑑別疾患にあげておく．

　副腎クリーゼは，1）原発性/続発性副腎不全症による長期間のステロイド服用患者（あるいは未知の慢性副腎不全症の患者）に，感染症や手術などが誘因となって発症する場合と，2）治療目的に内服していたステロイドを患者あるいは医師により減量，中止され発症する[3]．そのため，既往歴と内服歴の聴取が非常に重要である．なお，慢性副腎不全症を対象とした横断研究では，副腎クリーゼの誘因として感染症（特に消化管感染症）が最多であり，ステロイドの消化管からの吸収遅延が背景にある[3,5]．手術，外傷，過度の運動なども誘因となる[3]．

　身体所見としては，Addison 病など原発性副腎不全症における色素沈着や，恥毛・腋毛の減少・脱落などがあるが，所見が揃っているとは限らず，ショックなどの切迫した状況であれば判断材料にはなりにくい．血液検査では，低Na 血症が特徴的であり，高 K 血症，低血糖（特に小児）も認められるため[4]，説明のつかない電解質異常，低血糖においても，副腎クリーゼを考慮する．

　副腎皮質機能低下症の確定診断には，血中コルチゾール，ACTH の基礎値の測定や迅速 ACTH 負荷試験などを行う．しかし，臨床的に副腎クリーゼを疑った場合，検査を優先するあまり治療介入が遅くなってはいけない．コルチ

ゾール，ACTH の採血を行った後（夜間・休日であれば検体保存），結果を待たずショックに対する fluid resuscitation とステロイドの静注を迅速に行う（ヒドロコルチゾン 100 mg をボーラス静注後，200 mg を 24 時間持続静注，あるいは 50 mg を 6 時間毎に静注）[4]．正式な確定診断は患者の状態が回復後に安全に行えばよい[4]．

■ 文献

1）Akamizu T. Thyroid. 2012: 661-79. PMID: 22690898.
2）Angell TE. J Clin Endocrinol Metab. 2015: 451-9. PMID: 25343237.
3）Hahner S. Eur J Endocrinol. 2010: 597-602. PMID: 19955259.
4）Bancos I. Lancet Diabetes Endocrinol. 2015: 216-26. PMID: 25098712.
5）White K. Eur J Endocrinol. 2010: 115-20. PMID: 19776201.

〈山賀聡之〉

XIV. その他

5 アナフィラキシー： ステロイドではなくアドレナリン投与が優先

アナフィラキシーとは，食物や昆虫刺傷，薬物などに対する重篤な即時型アレルギー反応であり，紅斑などの皮膚症状と共に気道閉塞やショックを引き起こし，ときに死に至る非常に緊急性の高い病態である．

アナフィラキシーに対する第 1 選択薬で最も重要な治療はアドレナリンの投与である．成人にはアドレナリン 0.3〜0.5 mg，小児には 0.01 mg/kg（最大 0.3 mg）を大腿外側に筋注し，必要に応じて 5〜15 分ごとに再投与する[1, 2]．その他，上気道閉塞症状がなければ仰臥位・下肢挙上とし，酸素投与，輸液療法，呼吸器症状に対する β_2 刺激薬の吸入を行う．また，補助的に抗ヒスタミン薬や副腎皮質ステロイドの静注も考慮される[1, 2]．

アドレナリンの主要な作用機序は，α_1 アドレナリン受容体を介した低血圧や組織・気道粘膜浮腫の改善，β_1 アドレナリン受容体を介した心拍数上昇，心収縮増強，β_2 アドレナリン受容体を介した気道の拡張である．さらに，アドレナリンには，肥満細胞からヒスタミンやトリプターゼなどのメディエーター放出を抑制する可能性もある[3]．副腎皮質ステロイドは，作用発現までに数時間を要する上に，アナフィラキシーの二相性反応や遅延性の症状の予防効果も不確かである[4]．

しかし，臨床現場では，アナフィラキシー患者に対してアドレナリン投与がためらわれたりその他の治療が優先されることがある．ヨーロッパ 58 施設におけるアナフィラキシー患者 2,114 例を対象とした研究では，半数の患者に抗ヒスタミン薬や副腎皮質ホルモンの静注がなされているのに対し，アドレナリンは 13%の患者にしか投与されていなかった[5]．米国におけるアナフィラキシー患者 631 名を対象とした研究では，アドレナリン投与の割合は研究期間中に増加傾向であった（2001〜2002 年： 42% → 2009〜2010 年： 57%）が，

やはりステロイド投与（2001〜2010年：64％）が多い結果であった[6]．また，アナフィラキシーで死亡した139名の患者を対象とした研究では，呼吸停止，心停止に至るまでにアドレナリンが投与された割合はわずか14％であった[7]．

　アナフィラキシーの症状は，内分泌的な代償機構により自然に症状が消失するような症例から，短時間で心停止に至るような重症例まで重症度の幅が広い[8]．症状が比較的軽い場合にはアドレナリン投与による副作用を考慮して投与が躊躇される場合もあるかもしれない．しかし，アナフィラキシーによる呼吸停止，心停止は非常に急速であり予測ができない．アナフィラキシーにおいて発症から心停止に至るまでの平均時間は，薬剤が5分，昆虫刺傷が15分，食物が30分と報告があり[7]，一刻を争う．一方，アドレナリン筋注による副作用は，振戦や不安感，動悸などの一過性の症状に過ぎず，アドレナリン投与を躊躇する理由にはならない．高齢者や心血管系疾患の既往がある患者においても絶対的禁忌はない[1,2]．アドレナリンによる心筋虚血や不整脈，肺水腫などの重篤な副作用は，過剰投与〔心肺蘇生時の投与量（1 mg）〕や投与経路の誤り（筋注でなく静注）に起因する[8]．欧州あるいは米国のアナフィラキシー診療ガイドライン[1,2]にも，「アナフィラキシーを発症したすべての患者にアドレナリンを投与しなければならない」，と記載されている．アナフィラキシーと認識した場合には，重症な症状に進行しないようただちにアドレナリン投与を実施すべきである．

■文献

1）Muraro A. Allergy. 2014: 1026-45. PMID: 24909803.
2）Campbell RL. Ann Allergy Asthma Immunol. 2014: 599-608. PMID: 25466802.
3）Reber LL. J Allergy Clin Immunol. 2017: 335-48. PMID: 28780941.
4）Choo KJL. A Cochrane Rev. 2013: 1276-94. PMID: 23877942.
5）Grabenhenrich L. PLoS One. 2012: e35778. PMID: 22590513.
6）Lee S. J Allergy Clin Immunol. 2017: 182-8. PMID: 27378753.
7）Pumphrey RS. Clin Exp Allergy. 2000: 1144-50. PMID: 10931122.
8）Simons FER. J Allergy Clin Immunol. 2006: 367-77. PMID: 16461138.

〈山賀聡之〉

XIV. その他

過呼吸の評価と対応：精神的要因だけではない

　過換気症候群は，器質的疾患がないにもかかわらず，過剰な呼吸により様々な身体的・精神的症状を生じる症候群である[1]．パニック障害などの精神的要因との関連があるが，明確な診断基準はない[1]．過呼吸により生じた低二酸化炭素血症および呼吸性アルカローシスは，脳血管を含めた血管収縮，血流低下を引き起こし，めまいや頭痛，振戦を起こす．また，イオン化カルシウム濃度の低下から異常感覚やテタニーを引き起こす[2]．呼吸困難や胸痛，動悸といった症状も認める[3]．しかし過呼吸は，呼吸器，心血管，内分泌代謝性，感染症など数多くの器質的疾患においても生じるため，"ただの過換気症候群だろう"と決めてかかると重大な疾患の見落としに繋がりかねない．

　過換気症候群の典型像は，複数の身体的な異常や神経症状を訴えるにもかかわらず，身体所見はどこにも異常がない[4]．過換気症候群における主訴として"息を十分に吸うことができない（air hunger）"，"息が詰まりそう"，"胸部が圧迫される"といった，一見，心血管系，呼吸器系疾患に類似した症状を訴えることがある[5]．労作時増悪のエピソードの聴取や発熱・SpO_2の低下，心雑音，肺雑音・呼吸音減弱，下腿浮腫の有無を調べることは，器質的疾患を見つける手がかりになる．心不全兆候がみられたり冠動脈リスクを有する患者であれば，胸部X線，ECG，心エコー，トロポニンなどの心筋バイオマーカーの検査も考慮される．急性肺塞栓症では，聴診所見や胸部X線異常が乏しいうえに，代償として過呼吸を生じ，低酸素血症もマスクされうるため[6,7]，過換気症候群との鑑別にも注意する．D-dimer，肺塞栓予測ルール（modified well's rule[8]など）を用いて造影CTの適応を判断する．wheezeの聴取は気管支喘息などを示唆するが，気管支喘息は過換気症候群の基礎疾患として多く，呼吸困難がどちらに起因するのか判断が難しいことがある[2]．

　血液ガス検査は，呼吸器・心疾患における酸素化，換気の評価のみならず，

代謝性アシドーシスの評価に重要である．代謝性アシドーシス〔ケトアシドーシス（糖尿病性，アルコール性，飢餓性），腎障害，乳酸アシドーシスなど〕では，呼吸性の代償機構が働き，糖尿病性ケトアシドーシスにおける Kussmaul 呼吸のような深い大呼吸や頻呼吸を呈する．乳酸アシドーシスの原因としては，心原性や敗血症を含めたショックのほか，原因が不明の場合はメタノール，エチレングリコール，サリチル酸などの薬物中毒も念頭に置く．

　繰り返し同様の過呼吸の症状で受診し，明らかに迅速に症状が改善するような基礎疾患のない患者をのぞき，致死的になりうる器質的疾患の可能性を想定して対応する．精神的背景による過換気症候群の対応として，患者に安心を与えるよう医師より話しかける[2]．薬物的治療としてはベンゾジアゼピンの投与が主となるが[2]，呼吸抑制に十分注意しモニタリング監視下に行う．

■文献

1) Decuyper M. Health Psychol. 2012: 316-22. PMID: 22149121.
2) Gardner WN. Chest. 1996: 516-34. PMID: 8620731.
3) Saisch SG. Chest. 1996: 952-7. PMID: 8874251.
4) Goroll AH. In: Primary care medicine: office evaluation and management of the adult patient; 2009. p.345-51.
5) Tobin MJ. Arch Intern Med. 1990: 1604-13. PMID: 2200379.
6) Prediletto R. Chest. 1990: 554-61. PMID: 2106409.
7) Santolicandro A. Am J Respir Crit Care Med. 1995: 336-47. PMID: 7599843.
8) van Belle A. JAMA. 2006: 172-9. PMID: 16403929.

〈山賀聡之〉

XIV. その他

7 よくある処方間違い

　ICUでは1日に平均1.7回の薬剤エラーがあり，特に心血管作動薬・鎮静鎮痛薬・抗凝固薬・抗菌薬・カリウム製剤のエラーが多い[1,2]．供給元による薬剤ラベルの差別化，確認の電子化，薬剤師の介入などにより一定の防止効果はあるが[3]，ICUでの薬剤エラーは19％が重大事象と関連するため，特にリスクの高い薬剤の処方時には腎機能や相互作用，投与経路・投与時間などに注意する[4]．

A. 腎機能低下時の用量調整

　腎機能低下患者では薬剤エラーによる有害事象発生頻度が16倍にもなる[4]．ICUでは特に抗菌薬の多くで腎機能に応じた投与量設計をするため，まずは腎機能で用量調整不要な抗菌薬を知っておく．抗菌薬では，アジスロマイシン・セフトリアキソン，クリンダマイシン，メトロニダゾール，ミノサイクリン系，テイコプラニン，リネゾリドなどがあげられ，抗真菌薬ではキャンディン系やリポソーム型アムホテリシンBなどがこれにあたる．他にICUで頻用される薬剤では，ミダゾラムは代謝産物も活性があるため効果が遷延すること，直接経口抗凝固薬（DOAC: direct oral anticoaglants）や抗不整脈薬（特にIa群やIc群）は減量が必要もしくは禁忌であること，H_2ブロッカーもQT延長や神経症状の副作用があり用量調整が必要であること，などは覚えておく．

> **コラム** 抗菌薬の長時間投与・持続静注
>
> 　βラクタム系抗菌薬（ペニシリン，セファロスポリン，カルバペネムなど）の殺菌効果は，薬剤血中濃度が標的病原菌の最小発育阻止濃度を超えている時間の長さであるため，効果を最大限にするために長時間投与や持続静注が検討されてきた[5]．特にピペラシリン・タゾバクタムやメロペネムでは治癒率上昇や死亡率低下に寄与するとされており，持続静注もしくは1回あたり3〜4時間程度かけて投与することを検討する[6]．

B. 投与経路

　ICU では一般病棟に比し 2 倍以上の種類の薬剤が処方されており，それら
が同一ルートから投与されることもある．相互作用を避けるため投与前後に生
理食塩水や 5％ブドウ糖液でフラッシュしたり，同一ルートからの投与を避け
る．同効薬であれば同一ルートで問題ないが，配合変化をきたしやすい薬剤と
して，ニカルジピン，カルペリチド，フロセミド，ミダゾラム，ヘパリン，イ
ンスリン，などがあげられ，配合変化について薬剤師と表にまとめておく．静
脈炎や皮膚壊死など起こす可能性のある高用量のカテコラミンやニカルジピ
ン，鎮静薬，ナファモスタットやガベキサートなどは中心静脈カテーテルから
投与されることが多いが，末梢静脈カテーテルからでも安全に投与できるとい
う報告もある[7]．現在，本邦で末梢静脈カテーテルに関する多施設観察研究が
進行中であり，これらの結果が待たれる[8]．

C. カリウム製剤および薬剤性高カリウム血症

　低カリウム血症に対してカリウム製剤が投与されることが多いが，投与速度
が 20 mEq/h を超えないこと，末梢静脈カテーテルから投与する場合は 40
mEq/L を超えない濃度であること，は必須である．注射用ペニシリン G カリ
ウム（100 万単位/1 バイアル）には 1.53 mEq のカリウムを含むため，投与時
の溶解液量に注意する．

■文献

1）Camire E. CMAJ. 2009: 936-43. PMID: 19398740.
2）Calabrese AD. Intensive Care Med. 2001: 1592-8. PMID: 11685299.
3）Pronovost P. J Crit Care. 2003: 201-5. PMID: 14691892.
4）Kane-Gill SL. Crit Care Med. 2012: 823-8. PMID: 22036859.
5）Drusano GL. Nat Rev Microbiol. 2004: 289-300. PMID: 15031728.
6）Roberts JA. Am J Respir Crit Care Med. 2016: 681-91. PMID: 26974879.
7）Ricard JD. Crit Care Med. 2013: 2108-15. PMID: 23782969.
8）安田英人.「重症患者における末梢静脈カテーテルによる静脈炎の発生頻度とその
　　リスク因子の検討」. https://www.jsicm.org/research/ctg.html（2018 年 9 月 10 日
　　参照）

〈太田浩平　吉川　博〉

XIV. その他

8 応時指示（発熱時，不穏時など），ドクターコール基準，の問題点

　応時指示やドクターコール基準の設定は ICU 業務ルーチンの1つで，ユニット毎や診療科毎で決められていたり，医師個人の好みで決められたりしていることが多い．患者や病態により個別化が図られているとしても非常に限定的である．これらルーチンの代表的なものについて，その問題点をあげる．

A. 発熱時指示

　発熱は不快かつ酸素需要増大に伴う呼吸数や脈拍の増加をもたらすため，適切な解熱が行われた場合はこれらを軽減しうる．しかし非感染症患者では39.5℃未満の発熱は死亡率上昇と関連せず[1]，発熱は免疫の活性化を惹起する防御反応であるため，感染症患者では高体温は死亡率へ関与しないが体温低下は死亡リスクを上げる[2]．

　最も一般的な解熱処置は体表のクーリングである．しかし，無鎮静の場合はシバリングを起こすため解熱効果は乏しく酸素需要も増加する[3]．鎮静下での敗血症患者へのクーリングは急性期における昇圧薬投与量を減量しうるという報告がある[4]が，その予後への影響は明らかでない．現時点では，体表クーリングの目的は解熱ではなく無鎮静患者の快適性保持が中心である．

　薬物療法としてはアセトアミノフェンおよび NSAIDs が頻用される．ただし，両薬剤とも有意に血圧低下をきたし，NSAIDs は心腎への悪影響がある．また解熱薬投与は敗血症患者の予後悪化と関連し[1]，アセトアミノフェン投与は0.5℃体温を低下させたが予後は改善しなかった[5]．

　以上より ICU の多くの場面で発熱時指示は有用でない．中枢神経疾患患者および39.5℃以上の非感染症患者については個別に対応を検討する．

B. 不穏時指示

　不穏は活動型せん妄を示すことが多く，せん妄は入院期間の延長や認知機能低下と関連する[6]．また，必要な医療を提供しにくくなるため安静維持のため

表1 せん妄の原因

D	Dementia	せん妄
E	Electrolyte（Na, Ca, Mg）	電解質異常
L	Lung, liver, heart, kidney, brain	臓器不全
I	Infection	感染症
R	Rx. Drugs	薬剤性
I	Injury, pain, stress	侵襲・痛み・ストレス
U	Unfamiliar environment	環境因子
M	Metabolic	代謝性

表2 アラーム関連有害事象の原因およびバンドルアプローチの一例

原因[10]	バンドルアプローチの一例[13]
・alarm fatigue	・不要なアラームを鳴らないようにする
・画一的な設定	・患者毎にカスタムされた設定
・不十分なスタッフ教育 →	・心電図電極を毎日交換する
・不十分なスタッフ配置	・心電図電極装着部の皮膚清拭
・他機器との不統合	・単回使用の心電図リード
・機器の故障	

鎮静目的の薬剤がしばしば投与される．しかし，不穏はあくまで一症状に過ぎず，原因は多岐にわたる（表1）．**安易な鎮静は原因をマスクして状態悪化をきたす**ため，まずは原因へのアプローチが重要である．

不穏に対してハロペリドールおよび他抗精神病薬投与が指示されることが多いが，これらの有効性はいまだ示されていない[7]．また ICU 退室後も不必要に継続されやすい薬剤であることは注意が必要である[8]．デクスメデトミジンは不穏が原因で呼吸器離脱困難な患者においては投与が有用かもしれない[9]が，ICU 退室後は使用できないことや高コストであることは問題である．

以上より，まず原因や環境要因の除去に努め，発症時は投与前からバイタルサインのチェックは怠らずに，**患者毎に有用な薬剤を検討して不必要に継続しない**ことが重要である．

C. ドクターコール基準

ドクターコール基準に沿って ICU ではモニターのアラームが設定されることが多い．アラームは容体変化を遅延なく知らせるものだが，その**85～99%**

が体動などの無意味なアラームで介入を要さない[10]．その無意味なアラームにより，本来対応すべきアラームに対しても鈍感になってしまう[11]．画一的にアラームが鳴りにくいドクターコールを設定するのは患者安全上問題が多いため[12]，表2のようなバンドルアプローチが有効とされる[13]．

現時点では異常の重要度に応じてアラームの音量や音を変更することはできないため，臨床上重要なバイタルサインについてはコール基準を厳格に設定し，病状が改善次第アラーム設定は最低限にするなどの工夫が必要である[14]．

■文献

1）Lee BH. Crit Care. 2012: R33. PMID: 22373120.
2）Young PJ. Intensive Care Med. 2012［Epub ahead of print］. PMID: 22290072.
3）Gozzoli V. Intensive Care Med. 2004: 401-7. PMID: 14722642.
4）Schortgen F. Am J Respir Crit Care Med. 2012: 1088-95. PMID: 22366046.
5）Young P. N Engl J Med. 2015: 2215-24. PMID: 26436473.
6）Slooter AJ. Handb Clin Neurol. 2017: 449-66. PMID: 28190430.
7）Devlin JW. Crit Care Med. 2018: e825-e873. PMID: 30113379.
8）Tomichek JE. Crit Care. 2016: 378. PMID: 27881149.
9）Reade MC. JAMA. 2016: 1460-8. PMID: 26975647.
10）Joint Commission. Sentinel Event Alert. 2013: 1-3. PMID: 23767076.
11）Sendelbach S. AACN Adv Crit Care. 2013: 378-86. PMID: 24153215.
12）Ruppel H. Am J Crit Care. 2018: 11-21. PMID: 29292271.
13）Sendelbach S. Crit Care Nurse. 2015: 15-22. PMID: 26232798.
14）Inokuchi R. BMJ Open. 2013: e003354. PMID: 24022391.

〈太田浩平〉

XIV. その他

9 何でもかんでも早期離床でいいの？

2017 年に日本集中治療医学会早期リハビリテーション検討委員会から，集中治療における早期リハビリテーション ～根拠に基づくエキスパートコンセンサス～[1] が発行された．このコンセンサスのなかでは，リハビリテーションの中心的介入方法の 1 つである「早期離床と早期からの積極的な運動」が主に扱われており，"早期"を「疾患の新規発症，手術または急性増悪から 48時間以内」と定義している．2018 年からは早期離床・リハビリテーション加算が新設され，48 時間以内に早期離床・リハビリテーションに関わる計画を作成し，チームとして介入を行うということが推奨された結果，「何でもかんでも早期離床を」という誤った認識も生じやすくなってしまっている．

早期離床に対応する言葉は英語では，"early mobilization"である．"early mobilization"には端座位や歩行練習だけでなくベッド上から行われる関節可動域運動や，自動介助運動，半座位が含まれ[2]，基本的には入室時から通常の治療やケアとして行われるべきものである．また，早期離床は治療であり，薬剤と同様に効果とともに一定の割合で副作用が生じるという認識が必要である．治療には適応と禁忌があり，個々人の判断のみで介入内容が決められるのではなく標準的な方法（プロトコル）に準じて行われ，介入前後で効果判定が行われることが必須である．

2017 年の ATS/ACCP（米国胸部疾患学会/米国胸部医師会）のガイドライン[3] には 24 時間以上人工呼吸管理される急性期入院患者に対して，早期離床指向型のプロトコルに沿ったリハビリテーションを実施することを推奨している．各施設でプロトコルを作成し，離床の開始基準を満たす症例に対して早期離床を目指した介入を行う．先のエキスパートコンセンサスには，具体的なプロトコルが提示はされていないが，わが国における ICU での早期離床と早期からの積極的な運動の中止基準が提案されており，各施設でプロトコルを作成

する際に参考になる．介入の施行後のみでなく，離床介入中も常に介入中止基準に該当しないかどうかを繰り返し評価する．介入後に効果判定を行い，意図した効果を認めない場合は中止や介入方法を変更することも含め検討を行う．

　日本集中治療医学会専門医研修施設を対象とした調査では，端座位以上のレベルの離床を日常的に行う施設の特徴として，集中治療医による管理が行われていること，ICU 専従の理学療法士・作業療法士・言語聴覚士がいることがあげられている[4]．早期離床を進めるコツは，早期離床のみを進めようとしないことである．早期離床は ABCDEF バンドルの E: early mobility and exercise の部分に該当し，単独で行うよりも他のバンドルの要素と一緒に行う方がより高いレベルの介入を実施できる[5]．特に集中治療医やリハビリテーションスタッフを専従配置することが難しい場合には，疼痛，覚醒，鎮痛薬と鎮静薬の選択，せん妄は早期離床の阻害因子となるため，まずは鎮痛プロトコルや鎮静プロトコルの導入を検討する．加えて家族の協力により早期離床が促される場合がある．家族の面会時間にあわせて離床を行い，家族に患者の回復状態を確認してもらうことや，家族と協力して早期離床を実施することは，患者家族にとっても良い効果をもたらすかもしれない．早期離床を成功させるコツは，早期離床（early mobilization）を中心に患者や家族と各職種をつなげる多職種連携を推進することであり[6]，チームとして早期離床に関する障壁を 1 つずつ除いていくことが大切である．

■文献

1）高橋哲也．日本集中治療医学会雑誌．2017: 255-303.
2）Taito S. J Intensive Care. 2016: 50. PMID: 27478617.
3）Girard TD. Am J Respir Crit Care Med. 2017: 120-33. PMID: 27762595.
4）Taito S. J Crit Care. 2018: 173-7. PMID: 30005304.
5）Jolley SE. Ann Am Thorac Soc. 2015: 209-15. PMID: 25565021.
6）Donovan AL. Crit Care Med. 2018: 980-90. PMID: 29521716.

〈對東俊介〉

XIV. その他

10 人工呼吸患者は歩かせたらいいの？： その真の意義を知る

　早期離床のイメージとして，人工呼吸患者の歩行練習を思い浮かべる方も多いのではないだろうか．歩行練習に代表されるような能動的運動（active mobilization）の効果を検証した系統的レビューでは，ICU での能動的運動は死亡率を改善しないが移動能力や筋力を改善する可能性がある[1] としている一方で，質の低いエビデンスしかないためエビデンスが不十分であるとも指摘されている[2]．わが国のエキスパートコンセンサス[3] には「早期から歩行を含めた運動療法を開始することは，歩行能力を改善する可能性があり，総じて基本的な ADL 再獲得に効果がある可能性がある」と述べられているが，人工呼吸中から歩行練習を実施した患者群と人工呼吸離脱後から歩行練習を開始した群での比較を検討した報告がないため，その効果に関しては不明である．また，「歩かせる」という言葉にあるように，人工呼吸患者が 1 人で歩くことは限りなく不可能であり，多くのスタッフの労力を要して行うものである．海外でも ICU 入室中の人工呼吸患者に対しての歩行練習を実施した割合はそれぞれ数パーセント[4,5] であり，きわめて低い実施率である．

　近年，重点的なリハビリテーション介入に，早期目標指向型離床（early goal directed mobilization: EGDM）[6] という考え方がある．EGDM は，集中治療活動度スケール（ICU mobility scale）[6,7] や術後集中治療室最適活動度スコア（SICU Optimal Mobilization Score: SOMS）[8] といった歩行を最高レベルとした離床レベルの評価スケールを用い，到達可能かつ最高水準の離床レベルを目標に身体リハビリテーションを実施する戦略である．SOMS を用いた研究[8] では，多職種間の業務連携やコミュニケーションを促し，身体リハビリテーションの目標が達成できているかを頻回にチェックするファシリテーターという役割が設けられていた．日本では集中治療専門医研修施設でも ICU にリハビリテーションスタッフが専従している施設は 20%，リハビリテーションプロトコルが存在する施設は 23%にすぎず，離床レベルの評価スケールを用いている施設も極めて少ない[9]．スタッフが不十分であり，歩行まで含

む段階的なリハビリテーションプロトコルがない状況で新たに人工呼吸患者の歩行練習に取り組むことは困難である．人工呼吸患者の歩行練習が実施できるということは，ICU に早期離床の文化が根付いており，適切な鎮静・鎮痛管理を行えており，多職種で情報共有ができ，リスク管理を十分に行った上で最高難度の身体リハビリテーションを提供することができていることの証でもある．

　一方で，ICU 患者の日中の活動を調査した研究[10, 11]では，日中の 1/3〜2/3 の時間を 1 人で過ごし，ほぼすべての時間をベッド上臥床し活動していなかったと報告している．人工呼吸管理されていることのみを理由に歩行練習を制限する必要はなく，実際に安全に実施できるという報告も多い．しかし，歩行時間以外の時間ベッド上臥床をしているのでは，廃用の進行を防ぐことは困難であり，ADL の維持，改善，再獲得を目指すことができない．多くの人員を割いて，移動式人工呼吸器につけかえて大名行列のように歩行練習を行うことで，人工呼吸患者本人や介助するスタッフの満足感が得られることがあるかもしれないが，ベッドサイドで足踏みをすることと比べ身体的効果に大きな差があるとは考えにくい．人工呼吸患者をどうやったら安全に「歩かせる」ことができるかを考える前に，人工呼吸患者の日中の臥床時間をいかに少なくし，活動量をいかに増加させるか，加えて，歩行以外の ADL をいかに維持するかについて対策を講じていくことが，人工呼吸器離脱後の機能回復に影響を及ぼすと考える．

■文献

1）Tipping CJ. Intensive Care Med. 2017: 171-83. PMID: 27864615.
2）Doiron KA. Cochrane Database Syst Rev. 2018:CD010754. PMID: 29582429.
3）高橋哲也．日本集中治療医学会雑誌．2017: 255-303.
4）Jolley SE. Crit Care Med. 2017: 205-15. PMID: 27661864.
5）Sibilla A. J Intensive Care Med. 2017: 885066617728486. PMID: 28847238.
6）Hodgson CL. Crit Care Med. 2016: 1145-52. PMID: 26967024.
7）集中治療室活動度スケール（ICU Mobility Scale 日本語版）．http://www.rishou.org/files/1014/9837/8060/IMSver.pdf
8）Schaller SJ. Lancet. 2016: 1377-88. PMID: 27707496.
9）Taito S. J Crit Care. 2018: 173-77. PMID: 30005304.
10）Berney SC. J Crit Care. 2015: 658-63. PMID: 25813549.
11）Connolly BA. J Intensive Care Med. 2017: 885066617716377. PMID: 28675113.

〈對東俊介〉

XIV. その他

11 体位療法は有効なのか：肺炎予防，脳浮腫予防，脊髄損傷

　人工呼吸患者に対しては胃内容物の逆流[1]やこれに関連する肺炎を予防する[2]ために半座位での管理が推奨されてきた．近年実施された系統的レビューでは8研究759名の患者を対象として，30°から60°の半座位で管理した方が，0°から10°の仰臥位で管理する場合と比べ人工呼吸器関連肺炎のリスクが減少した〔肺炎発症率：14.3％ vs 40.2％，リスク比：0.36（95％信頼区間 0.25-0.50）〕[3]．種々のガイドラインでも人工呼吸器関連肺炎予防のために30°から45°の半座位が推奨されているが，実際には頭部挙上の角度は遵守されにくい[4]．加えて，半座位によって相対的に枕が低くなり頸部伸展位となり嚥下しづらい姿勢となったり，ベッドに対して体が下に下がった状態で頭を上げたことにより体幹上部が屈曲して呼吸しづらい姿勢になることが多い．患者にとって嚥下しやすい姿勢となっていることが重要であり，半座位にする前にベッドの変曲点に大腿骨大転子が位置するように患者を上方に移動させること，半座位になった際には頸部が中間位から軽度屈曲位になるよう枕の高さを調整することが重要である．脳卒中患者を対象とした研究では，仰臥位でも半座位でも肺炎の発症率や予後に有意差を認めなかったと報告されおり[5]，疾患によっては肺炎予防に体位療法が効果を認めない場合もある．

　脳浮腫などにより頭蓋内圧（intracranial pressure: ICP）が亢進している患者は，30°半座位とすると仰臥位に比べICPが低下するため[6]，静脈還流量増加を目的とし心臓より頭部を挙上した位置にすることが望ましいとされている[7]．60°半座位では脳還流量（cerebral perfusion pressure: CPP）を低下させる可能性があるため[8]，多くの専門家はCPPを維持できるようなレベルまである15〜30°まで頭部を挙上することを推奨している．あわせて，疼痛や咳嗽もICP亢進を悪化させるため，適切な鎮痛・鎮静管理を同時に行う．

　外傷で脊髄損傷が疑われる患者は，二次損傷の拡大を防止させる目的で患部

の安静と病変の安定化を目指し，ガイドラインでは移送時から最終的治療に至るまで固定すべきであるとされている[9]．このため，脊髄損傷患者は入院後も安静臥床に加え姿勢変換自体も制限することが多いが，この制限が機能予後へ与える影響は不明である．急性期の肺炎や呼吸器合併症予防に加え，脊髄損傷後の機能回復を目指すためには，早期から姿勢変換や積極的に自動運動や他動運動を行うリハビリテーション開始が望まれる．患部の安静と早期からのリハビリテーションという矛盾する治療方針を早期に実行するためには，発症早期に観血的に除圧および内固定を行うことが必要である．

■文献

1) Torres A. Ann Intern Med. 1992: 540-3. PMID: 1543307.
2) Drakulovic MB. Lancet. 1999: 1851-8. PMID: 10584721.
3) Wang L. Cochrane Database Syst Rev. 2016: CD009946. PMID: 26743945.
4) Helman DL Jr. Crit Care Med. 2003: 2285-90. PMID: 14501958.
5) Anderson CS. N Engl J Med. 2017: 2437-47. PMID: 28636854.
6) Fan JY. J Neurosci Nurs. 2004: 278-88. PMID: 15524246.
7) Smith ER. Evaluation and management of elevated intracranial pressure in adults. UpToDate, 2017.
8) Durward QJ. J Neurosurg. 1983: 938-44. PMID: 6631516.
9) Walters BC. Neurosurgery. 2013: S82-91. PMID: 23839357.

〈對東俊介〉

索 引

あ行

アセトアミノフェン	294
アデノシン	115
アドレナリン	288
アナフィラキシー	76, 288
アナフィラキシーショック	121
アラーム	295
アルコール	148
アルブミン	213
アンダーゲイン	28
医原性低 Na 血症	204
イダルシズマブ	245
一回換気量	93
イヌリン	183, 184
医療デバイス	144
医療被曝	108
インスリン	283
インスリン抵抗性	283
院内肺炎	154
ウィーニング	99
栄養ストレス	221
栄養療法	224, 226
エネルギー必要量	91
オーバーゲイン	28
汚染菌	157

か行

外因性エネルギー	221
外傷	247
ガイド下穿刺	25
過換気症候群	290
拡散	186, 188
過剰栄養	221, 223
過剰輸液	219, 220

カテーテル	34
カテーテル関連血流感染症	147
カテコラミン	138
カプノグラフィ	69
カリウム	293
カルディオバージョン	118
カルバペネム	173
間質性肺炎	81
患者中心の原則	3
間接熱量計	221
感染症診療	253
感染防御	144
寒冷反応	274
気管・気管支病変	65
気管支肺胞洗浄液	78
気管切開	101
気管挿管	55, 61, 72
タイミング	72
バンドル	57
気道抵抗	255
木の芽状パターン	86
虐待対応チーム	266
虐待を疑うポイント	265
吸収性無気肺	89
急性間質性腎炎	193
急性期 DIC 診断基準	239
急性呼吸不全	20
急性心筋梗塞	130
急性腎障害	178, 181, 209
急性尿細管壊死	191
急性肺塞栓症	290
教育資源	7
強心薬	139
緊急気管挿管	55
クーリング	273

くも膜下出血	110
グラム染色	159
クリアランス	189
グリコカリックス	212
グリセオール	113
クリニカルシナリオ	126
クレアチニン	183
クレアチン	184
クロルヘキシジン	148
クロルヘキシジンアルコール	151
経験的抗菌薬	176
経験的治療	153, 176
経口摂取	228
軽症頭部外傷	108
経腸栄養	36, 224, 225, 226
経鼻胃管	36
経皮的冠動脈インターベンション	137
ケタミン	62
血液ガス分析	39, 40
血液培養	157, 165, 267
採血量	166
陽性予測ルール	157
血管内留置カテーテル	147
血漿量増加効果	213
解熱療法	273
原因菌別の最適治療	177
嫌気ボトル	268
検査前確率	38
高 Cl 性代謝性アシドーシス	209
高 PaO_2	93
抗菌薬	292
耐性	168
高血糖	283
交差法	24
抗酸菌塗抹検査	88
甲状腺クリーゼ	285
合成縫合糸	32
厚生労働省 DIC 診断基準	239
好中球減少性発熱	177

高二酸化炭素血症	75
高熱症	156
抗不整脈薬	119
後壁梗塞	135
硬膜外鎮痛法	276
抗利尿ホルモン	204
抗利尿ホルモン不適合分泌症候群	205
呼気終末 CO_2 濃度	69
呼吸数	67
呼吸性アシデミア	75
国際凝固線溶学会	239
コンサルテーション	7
コンサルト	7

■ さ行

サードスペース	211
最小発育阻止濃度	162
最適化	174
最適治療	176
サイトカイン	194
サンプチューブ	36
時間限定的な治療	5
糸球体濾過量	183
持続神経ブロック	276
持続腎代替療法	186, 189
市中肺炎	154
児童虐待	264
集中治療	253
終末期	16
手指衛生	144
循環作動薬	138, 139
小児	255
小児医療	252
静脈炎	147
静脈血液ガス分析	44
静脈ライン	22
ショック	75, 76, 121, 140, 141
侵害受容性疼痛	275
心原性肺水腫	128

人工呼吸	76, 96, 106
人工呼吸器関連肺炎	301
人工呼吸器離脱	99
心停止	16
浸透圧性腎症	193
浸透圧性脱髄症候群	205
心肺蘇生	16
心肺停止	16
心肺停止後症候群	270
深部静脈血栓症	241
心不全	66
心房細動	285
水泡音	64
髄膜炎	159
スクラルファート	235
スケールベッド	199
ステロイド	278, 280, 286, 288
ステロイドパルス療法	280
ストライダー	66
ストレス潰瘍予防	233
生理食塩水	209
セットポイント	274
前酸素化	61
せん妄	103, 249, 294
造影 CT	50
造影剤腎症	191, 196
挿管困難	55
早期経腸栄養	228
早期目標指向型離床	299
早期離床	297, 299
早期リハビリテーション	297
早朝喀痰	88
粟粒結核	86

■ た行

体液量	198
体温	156
体温管理療法	270
体重測定	198
耐性化	86

耐性菌リスク	153
代理意思決定者	4
脱衣	10
脱水	202
中心静脈カテーテル	
	27, 138, 139, 147
超音波ガイド下穿刺	262
鎮静	106
鎮静スケール	106, 107
鎮静中断	106, 107
低アルブミン血症	213
低カリウム血症	284
低血糖	283
低体温	10
低容量換気戦略	91
笛声音	64
デバイスの位置	48
頭蓋内圧	301
モニタリング	113
透過性	227
糖毒性	221
動脈カテーテル	147
動脈血酸素含有量	89
動脈ライン	22
読影	47
ドクターコール	295
特発性間質性肺炎	81
特発性肺線維症	81
ドパミン	140, 141
ドレーン	34

■ な行

内因性エネルギー	221
乳酸アシドーシス	291
乳酸値	217
捻髪音	64

■ は行

肺炎	154, 159
肺気腫	66

敗血症	20, 76, 168	ポビドンヨード	148, 150

ま行

肺雑音	63
肺塞栓症	70
バイタルサイン	67
肺胞・間質病変	65
肺胞出血	80
ハイポボレミア	202
白衣	1
バクテリアルトランスロケーション	
	227
播種性血管内凝固症候群	237
発熱	156
パニック障害	290
半座位	301

末梢静脈カテーテル	147
マルチモーダル鎮痛	276
マンニトール	113
3つのD	171
免疫能	227
モルヒネ	128

や行

非ST上昇型心筋梗塞	133
非結核性抗酸菌症	88
ビデオ喉頭鏡	58
皮膚消毒薬	148
びまん性肺胞傷害	78
ヒューリスティック	249
病原微生物毎の標準治療薬	177
頻呼吸	67
頻脈	115

薬剤エラー	292
薬剤性腎障害	191
薬剤耐性	144
薬剤耐性菌	153
薬物血中濃度モニタリング	193
薬物解熱	273
輸液反応性	200
輸液療法	220

ら行

フィブリノゲン	237
フィブリン関連マーカー	240
不感蒸散	199
副腎クリーゼ	286
ブレイクポイント	162
プレスキャン	28
プレドニゾロン	280
フロセミド	181
プロトロンビン複合体製剤	245
プロフェッショナリズム	1
プロポフォール	61
平行法	27
ヘパリン	242
ヘパリン起因性血小板減少	242
ベルリン定義	78
返書	19
縫合	32

ラーニング・カーブ	20
ラ音	63
リスクマネジメント	257
利尿薬	184, 185
リハビリテーションプロトコル	
	299, 300
リフィーディング症候群	230
リフィリング	211, 212
臨床能力	8
ルーチンX線	46
類鼾音	64
冷却解熱	273
濾過	186, 188

わ行

ワルファリン	243, 244

A

A-aDO$_2$	43
ABCDEF バンドル	298
ACR Appropriateness Criteria	50
AERD（aspirin exacerbated respiratory disease）	278
AIMED	5
AKI（acute kidney injury）	178
ALBIOS 研究	213
AMR（antimicrobial resistance）	144, 168
ANCA 関連血管炎	281
anion gap	43
ANTT（aseptic non-touch technique）	147
ARISE	216

B

BALF	78
Baxter 公式	207
BLUE	53
BPS（behavioral pain scale）	275
β-D-グルカン	80

C

CAM-ICU	104
CATCH ルール	108
CHADS$_2$ スコア	244
CHALICE ルール	108
CHD	186
CHDF	186
CHF	186
CIN（contrast-induced nephropathy）	196
CIRCI（critical illness-related corticosteroid insufficiency）	278
CO$_2$ ナルコーシス	89
COPD	66

CPOT（critical-care pain observation tool）	275
CPT（child protection team）	266
CRRT	186, 189
CVCI（cannot ventilate, cannot intubate）	56, 62

D

D-dimer	38, 237
DAD	78
de-escalation	170, 176
DEHP フリー	36
dehydration	203
DIC	237, 239
DNAR 指示	16
DNTP（dynamic needle tip positioning）	24
DOAC（direct oral anticoaglants）	244
DVT	241

E

EGDT（early goal-directed therapy）	216
ERASS 研究	214
ER（educational resource）	7
ER 診療	7
$_{ET}CO_2$	69

F

FAST	52
FDP	237
fever workup	156
fluid creep	207

G

Geckler 分類	159
GFR	183
gut feeling	259

H

H₂RA	235
HFpEF	124
HRCT	82

I

IABP（intra-aortic balloon pumping）	142
in-out バランス	198
ineffective treatment	13
IVC	200

K

KL-6	80

L

LEMONS	55

M

Mallampati	55
MIC	162
Miller & Jones 分類	159

N

non-renal indication	194
non-STEMI	133
not doing well	258

O

OB（occult bacteremia）	267
overt-DIC 診断基準	239

P

panculture	156
PAT（pediatric assessment triangle）	259
PCAS	270
PCI（percutaneous coronary intervention）	137

PECARN

PECARN ルール	108
permissive hypovolemia	208
permissive underfeeding	222, 223
PLR（passive leg raising） manoeuvre	183
PPI	235
ProCESS	216
ProMISe	216

R

RIME モデル	8
ROTEM	238
RSI（rapid sequence intubation）	62
RUSH	53, 201

S

SAFE 研究	213
SBT（spontaneous breathing trial）	99
SDM（shared decision making）	4
SGC（Swan-Ganz catheter）	142
SIADH	205
SSCG（Surviving Sepsis Campaign Guideline）	168
STEMI	133
ST 上昇型心筋梗塞	133
SUP-ICU	235
SVV（stroke volume variation）	183

T

TDM（therapeutic drug monitoring）	193
TEG	238
time limited trial	5
tree-in-bud	86
triple H 療法	110
TTM	270

U

unapproved treatment	13
unproven treatment	13
UTI	159

V

VILI（ventilator induced lung injury)	93
volume depletion	203

ER・ICU 100 のピットフォール   ©

発　行	2019 年 3 月 5 日　1 版 1 刷	
編著者	志 馬 伸 朗	
発行者	株式会社	**中 外 医 学 社**
	代表取締役	**青 木　　滋**
	〒 162-0805	東京都新宿区矢来町 62
	電　話	(03) 3268-2701 （代）
	振替口座	00190-1-98814 番

印刷・製本／横山印刷㈱   〈KH・YT〉
ISBN978-4-498-16604-2   Printed in Japan

JCOPY ＜(社)出版者著作権管理機構 委託出版物＞

本書の無断複製は著作権法上での例外を除き禁じられています．
複製される場合は，そのつど事前に，(社)出版者著作権管理機構
(電話 03-5244-5088, FAX 03-5244-5089, e-mail: info@jcopy.
or.jp) の許諾を得てください．